临床 CT 和 MRI 诊断学

李季 等 主编

吉林科学技术出版社

图书在版编目（CIP）数据

临床 CT 和 MRI 诊断学 / 李季等主编 . 一 长春：吉林
科学技术出版社，2024.8. -- ISBN 978-7-5744-1864-6

Ⅰ . R814.42；R445.2

中国国家版本馆 CIP 数据核字第 2024JM2148 号

临床 CT 和 MRI 诊断学

主　　编	李　季　等	
出 版 人	宛　霞	
责任编辑	孟　盟	
封面设计	刘　雨	
制　　版	刘　雨	
幅面尺寸	185mm×260mm	
开　　本	16	
字　　数	311 千字	
印　　张	14.5	
印　　数	1~1500 册	
版　　次	2024 年 8 月第 1 版	
印　　次	2024 年 12 月第 1 次印刷	

出　　版　　吉林科学技术出版社
发　　行　　吉林科学技术出版社
地　　址　　长春市福祉大路5788 号出版大厦A 座
邮　　编　　130118
发行部电话/传真　　0431-81629529 81629530 81629531
　　　　　　　　　　81629532 81629533 81629534
储运部电话　　0431-86059116
编辑部电话　　0431-81629510
印　　刷　　廊坊市印艺阁数字科技有限公司

书　　号　　ISBN 978-7-5744-1864-6
定　　价　　78.00元

前　言

随着高科技的迅猛发展，医学影像学不仅扩大了人体的检查范围，提高了疾病诊断水平，而且还可以对某些疾病进行治疗。这样，就大大地扩展了医学影像学学科的工作内容，并成为医疗工作中的重要支柱。本书较详细地阐述了疾病病变部位的综合影像诊断和鉴别诊断，并附有大量 CT 和 MRI 图像。

本书主要内容包括：X 线计算机体层成像设备与原理，传统 CT 检查，肝脏螺旋 CT 血管成像，腹部血管多层螺旋 CT 成像，磁共振成像检查，头颈部影像，心脏影像，肝、胆、胰腺、脾影像，韧带损伤影像。《临床 CT 和 MRI 诊断学》是一本实用性和可操作性很强的书，相信广大临床医生和影像科医生会有所收获。

由于身处临床一线，时间紧迫，本书内容如有不妥之处还希望业内同仁多多指出，提出宝贵意见，以提高作者本人及广大影像工作者临床诊疗技术水平及经验。

前言

目 录

第一章 X线计算机体层成像设备与原理

第一节 概 述

计算机断层扫描简称CT。CT是从1895年伦琴发现X线以来，在X线诊断方面的重大突破，是近代飞速发展的电子计算机控制技术和X线检查摄影技术相结合的产物。它通过X线束环绕人体某一层面的扫描，测得该层面中各点吸收X线的数据，然后利用电子计算机的高速运算能力及图像重建原理，求得该层面的横断面或冠状面的图像。

一、历史回顾

1917年，奥地利数学家Radon提出，对二维或三维的物体可以从各个方向上投影，而用数学方法计算出一张重建图像，该理论出现在X线断层图像发明之前5年，这个结论被数学家、射电天文学家、电子显微镜学家和放射学家所重视。1938年，汉堡CHFMubler的GabrialFrank首次在一项专利中描述图像重建法在X线诊断中的应用，他设想用一种光学方法，使用一个圆柱形的透镜把已记录在胶片上的射影反投到另一胶片上，但此种"直接反投影"法并没有获得较X线断层像更好地的图像。

1956年，Bracewell第一次将一系列由不同方向测得的太阳微波发射数据，运用图像重建的方法，绘制了太阳微波发射图像。1961年，Oldendorf叙述了用一种晶体的光电倍增管(PM管)作为探测器，运用直接反投影法进行图像重建，可将模型中的钉子分辨出来。

1963年，美国塔夫茨大学物理学家考迈克教授在《应用物理杂志》的文章中详细地叙述了他所做的试验。此试验是用一个铝圆筒，周围用环状木材围上，然后对其进行扫描而获得吸收系数的剖面图像。扫描后采用傅里叶变换计算法准确地获得铝和木材的实际吸收系数，基本解决了图像重建的数学问题，他是正确应用图像重建数学的第一个研究者，从而为CT技术的深入研究打下了基础。在同期Cameron和Sorenson应用的反投影技术测量活体内骨密度的分布。Kuhl和Edwards等都曾先后将图像重建技术运用于临床诊断工作，只因所得图像清晰度欠佳而未能用于临床。

二、G.N.Hounsfield 的发明

1967年，CT的基本组成部分：重建数学、计算技术和X线探测器都已具备。那时，G.N.Hounsfield在EMI实验研究中心，从事图像识别和用计算机存储手写字技术的研究。他证实了有可能采用一种与直接电视光栅方式不同的另一种存储方法，这种方法使信息

检索更为有效。对信息传送精确度的研究表明，X 线图像可能是使用信息检索新方法中受益最多的一个领域。这里最显著的缺点是将一个三维物体图像叠加在二维的胶片上，而且胶片对 X 线相对不敏感，导致从透过患者以后的 X 线束中得到的信息大为减少。计算表明，在扫描一物体和重建其图像时，应能够分辨衰减系数相差 0.5% 的组织。首先，有人提议从三维物体的各个方向取读数，但后来断层的方法似乎更适于图像重建和诊断，它意味着仅需要从单一平面里获取透射的读数。因此，每个光束通路都可以看作联立方程中的许多方程之一，必须解这组联立方程才能获得该平面的图像。

此原理用数学模拟法加以研究，然后采用锔作放射源的实验装置做试验，用 9d 时间产生数据组，用 2.5h 重建出一幅图像，尽管仅以能区分差别为 4% 的衰减系数代替差别为 0.5% 的理论值衰减系数，这一成功还是惊人的。卫生和社会安全部门给 G.N.Hounsfield 以极大的支持。JamesAmbrose 博士用 X 线对人脑组织标本进行扫描，研究结果大有成功的希望，以至决定制造临床使用的机器。

1971 年 9 月，第一台 CT 设备安装在 AtkinsonMorley 医院。1971 年 10 月 4 日，在安普鲁斯 (Ambros) 医师的指导下，用 CT 设备检查了第一位患者。

1972 年 4 月，在英国放射学研究年会上宣告 EMI 扫描机诞生了。同年 11 月在芝加哥北美放射学会 (RSNA) 年会上向全世界宣布这一具有划时代意义的重大发明。

1974 年，美国 GeorgeTowm 医学中心工程师 Ledley 设计了全身 CT 扫描机，从此，CT 不仅可用于颅脑和眼眶的检查，而且还可用于胸部、腹部、脊椎、四肢、软组织等各部位疾病和外伤的诊断。Hounsfield 因为对医学诊断科学的重大贡献而受到很多奖励，如 1972 年 McRobert 奖，1974 年 Ziedses 工厂断层图奖章。1979 年，他和 A.M.Cormack- 起获得诺贝尔生理学医学奖。

三、各代 CT 扫描机的主要特点

自 20 世纪 70 年代初期 CT 机问世以来，各国专业厂商竞相研制，产品技术日新月异地发展。按其发展次序、构造及性能可大致分为第一代、第二代、第三代、第四代和第五代 CT 机，现将各代 CT 机的主要特点简介如下。

1. 第一代 CT 扫描机

第一代扫描机多属头部专用机，为旋转 / 平移扫描方式，由一个 X 线管和二或三个晶体探测器组成，由于 X 线束被准直器准直成像铅笔芯粗细的线束，故又称笔形束扫描装置。X 线管与探测器连成一体，X 线管产生的射线束和相对的探测器环绕人体的中心做同步直线平移扫描运动，转 1°，反向做直线扫描运动，再转 1°，直到 180° 以内得到 180 个平行投影值，即完成数据的采集过程，用于图像重建的数据是在 180° 内每一方位照射的集合。这种 CT 机结构的缺点是射线利用率很低，扫描时间长，一个断面需时 3 ～ 5min，故仅能用于头颅检查。为了提高效率，发展为一次扫描可得两层断层图像，虽能提高工作效率和 X 线的利用率，但其扫描速度慢，采集的数据少，因而重建的图像

较差，已被淘汰。

2. 第二代 CT 扫描机

第二代 CT 扫描机仍为旋转／平移扫描方式，它与第一代 CT 机没有质的差别，而是在第一代的基础上，由单一笔形 X 线束改为小扇形线束，由一个 X 线管和 3～30 个晶体探测器组成。由于 X 线束是 50～200 小扇形束，所以又称为小扇束 CT 扫描机，由扇形排列的多个探测器代替单一的探测器，每次平移扫描后的旋转角由 10 提高到扇面夹角度数，这样旋转 180° 时，扫描时间缩短到 20～90s，快速第二代 CT 机具有 30 个以上的探测器，扫描时间减至 18s。为了提高图像质量，也有的采用 240°、360° 直线加旋扫描，这种机器比第一代 CT 机各项指标均有提高，不但可做头颅扫描检查，而且实际上已具备了全身扫描机的条件。如 PFizer0200FS 型、EM15005 型、CT-HF 型、TCT-35A 型、SCT-100N 型等，都属该类 CT 扫描机。它们的主要弱点是扫描过程中患者的生理运动所引起的伪影。

3. 第三代 CT 扫描机

第三代 CT 机扫描方式有了改变，为旋转／旋转扫描方式，X 线束为 300～450 的扇形束，所以又称为广角扇束扫描机，可包括整个扫描体截面，探测器增加到 300～800 个，一个挨着一个无空隙地排列着。采样系不需再做直线平移运动，而只要 X 线管和探测器系统共同围绕物体进行连续旋转扫描运动。所谓的旋转／旋转扫描方式即 X 线管做 360° 的顺时针和反时针旋转扫描，在旋转扫描过程中，可辐射出极短时间的 X 射线脉冲，因此全身扫描时间可缩短到 2～9s 或更短。但管电流要大，均应采用旋转阳极 X 线管才能胜任。一般全身型 CT 机都采用此种扫描方式，也是目前最流行的一种 CT 机型。该机优点是构造较简单，使用操作方便，使人工伪影明显减少，可获得较理想的 CT 图像。其缺点是要对相邻的探测器灵敏度的差异进行校正，这是因一个角度的投影内相邻测量常由不同的探测器进行，在扫描期间绝大多数探测器从不曾接收未经衰减的射线，这样在旋转轴周围会出现一个同心环形伪影。现在，第三代 CT 机的环形伪影已被解决，故其已成为当代 CT 机的主流。

4. 第四代 CT 扫描机

第四代 CT 机的扫描方式为旋转／固定扫描方式，即 X 线管旋转，探测器固定在 360° 的圆周上，探测器为 600～1500 个，螺旋式 CT 机最高达 4800 个探测器，全部探测器分布在 360° 的圆周上，扫描时，只有 X 线管做围绕人体 1 周的旋转运动，探测器固定不动。扇形线束角度也较大，扫描速度可达 1～5s。其工作原理和第三代 CT 机没有本质的差别，仅是第三代 CT 机的一个变形。它的产生是由于第三代 CT 机从几何学结构上在扫描过程中，每一探测器只接收被检体扫描平面内某一环形部组织的衰减信息，当探测器性能不稳定时，容易引起环形伪影的设想而构思的。当在第三代 CT 机上采用稳定可靠的高效率探测器，并在软件配置上解决了环形伪影的产生条件及校正措施后，第四代 CT 机由于探测器数量多且在扫描过程中不能充分利用，相对于第三代 CT 机它已无明显的优越性了，故第四代 CT 机只有少量厂家生产。

5. 第五代 CT 扫描机

第五代 CT 扫描机即电子束 CT，又称超高速 CT，或电子束断层扫描。此种 CT 机是由美国 Douglasboyd 博士 1983 年首先开发并应用于临床的一种新的、特殊类型的成像设备，其应用电子束技术产生高速旋转的扇形 X 线束，与前述的各代 CT 扫描机相比，扫描速度大大加快，可达到毫秒级，动态分辨率明显提高，主要用于心血管系统疾病的检查诊断。

这种扫描机由一个大型特制扫描电子枪、一组由 1732 个固定探测器阵列和一个采样、整理、数据显示的计算机系统构成。电子枪发射电子束，再由电子束轰击扫描机架下部的圆弧形靶环而产生旋转 X 射线束，实现 CT 扫描。130kV 时电子束电流为 550 ～ 650mA。1732 个探测器安装在 2 个固定环内（环 1，环 2)，环 1 使用 864 个探测器，环 2 将 1732 个探测器每 2 个取平均，相当于 864 个探测器。每个探测器由可见光转换晶体（闪烁发光铬钨晶体）、光一电转换硅二极管和前置放大器构成，三者必须做到最佳匹配，以满足有限量子探测，以及稳定度和精度方面的严格要求第五代 CT 扫描机的工作过程为：电子束沿着电子枪轴向加速，电磁线圈将电子聚焦，并使其沿着靶环扫 210°。由于有 4 个靶环，依次扫描，一次可以扫 4 层。X 线管侧的准直器将 X 线光源限制在 30°，2cm 厚的扇形束内,通过被检体后，由曲面探测器阵列测得强度分布。然后进行数字化处理，输送到大容量存储器中，再进行图像重建。由于探测器是排成两排 210° 的环形，故一次扫描能得到相邻 2 层图像。还由于 4 个靶环依次被电子束轰击，依次顺序进行而能获得多层图像。8 个层面，每个层面厚度 1cm，8 层面为 8cm，其大小相当于人体心脏的大小。第五代 CT 扫描机采用的技术条件为：130kV，550 ～ 650mA，焦点面 $(4×2)mm^2$，热容量 $9×10^6HU$，靶最大冷却速率 300kHU/min，大型电子枪焦点面轨道长 330cm，靶基的质量比传统 X 线管大 100 倍。该系统可存储 38 次连续心搏（每次心搏 2 层，共 76 层）的心电起搏数据。扫描时间 30ms，50ms 和 100ms，最大扫描速率每秒 24 次扫描，重建矩阵为 2562，512z，重建时间分别为 1s、4s。该机不仅适用于心血管疾病的诊断检查，而且适用于易动患者检查。

四、CT 成像技术的发展

从 1972 年 G.N.Hounsfield 发明头颅 CT 到 20 世纪 80 年代，CT 技术的发展主要在于扫描部位的延伸，从单一的头部 CT 拓展到体部；从 20 世纪 80 年代到 90 年代，是扫描速度的角逐，螺旋 CT 技术使横断 CT 演变为可以连续扫描的螺旋 CT，并且突破了亚秒扫描能力；20 世纪 90 年代到 2000 年，多层 CT 的临床应用，大大拓展了 CT 的临床价值，从 4/16/32/40/64 层到 256 层 CT。在这 30 多年期间，CT 的硬件、软件技术经历了几次大的革命性进步，发展突飞猛进。

第一次是 1989 年，在 CT 传统旋转扫描的基础上采用了滑环技术和连续进床技术，从而实现了螺旋扫描，即螺旋扫描 CT 机第二次是 1998 年，多排螺旋 CT 问世，使机架球管围绕人体旋转一圈能同时获得多幅断面图像，它的真正的价值在于较单排螺旋CT大大提高了扫描速度。第三次是2004年，在RSNA上推出的64排螺旋CT，又称容积CT，开创了容积数据成像的新时代，以1s单器宫、5s(beat)心脏、10s全身的检查，几乎对所有器宫真正同时实现了扫描速度、覆盖范围和层厚的改善。第四次是2005年，在RSNA上推出的单源螺旋CT到双源螺旋CT(DSCT)。DSCT改变了目前常规使用的一个X球管和一套探测器的CT成像系统，通过两套X射线球管系统和两套探测器来采集CT图像，这种简单而创造性的设计，突破了目前常规CT，的局限性，大大提高了时间分辨率。CT设备及其伴随的硬件、软件技术的发展主要依赖于X线管、检测器、原始影像的重建技术及影像重组技术的不断进步。

（一）CT硬件技术的发展

1. X线管技术的发展

随着多层CT的出现，扫描覆盖范围增大、层厚变薄，球管设计也逐渐走向大热容量、高散热率和高毫安输出的方向，以能进行薄层、快速、大范围扫描和保证高质量图像。当今用于多排螺旋CT的X线管设计有两种发展趋势：一种是以GE公司的"V8"大力神球管为代表的大功率高毫安输出X线管，V8大力神X线管对峰值毫安的设计要求较高，具有800mA高峰值毫安输出。另一种是以SIEMENS公司的"OM"为代表的高散热率X线管，"OM"X线管散热率可达4.7M/min是它的最大特点，可以保证长时间的扫描而无须球管冷却等待。

随着机架旋转速度的不断加快（目前在16层以上的CT，旋转速度均在0.4s以内），更宽体的探测器技术的发展和亚毫米的扫描层厚都要求更高的毫安输出量，才能保证一定的毫安秒(mAs)以获得良好的图像质量，而且更宽体探测器技术大大缩短了CT扫描时间，10s内即可覆盖全身检查，这些特点决定了球管的发展趋势。GE、PHILIPS和TOSHIBA都采用了8MHU或7.5MHU大容量球管，这种设计可以保证在不同胖瘦患者和扫描部位时均可以得到优质的高分辨率的图像，随着扫描时间的缩短和探测器阵列层厚更薄，将来的球管对峰值毫安的设计要求会更高。X线管的焦点尺寸和形状也是直接影响影像质量的重要因素之一，亚毫米的探测器的采集单元及达到0.3mm左右的各向同性分辨率对X线管焦点的尺寸和形状提出了更高的要求。探测器的采集单元和X线管焦点尺寸间需匹配，同时X线管的峰值输出和焦点尺寸也是限制更薄的探测器采集单元发展的重要的因素之一。有的X线管还运用了电子束滤过技术，可滤过无效的低能量电子束，不仅减少了无效电子对阳极靶面的冲击，减少了靶面的产热量，延长X线管的寿命，而且降低了X线散射，减少了患者的受线量，进一步提高了影像质量。

2. 探测器技术的发展

目前的固体探测器采用两种新型的闪烁晶体材料耦合光二极管做成，它们分别是钨酸钙和高纯度的稀土氧化陶瓷，其采用光学方法使这些材料和光二极管结合在一起。钨酸钙的转换效率和光子俘获能力是 99%，动态范围是 1000000:1；而氧化稀土陶瓷的吸收效率也是 99%，闪烁晶体的发光率却是钨酸钙的 3 倍。现今最先进的多层螺旋 CT 机的探测器都采用后一类超高速稀土陶瓷材料做成。

最早的层面采集 CT 的探测器覆盖宽度只有 10mm，最薄的物理采集层厚也只能达到 10mm。多排螺旋 CT 采取了阵列探测器，每一单列的探测器物理采集厚度可达到亚毫米，阵列探测器组合的覆盖宽度在 4 ～ 16 排采集的 MDCT 上为 20mm，甚至 32mm，而现在 64 排 CT 的覆盖宽度可达 40mm，最薄物理采集层厚依据不同厂家可做到高分辨率的亚毫米层厚 0.5mm 或 0.625mm。探测器发展向着宽体、薄层的方向发展。覆盖宽度越来越大，层厚越来越小，影像质量更佳，扫描速度得到很大的提升。现在 64 排 CT 在 10s 内即可以做全身检查，同时所得到的图像都是高分辨率的亚毫米层厚。随着探测器技术的发展，在多层螺旋 CT 中，扫描速度、图像质量和覆盖范围这三者实现了有效的统一，同时实现薄层、快速、大范围的采集，拓展了临床应用范围。探测器单元的大小决定采集体素大小，也是决定影像质量的关键因素之一。在多层 CT 上不仅有传统的 X、Y 轴分辨率，还提出了 Z 轴分辨率的概念。在 16 排 CT 上实现了真正的"各向同性"体素采集的信息模式，即采集体系的 X、Y、Z 轴长度相等。各向同性体素采集的原始信息可以保证重建影像和任意方向模式的重组影像均可获得最佳分辨率且不失真，有利于观察微小解剖病变和结构。在 16 层 CT 上各厂家有 0.5mm，0.625mm，0.75mm 之差别，在 16 层，以上 CT 包括 32、40、64 排 CT，GE、PHILIPS 和 SIEMENS 都采用了 0.625mm 或 0.6mm 的层厚，TOSHIBA 采用了 0.5mm 的层厚。这些均受益于球管焦点、机架、探测器技术等优化设计。随着探测器宽度从 10mm、20mm 发展到 40mm 覆盖，灌注成像技术的应用也从层面灌注发展到病灶灌注，目前已实现了器官灌注及容积灌注成像。一次扫描，一次注射对比剂，所获得的数据能同时进行动态 CTA 重建和组织灌注分析。在探测器下一步发展中，由于采集的最薄物理单元已达到了亚毫米，再进一步提高的空间已经有限。相反，探测器的宽度却有着很大的发展空间。更宽的探测器的开发，其临床应用价值及涉及的物理学与数字信号处理技术等尚待进一步探讨。

3. 高压发生器

因为 MSCT 扫描速度高，最快已达每周 0.33s，旋转部分的离心力很大，油浸工频高压发生器很容易发生漏油而损坏，故采用固态高频高压发生器代替油浸工频高压发生器。油浸工频高压发生器的主要缺点是直流质量不高、体积大、重量重、耗材多。而高频高压发生器的优点是 X 线质量好、体积小、重量轻、耗材少、易安装，皮肤辐射剂量低，对于低压滑环式 CT 机高频高压发生器可安装在机架内随同 X 线管一起旋转，目前其功率可达 50kW 左右。

4. 驱动系统

沿用多年的皮带机械传动方式被抛弃，采用新型电磁驱动，或称直接驱动技术，提高了旋转速度，降低了机械噪声。

（二）CT 成像新技术的发展

1. 双源 CT 技术

双源 CT 技术在 2005 年北美放射学会 (RSNA) 年会上由西门子公司推出，展示了 CT 在技术与临床应用领域的革命性创新，重新定义和诠释了 CT 的概念，全面拓展了 CT 的临床应用，将影像诊断领域推向了一个令人惊喜的高度。西门子 SOMATOMDefini-tion 系统是全球首台双源计算机断层成像系统 (DSCT)，它改变了目前常规使用的一个 X 线源和一套探测器的 CT 成像系统，通过两个 X 线源和两套探测器来采集 CT 图像。无论患者的自身状况和心率如何，该系统都能进行高质量检查。另外，通过双源在不同能量下的数据采集，即两个 X 射线源以不同的能量设置来工作，DSCT 拓展了新型临床应用的范围。该技术可应用于大量的临床实践，如肿瘤、神经系统疾病、心血管疾病和各类急症的诊疗等。

2. 大孔径 CT 技术

东芝公司展示的 AquilionLB16 层 CT，其成像采集视野 FOV 达到 85cm，仍能保持优异的图像质量，并已在美国 Bethlsrael 医院装机使用。该公司采用 256 排探测器采集的心脏图像已进入临床应用阶段 GE 公司 16 层大孔径 CTLightSpeedXtra，孔径 80cm，承重 295kg，100kW 发生器，最大输出管电流 800mA，扫描速度 0.5s/ 圈。不但可用于放射治疗计划，还可用于肥胖患者及介入检查。

3. 纳米板技术和双能量探头技术

作为未来 CT 新技术的发展，飞利浦公司推出了两项创新的 CT 技术。即基于纳米板技术的用于容积扫描的新型探头平台，其最大覆盖范围达 16cm，具有 256 列探测单元，只需一次旋转即可获得整个器宫的影像，如心脏和头部等。双能量探头技术是可以同时采集高能和低能数据的双能量探头，该新型探头由多层探测器和滤线层组成，能够同时探测低能 (软射线) 和高能 (硬射线)X 线。两种射线同时成像可大大改进组织特征区分，可用于软组织的判别和诊断，并可简化 CT 血管造影的骨质和钙斑消除流程，此技术已应用于临床实践。多 (双) 能技术主要可分为两种：一种是利用球管来进行能量的分离，另一种是利用探测器来进行能量的分离。这两种方法的区别在于，前者容易控制能量 (kV)，但会增加辐射剂量，而后者不会增加辐射剂量且可用于冠状动脉等动态物体，但需要重新对探测器设计和研发。利用球管来进行能量分离的又可分成单源探测器系统和双源双探测器系统，西门子已在 2005 年 RSNA 上推出了双源双探测器系统。而 GE 在 2006 年 Stanford 多排 CT 研讨会上推出的双能 VCT 技术利用的是单源系统，现仍处在研发阶段的利用探测器来进行能量分离的技术也可分成双层探测器系统和多能量探测器系统。

4. 移动 CTNeuroLogica 公司推出的可移动无线传输

图像的头部专用 8 层 CT 机，该机安装在 4 个轮子上，可推到抢救患者床边进行头部 CT 检查，可用于急诊室、ICU、导管室、手术室等场所。该机没有检查床，由电池驱动，通过其设计的专利蜈蚣脚系统移动主机来扫描，扫描图像可通过网络传输到工作站。

5. 平板探测器 CT- 容积 CT

以平板 (FP) 探测器代替传统的 X 线 CT 探测器在几年前曾是一种假说，2000 年度 RSNA 上，GE、马克尼等厂家已正式展示了此类 CT 的设计。容积 CT 在原理上是用一定宽度的平板探测器与 X 线管连动，在旋转中直接采集对应的一定厚度体积的容积性 (非层面) 信息，须经计算机处理后而形成层面的或三维的影像。此种技术从成像原理、机器设计、信息模式、射线剂量、成像速度及运行成本等方面都将会有根本的改变，将是 CT 技术的又一个突破性的革命。存在的困难是平板探测器自身的技术问题、采集或重建模式的更新、X 线剂量和设备成本高等。

6. 组合型 CT

即是将一台 PET(正电子发射体层摄影机) 与一台 MSCT 机组合在一起，具有一个相连的扫描孔径，患者可在完成 CT 检查后直接进行 PET 检查。其主要是用于图像融合，使 PET 的功能性信息与 CT 的形态学信息通过工作站准确融合，以便更准确地完成定位和定量诊断。另外，还有为适应介入治疗发展的带 C 形臂 X 线机组合的 CT 机以及带各种定位装置的 CT 机等。

7. 计算机

以微机代替小型机，现代的 CT 机均用多台微机来支持工作，可完成多任务工作模式，数据处理并行工作站等，即在扫描时可同时进行图像重建、显示、照相、存档、传输等，无须等待。其运算速度的提高和内存容量的扩大，使 CT 图像重建速度大大加快，为 CT 透视等新技术的开展提供了首要条件。

(三) CT 图像采集技术的发展

1. 重建原理和插值技术

根据奥地利数学家 Radon 的重建原理：要重建某一平面的图像，对平面上的任意一点，必须要有全部角度的数据，轴位扫描基本上符合这个要求，二维反投影重建法主要用于轴位扫描的重建。对于锥形伪影不是非常明显的多排 CT 轴位扫描的数据重建，基本采用 X-Y 轴的二维反投影法来进行图像重建。16 排以下的 MDCT 轴位扫描的原理为：取出 MDCT 的某一排的投影数据，使用二维反投影重建法来进行重建，从而得到这一排的图像，例如 4 排的 MDCT，从不同的探测器得到不同的 4 幅图像，探测器中心附近的内侧探测器得到的图像因为没有锥形束的影响，图像质量较高，而外侧的探测器却因为受到锥形角度的影响，图像的质量就可能有所下降。单排 CT 螺旋扫描方式带来了高速、连续性等优点，但因扫描时床在运动，在重建平面上，原则上只有一个数据，故不符合 Radon 的重建原理，若这样的原始数据进行重建，图像上就产生不可接受的严重的运动性伪影和层面错位。所以要对原始数据的相邻点用内插法进行逐点修正，得到与轴位扫描方式同等的数据，然后再用二维反投影重建法来进行重建。

2. 轴位扫描和 3D 锥形束反投影重建技术

对于 Z 轴覆盖面积的容积数据，采用了 3D 锥形束反投影重建法来进行图像重建，3D 锥形束反投影重建法的原理是：对于标准层面的每一个点都使用 X-Y，Z 轴上不同的探测器单元的容积数据来进行插值处理，然后再使用反投影法来重建图像，从而大大减少锥形伪影。与 2D 反投影重建法不同，容积重建技术是先设立要重建的标准层面，然后使用容积数据来插值及反投影，而标准层面在容积数据 (X、Y、Z) 上，可以任意设立，故原理上可以得到任意层面的重建图像。

3. 螺旋扫描采集技术

传统的数据采集系统是由 DAS 板阵列构成，MSCT 的快速发展使数据量剧增，DAS 板系统已难胜任 MSCT 探测器 800MB/S 的信息流量。飞利浦公司开发了一体化数字采集系统直接数字化芯片，集成在探测器，1GB/s 处理带宽，最大限度减少了信号在导线、线路板之间的传导，降低电阻、发热及电磁感应等干扰因素，大大提高了信噪比。MSCT 中的螺旋重建原理是标准层面多通道探测器数据采集，传统的螺旋插值法为若在某 Z 位置重建图像，此重建位置同一投影角的 Z 向两相邻检测器列数据被用于插值重建平面内的投影数据，例如 16 排 MSCT 时，使用 16 排的原始数据来重建设定的标准层面的一幅图像。和面内 (X-Y) 空间分辨率一样，Z 轴空间分辨率对临床诊断来说也是同等重要的。目前有两种方法能提高 Z 方向的空间分辨率，一种是焦点采集技术，另一种是共轭采集技术，这两种方法可达到增加数据采样率来提高 Z 方向分辨率的目的。

4. CT 心脏成像重建技术

心脏成像对探测器、图像重建、采集系统和 X 线球管提出了更高的要求。MSCT 的心脏成像是 CT 临床应用的重要突破，使 CT 能够观察运动脏器的解剖细节和病变。心脏成像的图像时间分辨率直接受心脏扫描重建方法的影响。心脏扫描重建方法主要可分为单扇区重建法和多扇区重建法。单扇区重建法是利用回顾性心电门控得到的螺旋扫描原始投影数据，利用半重建技术进行影像重建；多扇区重建法是利用心电门控的同期信息，从不同的心率周期和不同列的探测器信息，采集同一期不相同角度的半重建所需的原始数据来进行影像重建。单扇区和多扇区重建的最大区别在于，单扇区重建的时间分辨率仅由 X 线管的旋转速度所决定，而多扇区重建的时间分辨率不仅受 X 线管的旋转速度的影响，同时也受扫描速度与心率匹配的影响。多扇区心脏重建法可提供最高达 44ms 的高图像时间分辨率，同时多扇区心脏重建法是根据不同的心率周期来进行心脏影像的重建，加之本身的高图像时间分辨率，故不易受心率波动的影响。

(四) 剂量和图像质量

随着 CT 检查量的与日俱增，CT 扫描的剂量问题也引起人们的广泛关注，采用有效地降低患者辐射剂量的优化技术，是 MDCT 技术得到良好应用所必须解决的问题。目前采用的优化技术有：ECG 自动毫安技术、心脏滤线器、3D 自动毫安技术、短几何设计和电子收集器、四维实时剂量调节技术等。大量研究结果表明，采用剂量优化技术后可大大降低 CT 扫描患者的辐射剂量。英国医学和卫生产品采购控制机构的物理学家们引入 Q_2 因子的概念用来指导 CT 系统优化。等式表达了 Q_2 因子和图像空间分辨率 (f)、噪音 (α)、层厚 (Z) 和获取这些参数所用剂量 (CTDI) 的关系。Q_2 因子越高则 CT 综合指标越好，Q_2 因子是综合评估 CT 图像质量和射线剂量的标准，图像质量和射线剂量不能分离，必须同时引用才有意义。剂量和图像质量是一个有机体，必须达到一种和谐和统一。

(五) 图像后处理技术的发展

高级重组技术在多排螺旋 CT 出现后得到了迅速发展，为临床诊断带来了新的多维诊断模式，使 CT 的临床应用有了进一步的突破，在心脏成像领域可以实现心脏冠状动脉的无创性成像、血管的曲面跟踪重建、心功能分析、CAD 技术等。同时，多种后处理技术的综合应用并且程序化，更加丰富了影像学的信息，例如"心脏一站式"的后处理技术只需要一个程序，就可以对冠状动脉、心肌、瓣膜进行多种重组和分析，从而对心脏进行全面的形态学与功能学诊断。后处理技术发展的另一特点是各厂家都把原来在工作站上才能实现的各种功能移植到操作台上进行，使扫描检查和图像后处理更加紧密结合，用户使用更加方便快捷。由于多排螺旋 CT 进入临床应用，使 CT 薄层、大范围采集的信息骤增，使影像数据采集、传输、后处理等工作面临庞大的数据流。GE 公司推出一种"深蓝平台"，借助于容积重组和加速引擎，在扫描的同时就能获得直接二维多平面影像和直接三维的影像，突破了传统的从横断面重建原始数据，再生成各种重组影像的模式。数据向 PACS 和工作站定向传输时，事先就根据系统部位的不同进行了专业分组，解决了网络拥堵，实现了数据分流。此外，在高级后处理软件上整体融合了 CAD 智能诊断软件，实现了定性和定量诊断，突破了以往的只能提供单一定性诊断和经验型诊断的模式。

总之，CT 技术的发展日新月异，可喜的是多层螺旋 CT 的出现将 CT 技术发展更上一层楼，相信它会越来越广泛地解决临床上的难题，将医学影像学技术推向一个更广阔的新阶段。

(六) CT 应用软件功能的发展

1. 心脏 CT 成像

由于 MSCT 时间分辨率的进一步提高，新的心脏成像功能有，心肌灌注成像、动态心肌功能成像、快速 (3～5min) 冠状动脉钙化与软斑块分析及冠状动脉内腔镜的进一步完善等，有研究报告显示，MDCT 进行冠状动脉钙化积分与电子束 CT(EBCT) 的符合率已达 96.6～98%。心电门控技术也得到进一步完善。一种称为"可变速扫描技术"可根据不同的心率选择不同的扫描时间，以克服心律不齐或心率大于 80/min 或低于 60/min 时常规门控技术不足，以保证图像的质量，可明显改善冠状动脉及心脏形态的显示。

2. CT 灌注成像

目前，MDCT 中，均配置有 CT 灌注成像软件。随着 MDCT 扫描速度的提高，现有的时间分辨率已允许 MDCT 灌注成像，从而允许在一次注射造影剂后得到多层面的、更细节的灌注信息。

3. 血管造影成像

血管造影中，造影剂第一次通过动脉系统时扫描必须与之同时完成，通常需要延迟 20 ～ 50s 时间。这个时间过后，有可能发生以下情形，患者呼吸带来图像的运动伪影，造影剂开始进入静脉，使动脉组织的增强效果降低；造影剂的剂量已减少到极限。上述 3 种情况都有可能偶然发生。CT 的血管造影，诊断一个大血管和它的分支血管，最大的层厚不可超过 3mm。对单排螺旋 CT 来说，即使增大螺距比，其连续螺旋扫描的范围也很有限；而应用 MDCT，层厚设置为 2.5mm，其连续螺旋扫描的范围将大大扩展，并可得到高分辨率的图像，充分满足外科手术计划的要求。肾动脉疾病的诊断是螺旋 CT 的一个重要应用，因为单排螺旋 CT 的扫描范围有限，腹部扫描通常用 3mm 层厚。应用 MDCT 在 1mm 层厚的情况下，图像质量大大提高。因为数字减影是一个方向上的 1024 像素投影。螺旋 CT 扫描所得的容积数据可根据实际需要重建出任何方向观察的图像，以满足临床诊断。

4. 胸部的临床诊断

胸部检查是螺旋 CT 的优势，整个肺可用 1mm 层厚在一个屏气周期内完成扫描，肺部的支气管分支也可用 MSCT 扫描很好地显示出来。MDCT 可用来测量支气管狭窄程度并放置支气管架。因为支气管的走行多为近似垂直的斜向走行，采用冠状面、矢状孟及斜面重建 (MPR) 来诊断肺部疾病，在 CT 检查中占有很重要的地位。肺的灌注成像目前处于初步开发阶段，是一种基于 4DCT 血管成像的原理，以彩色方式显示肺毛细血管床灌注情况，间接反映肺功能状况的成像方法，在指导手术 (如支气管扩张切除术) 方案、明确手术范围等方面有较大的应用价值。

5. 胃肠道检查

仿真结肠镜检查在 MDCT 中有很大的改进，因为 MDCT 可以用 2.5mm 的层厚，在 25S 内完成整个腹部和盆腔的扫描，大部分患者在这个时间内都能很好地屏气，而且此层厚足以进行高质量的容积再现 (VR) 和 CT 内镜 (CTE)，为胃肠道病变的 CT 显示提供更详细的信息。各种临床应用表明，胸部、腹部和盆腔的综合检查的频率很高，例如外伤、感染和癌症患者，MDCT 是最适合大容积快速扫描成像，或薄层造影剂的最佳采集。同时临床应用表明，多相位的螺旋扫描变得很普通，包括不注射造影剂的多相位扫描，扫描速度是关键，特别是动脉相和静脉相的扫描；此外，还有注射造影剂的动、静脉相的快速扫描，快速的薄层扫描是为了获得良好的图像分辨率，并获得合适的动、静脉相的对比，MDCT 无疑是此类临床应用研究的最理想工具。CT 设备在我国将逐步得到普及和发展，尤其是双层和四层 CT 在今后一段时间内将是发展的主流，普通往复式旋转式 CT 机将结束其历史使命。16 层以上的 MDCT 因受其自身成本、更换 X 线管成本及维修成本等的制约将仅限于大城市的三级甲等以上医院率先装机使用。超宽探测器的 MDCT、平板探测器 CT 的市场化尚需一定的时间。

综上所述，今后的 CT 技术发展将继续沿着突出实现更低的 X 线剂量、更快地采集与重建速度、更便捷和多样化后处理功能、使患者等待时间更短及舒适度更好地的方向发展。另外，MDCT 也将带来诊断模式的转变，如显示方式的转变、信息的融合显示、工作流的改善、软阅读、计算机辅助诊断和检测等，从而使 CT 诊断工作更加方便、简捷。

第二节 CT 工作原理和基本结构

一、CT 的工作原理

CT 对物体的扫描成像，类似于常规 X 射线体层摄像，但它没有层面上下结构的干扰，彻底解决了影像的重叠问题。CT 的成像是利用发射射线的衰减特性，通过物体的射线由高灵敏度的接收器接收并由计算机重建成像。因为 CT 的图像重建完全依赖于被检层面内物体衰减值 μ 的投影数据，与被检层面以外的结构无关，所以是一幅完全的断层图像。

CT 扫描成像的基本过程如下：由射线管发出的射线经准直器准直后，以窄束的形式透过被检物体，被探测器接收，并由探测器进行光电转换，而后通过模数转换器作模拟信号和数字信号的转换，再交由计算机进行图像重建，重建后的图像由数模转换器转换成模拟信号，最后以不同的灰阶形式在监视器上显示，或以数字形式存入计算机。CT 的扫描和图像重建整个过程由扫描控制系统管理，并通过数据采样系统和图像处理系统最后成像。扫描控制系统设在扫描机架内，它的主要任务是执行主控计算机的扫描操作指令。CT 的扫描有 3 种方式，一是横断面扫描，机架旋转产生 CT 图像；二是定位像扫描，无机架旋转，三是校准扫描，用于检测数据采集系统和旋转速度。主控计算机的扫描软件程序与扫描控制系统的监控程序、测试单元和扫描的初始化始终保持着双向通信。通过操作者输入的指令，由扫描控制系统调整扫描机架的旋转、倾斜、载物台面的升降、水平运动、准直器的宽度和扫描的开始和结束。扫描后的射线由数据采集系统 (DAS) 收集和转换，并提供给图像处理系统成像。每扫描一次，探测器阵列将射线转换成电信号传送给自动增益放大器，模数转换后送给图像处理系统。DAS 系统也受扫描控制系统控制和管理，根据不同的扫描方式打开或关闭数据窗。最后，图像处理系统接收数据信号后，根据主控计算机和扫描控制系统的指令对图像进行重建。重建一般分为 3 个步骤，即预处理、卷积和反投影并计算图像矩阵数据，将数字信号转换成模拟视频信号后，输送到图像监视器上显示，同时存入计算机。

二、CT 机的基本结构

CT 机的基本结构是指 CT 机的硬件构成，其主要的组成部分和功能如下。

(一) CT 机架系统

CT 机架系统包括射线源、探测器阵列组件、准直器和楔形补偿器 (或滤过器) 等。

1. 射线源

常规 CT 机的射线源以 X 射线为主。随着 CT 成像技术的不断发展，射线源也不断扩展，包括 γ 射线，激光，超声波，太赫兹等。这里主要介绍常规的 X 射线源 CT 机。其中，X 射线源又可分为软 X 射线源 (又称低能 X 射线，kev 量级) 和硬 X 射线源 (又称高能 X 射线，Mev 量级)。软 X 射线一般从放射性同位素或 X 光管中获得，硬 X 射线主要从加速器 (高压加速器、电子直线加速器、回旋加速器等) 中获得，而 γ 射线源一般是从放射性同位素 (如钴等) 中获得。射线能量的高低由被检测物体的尺寸大小、密度等因素决定，因为射线能量越高、波长越短、穿透能力越强，同时射线能量也对成像质量产生重要影响。需要指出的是目前用于农业的射线大都是软 X 射线，这样可以尽可能地保证农产品后续加工的安全性。X 射线管是产生 X 射线的部件，是一台 CT 机的心脏。X 射线管由电子阴极、阳极和真空管套组成，其基本结构与常规 X 射线机的 X 射线管相同，但额定功率较常规 X 射线管稍大。特别是螺旋 CT 机所使用的 X 射线管，由于要适应长时间的连续扫描，必须使用大功率的 X 射线管。

CT 机使用的 X 射线管可分为固定阳极射线管和旋转阳极射线管两种。固定阳极 X 射线管主要用于第一代、第二代 CT 机中，第一代、第二代 CT 机的扫描方式是直线平移加旋转，扫描时间长、产热多，故常采用油冷或水冷方式强制冷却射线管。旋转阳极 X 射线管主要用于扇束扫描方式的第三代、第四代 CT 机中，由于扫描时间短、管电流较大，一般为 100 ～ 600mA，也采用油冷方式，焦点大小约为 1.0mm×1.0mm，高速旋转阳极管的焦点约为 0.6mm×0.6mm。现代 X 射线管为了提高热容量，采用了 "飞焦点" 设计，即 X 射线管阴极发出的电子束，曝光时交替发射，其变换速率约 1.0ms，利用锯齿形电压波形的偏转，使电子束瞬时偏转，高压发生时，电子的撞击落在不同的阳极靶面上，从而提高了阳极的使用效率并能相应地提高球管的热容。

2. 探测器阵列组件

探测器阵列组件的作用是接收 X 射线辐射并将其转换为可供记录的电信号。目前 CT 机使用的探测器分为固体探测器和气体探测器两大类。固体探测器多采用闪烁晶体接收 X 射线辐射，并把它转换为光信号，再用光电倍增管或高灵敏度光电二极管接收，转换成电信号后送至信号采集处理器。通过探测器后的电信号实现了辐射能到电能之间的转换，其中，闪烁晶体将辐射能转换为光能，光电倍增管中的光电阴极又将光能转换为电能。常用的闪烁晶体有碘化钠 (NaI)、碘化铯、锗酸铋 (BGO) 和钨酸镉。固体探测器的优点是灵敏度较高，有较高的光子转换效率。缺点首先，相邻的探测器之间存在缝隙，X 射线辐射的利用率相对较低；其次，晶体发光后余晖较长，会影响响应函数，使高低密度交界处的图像会产生拖尾伪影，最后，整个探测器阵列中的各个探测器不易做得完全一致，会造成误差而影响质量。气体探测器多采用氙气。利用气体电离的原理，入射的 X 射线使气体发生电离，然后测量电流的大小即可测得入射 X 射线的强度。气体检测器通常做成一个密封的电离室，电离室的上下夹面由陶瓷拼成；每个电离室两侧用薄钨片构成，中心收集电极也由钨片构成，而 X 射线入射面由薄铝片构成，所有的电离室相互联通。电离室内充满氙气，当 X 射线进入电离室后使氙气电离，其正电离子由中心收集电极接收，通过前置放大器放大后送入数据采集系统。电离室侧面的钨片对 X 射线有准直作用，可防止被检测物体产生的散射线进入电离室。气体探测器的光子转换效率比固体探测器要低，采用高压氙气可提高一些。但气体探测器电离室的间隔为很薄的钨片，其几何利用率高于固体探测器。因此，这两种探测器的总剂量效率大致相近，可在 50% ~ 70% 之间。另外，气体探测器的各电离室相互连通，处于同一环境条件，有较好的一致性。

3. 准直器

CT 机中的准直器分为两种，即 X 射线管端的准直器和探测器端的准直器。准直器的作用是减少被测物体的 X 射线剂量以及减少对 CT 成像所不必要的散射线，其次还决定 CT 机的扫描层厚。CT 机的准直器一般采用多叶式，其面向被测物的最后一组叶片决定层厚的大小。众所周知，X 射线焦点成像中，有一个与焦点大小有关的"半影"现象，一般来说，焦点越大，其"半影"越大，因而越大的球管焦点，对准直器设计的要求也越高。现在使用的 CT 准直器结构基本与常规 X 射线机的准直器结构相同，其设计和制造一般需要根据像素的宽度、扫描的噪声、剂量和层厚等诸多方面综合考虑。

4. 楔形补偿器

楔形补偿器 (或称滤过器) 的作用是吸收一些 X 射线，优化射线的能量谱，减少被测物体的 X 射线剂量，并且使滤过后的 X 射线束变成能量分布均匀的射线束。第一代 CT 机的滤过器是一个方形、中间呈弧形凹陷的水箱，目前 CT 机的滤过器都由低原子序数的物质组成。

5. 高压稳压系统

CT 机对高压稳压系统的稳定性要求很高，一般 CT 机的高压系统都采用高精度的稳压反馈措施。高压发生器有连续式和脉冲式之分，连续式主要用于第二代 CT 机；脉冲式主要用于第三代 CT 机。连续式 X 射线发生器是在扫描一个层面期间，在 X 射线管上施加连续高压，并产生连续的 X 射线。脉冲式高压发生器类似电影 X 射线机的发生器，以每秒数百次的频率发射脉冲电流，电流大小可达 1000mA，X 射线的峰值输出电流相对要小一些，并且是连续的，一般是 100 ~ 500mA。现代的 X 射线发生器为了适应 X 射线管连续工作的需要，采用了电压补偿和计算机控制，使输出的高压得以稳定。通常农产品品质检测中的管电压为 160kV 以下。

6. 模数、数模转换器 (A/D、D/A 转换器)

模数转换器是 CT 机数据采集系统的主要组成部分。CT 机最初探测到的模拟信号是随时间不断变化的连续信号，它可由电压表读取或由示波器显示，但无法被计算机识别。

模数转换器的作用是将来自探测器的输出信号放大、积分后多路混合，使其变为数字信号送入计算机处理。模数转换器由一个频率发生器和比较积分器组成，后者是一组固态电路，称为"时钟"，它的作用是把模拟信号通过比较积分后转变成数字信号。同样，数模转换器是模数转换器的逆向运算，它的"时钟"电路根据输入的数字信号转换成同比的模拟信号。

(二)计算机系统

现代的 CT 机，其计算机系统一般由控制计算机和数据分析计算机两部分组成。控制计算机一般采用通用小型计算机，它的作用是系统管理、任务分配和外设控制等，具体内容如下：

(1) 控制和监视扫描过程，并将扫描数据送入存储器。

(2) CT 值的校正和输入数据的扩展。

(3) 与操作者对话并控制信息的传送。

(4) 图像重建的程序控制。

(5) 故障诊断及分析。

数据分析计算机与控制计算机相连，它们不能独立工作，主要的任务是在控制计算机的控制下，进行图像重建等处理。图像重建时，数据分析计算机接收由数据采集系统或磁盘送来的数据，进行运算后再送给控制计算机，然后在终端显示。它与控制计算机是并行工作的，进行数据分析时，控制计算机可执行自己的运算，而当数据分析计算机把数据运算的结果送给控制计算机时，控制计算机暂停自己的运算，处理数据分析计算机交给的工作。

目前 CT 机普遍采用扇形束扫描方式，其图像重建一般都采取"管线"(Pipeline)原理，即各计算机部分依次连接、相对独立，图像重建时各计算机部分独立执行任务，处理时间大致相等，重建矩阵常采用 512×512 像素，图像显示矩阵为 1024×1024 像素。计算机系统结构及图像处理过程。

(三)其他外围设备

1. 操作台

CT 机的指令操作功能都由操作台来实施。操作台的作用是输入扫描参数、监控扫描、系统故障的诊断、显示和存储图像等。它一般由视频图像监视系统和键盘(或称控制面板)组成。图像监视系统中显示器的作用是通过键盘与计算机对话(包括患者资料的输入、扫描过程的监控等)，并显示扫描结果。键盘由字母键、功能键、扫描按钮和窗宽、窗位调节等几个部分组成。软盘或磁带系统的作用主要用于系统软件的装入。

2. 载物台

载物台的作用是准确地把被测物送入预定或适当的位置上。为适应 CT 机检查的需要，与 X 射线束射出同方向的位置上有定位光源，以利于准确定位。检查床的移动也相当平缓，床移动的精度要求很高，绝对误差不允许超过 ±0.5mm。另外，CT 机的机架还具有倾斜功能，可根据需要作各种倾斜扫描。机架的角度倾斜，一般为 ±25°。

3. X 射线的防护

在整个 CT 机系统中，射线的防护措施必不可少。有如下两类：一是对操作人员的保护，特别是对泄漏的 (散射)X 射线引起空气电离产生二次辐射的保护，二是对一些精密电子设备的保护，例如对探测器放大电路、数据传输的保护。

第三节　螺旋 CT

一、概述

在常规 X 射线 CT 扫描过程中，从 X 射线管和探测器加速到 X 射线管产生辐射及探测器做 360° 探测获取数据，直至 X 射线管和探测器停止运转，扫描床进到下一扫描层面，这一过程可以清晰地分为四个步骤。①需要较长的扫描时间，它是由"启动—停止"的工作模式所决定的，也是为患者呼吸、床面推进、电缆放松所必需的。②成像中会产生遗漏人体某些组织的情况，这是因为患者呼吸的相位，在前后两次扫描中不是完全相同的，使相邻两扫描层之间的组织造成遗漏。③不能准确地重建三维图像和多方位图像。④应用提高对比度技术时，在对比度提高最明显时段，只扫描了有限的几个层面。为了克服以上缺陷，20 世纪 80 年代末人们提出了螺旋 CT 扫描的概念。1989 年的 RSNA 年会上首次出现了螺旋 CT 物质性能研究和临床应用方面的文章，这是容积医学影像方面的一个重大突破。在螺旋 CT 扫描中，数据的采集不是一层一层进行的，而是连续的容积式的。X 射线管连续地围绕患者旋转，与此同时承托着患者的扫描床匀速的向机架扫描孔内推进 (或匀速离开扫描孔)，这样 X 射线束在患者身上勾画出一条螺旋线轨迹，因此称之为螺旋扫描，此设备称为螺旋 CT。

螺旋线限定了人体组织的一段容积，所以这一技术也叫作容积扫描，其扫描原理。要实现螺旋扫描，完成连续的容积式数据采集，必须满足下列要求：①依靠滑环技术使 X 射线管能连续地沿着一个方向转动。②病床能做同步匀速直线运动。③使用大功率、高热容量和散热率的 X 射线管。④具有螺旋加权算法软件。⑤选用运算速度快、存储容量大的计算机系统。

(一) 螺旋扫描的优点

(1) 螺旋 CT 的连续扫描，使扫描范围在 24 ~ 30s 内达到 24 ~ 30cm，可满足绝大部分不同部位的 CT 检查，多数患者可在一次屏气中完成扫描，避免了漏扫和重扫。

(2) 由于避免了呼吸运动引起的扫描遗漏以及在选定位置及距离上进行回顾性重建的能力，提高了病灶检出率。

(3) 螺旋扫描系无间隔扫描，使扫描时间大大缩短，不但利于危重患者检查，而且在注射造影剂增强扫描时可使几乎全部扫描都在增强高峰期完成，不但能获得最佳增强效果，还可减少造影剂用量。

(4) 螺旋 CT 提高了病灶密度测量的准确性，由于可在 Z 轴任何部位进行图像重建，减少了部分容积效应的影响。

(5) 任何部分均可进行多断面或三维图像重建，而且由于螺旋 CT 扫描时避免了病变部位的移动，因而重建图像质量很好。

(6) 扫描时间短，使患者更容易接受检查，这对危重患者及只能短时间保持的功能快速诊断更有意义。

（二）螺旋扫描的缺点

(1) 诊视床运动产生伪影。由于螺旋扫描的数据采集中扫描床在不断地运动，使容积平均作用增加，图像层面灵敏度曲线加宽，Z 轴上的空间分辨率降低，器官边缘模糊，但在床运动速度与层厚匹配时可忽略不计。

(2) 螺旋扫描图像噪声较传统 CT 标准扫描图像噪声高。另外 X 射线管耐热量的限制可产生图像噪声，但这一点可随着耐热量高的 X 射线管的应用而解决。

(3) 螺旋 CT 图像处理时间较长及需要大容量的存储能力。前者主要的时间消耗在内插处理，尤其是多断面及三维重建时。

(4) 仍受到最大扫描容积的限制。目前一个部位一次屏气大多数可完成扫描，更大范围可通过两次或多次屏气扫描。

(5) 需要患者很好地屏气配合，若患者不能较长时间屏气，则检查效果不好。

（三）螺旋扫描中的有关参数

螺旋 CT 由于扫描方式与常规 CT 不同，产生了两个新的成像参数：螺距系数（螺距因子）和重建间隔。

1. 螺距系数

螺距系数＝螺距/扫描厚度"螺距"是指 X 射线管旋转一周时扫描床移动的距离。一般来说，螺距系数取得愈大，扫描所用的时间愈短，患者的受照剂量愈低，但图像质量下降。当患者的密度在 Z 轴（沿扫描床运动方向）上变化剧烈时，应当采用小的螺距系数，这样可以提高图像质量。常用的螺距系数有 0.5、1.0、1.5 和 2.0 等，其变化范围由各 CT 制造厂自定。在临床检查中医生应根据需要，选用合适的螺距系数以得到理想的影像。采用小于 1 的螺距系数和重叠重建算法可使螺旋 CT 的 Z 轴分辨力改善，获得超过常规 CT 的效果。最后，值得指出的是，在有些生产厂家的产品说明书中，将螺距系数简称为螺距。

2. 重建间隔

重建间隔是指被重建的相邻两层横截面之间沿 Z 轴方向的距离。螺旋 CT 的一个重要特点是可以做回顾性重建，就是说在获得了原始螺旋扫描数据的基础上，可以根据临床需要对被扫描容积范围内的任意截面进行重建。此时的重建间隔不同于常规 CT 扫描层厚、层间隔的概念，因为螺旋 CT 是容积扫描，不管扫描采用什么螺距系数，对其原始数据的回顾性重建可选用任意间隔，并且间隔大小的选择与图像质量无关。

二、螺旋扫描装置

（一）滑环技术

滑环技术是螺旋扫描的基础。滑环螺旋 CT 的问世，标志着 CT 成像技术的又一次飞跃，它使连续快速扫描的设想变为现实。

1. 传统 CT 扫描机的馈电方式

传统 CT 扫描机的馈电方式－电缆连接。它包括：

(1) 供给 X 射线管和灯丝的高压电源采用高压电缆与扫描架外的高压发生器连接。

(2) CT 设备的主计算机必须不断将指令参数传给各个控制系统，也采用电缆连接。

(3) 对扫描机架内旋转部分的驱动电机和其他系统供电需用电源电缆。

(4) 数据采样和检测传输均需用电缆连接。

上述几种类型的电缆相互缠绕，使扫描机架的旋转角度范围很小，只能进行小角度的往复运动，而且在每次旋转扫描之前，必须有启动、加速、稳定、减速、制动等过程，由于连接用的电缆长度有限，所以每次扫描后再逆过来重复以上各个步骤。这样势必会形成电缆绕扭、牵拉、脱落等现象的发生。如此会造成扫描周期长、结构笨重复杂、转速不均匀等问题，限制了 CT 扫描速度的提高。

2. 滑环技术

滑环技术解决了机架旋转部分与静止部分的馈电和信号传递方式，可以实现连续扫描。基本结构是用一个滑环和一个碳刷代替电缆，当电刷沿滑环滑动时，则经滑环与碳刷向 X 射线管供电。由于所有的 X 射线发生器与探测器都安装在一个滑环上，使滑环可单方向连续旋转，采用滑环技术来处理扫描机架中旋转部件和静止部件的馈电和信号传输，摆脱了各电缆的缠绕限制，取消了电缆卷取机构，使系统变得结构紧凑，简便轻巧，并省去了以往扫描期间的启动、加速、减速、制动等过程消耗的时间，缩短了旋转周期，增加了单位时间内的扫描层，使扫描架可作毫无限制的单方向连续转动扫描，这在很大程度上克服了由于患者运动或不配合所产生的运动伪影。滑环由三部分组成：①传递设备操作与控制信号的低压环。②供应 X 射线管与变压器电源的高压环。③探测器传送数据的数据环。在螺旋 CT 设备中，滑环技术的工作原理类似于电力机车中的电力线及接触臂的关系，采用优质材料制成的滑环与X射线管、检测系统结合在一起，组成旋转部件，机架上的静止部分则通过优质电刷与旋转的滑环紧密接触，实现动静两部分的连接，如此就完全取消了电缆连接。依照高压环上的电压不同，又分为高压滑环和低压滑环。下面分别介绍高压滑环和低压滑环。

3. 低压滑环

用滑环技术对扫描机架以低电压馈电的方式，称为低压滑环。它是由外界将数百伏的低压电经导线和电刷传输到低压滑环上，由滑环输送给高频高压发生器，这样，电压较低，容易实现良好的绝缘，数据传输性能也很稳定。但此时的电流很大，电弧便成为重要问题，所以低压滑环要求碳刷与滑环接触电阻非常小，滑环常采用电阻率非常低的材料制作。由于低压滑环的高压发生器装在机座的旋转架上，要求发生器体积小、重量轻、功率大，所以发生器普遍采用中高频逆变技术，它是滑环技术的关键。使用X射线管、高压发生器、逆变器等组合在一起的高频组合式X射线发生装置，是当代高频技术在X射线发生装置中应用的结果。低压滑环对绝缘要求不高，安全、稳定、可靠，所以被大多数CT厂家所采用。但它也存在不足，由于高压发生器内置，高压发生器与X射线管一起旋转，增加了旋转部分的重量和体积，这样扫描速度低于高压滑环。由于工艺要求和制作成本低，所以经济型螺旋CT多采于低压滑环，它也是滑环技术发展的方向。

4. 高压滑环

高压滑环是利用滑环技术将机架外高压发生器产生的X射线管所需的高电压，通过高压电缆和电刷传输到高压滑环上，而后经高压滑环输入X射线管。

高压滑环的优点在于：①可使高压发生器外置，一方面不增加旋转机架的重量，也不必担心滑环因触点电流而引起的温度升高问题，扫描速度更快。②由于高压发生器不受体积限制，可使发生器功率做得更大。

缺点：①高压滑环容易引起机架的旋转部件和静止部件及接触臂、电刷之间的高压放电，由此会引发高压噪声，影响数据的采集。②由于高压滑环上的电压为高压电120kV或140kV，这样对绝缘材料提出了更高的要求，从而使造价成本提高。

（二）螺旋CT的硬件及软件

滑环技术的应用，使螺旋扫描成为可能，从而实现了X射线的连续曝光、数据的连续采集、检查床的连续转动，将单层扫描变成容积扫描，缩短了扫描时间，大大扩展了CT的应用范围和各种功能。为此对其硬件和软件都有了特殊的要求。

1. X射线管

滑环技术使得扫描机架可以连续单方向地旋转而没有速度限制。由于成像质量与所用X射线剂量之间的依存关系，要提高扫描速度，管电流最大毫安输出（即曝光量）也必须相应提高，除管电流外，为满足多层连续扫描的需要，X射线管阳极的热容量和管壳的散热性能也必须相应提高，这样大管电流、高热量的负荷，带来了X射线管自身稳定性和使用寿命的问题。为此，许多 X 射线管设计制造者进行了积极的探索，比如：某公司的金属陶瓷球管，将阳极旋转轴变为螺旋槽的形式，在螺旋槽和管壳之间加入液态金属。液态金属是流动的，在流动过程中，整个阳极旋转轴处于真空状态，在此状态下，产生的热量较少，且液态金属的循环流动带走了阳极旋转轴上所产生的大量热量，解决了阳极旋转轴的散热问题；有的还采用动态飞集点，多扇面技术，使 X 射线管受热均匀，数据采集量增加一倍，提高了影像质量，消除了伪影，延长了 X 射线管的使用寿命。

2. 探测器

目前临床上使用的螺旋 CT 扫描机的探测器大多采用气体和闪烁晶体（也称固体探测器）两种，前者温度稳定性好，但光电转换率低，而后者相反。某公司采用稀土陶瓷探测器，提高了稳定性。另有公司生产的探测器，采用双排固体探测器，在原有的基础上使扫描速度增加了一倍，由于一周扫描可获得两张照片，这样也提高了球管的使用寿命。

3. 机架与扫描检查

床机架设计采用人机工程技术，使患者摆位更容易，感觉更舒适，一次摆位患者扫描范围加大。有的扫描床可轴向摆位 12°，方便了特殊患者的上床。同时要求扫描检查床定位精度更高，平移速度更稳定，以减少运动伪影。

4. 控制与计算机

高速大容量计算机系统，实时处理和显示图像已被普遍采用，其显示矩阵为 $10^{24} \times 10^{24}$，改善了图像的细节，更能充分展现图像所包含的信息。操作屏有鼠标式和触摸式，对操作者十分方便。计算机内存急剧增加，硬盘容量也必须增大。DICM 接口技术使接口技术趋向标准，可与其他机器兼容。

5. 软件技术

螺旋扫描是一种体积扫描技术，它所应用的三维多组织软件包可同时使用各种不同的颜色区分不同的组织，使三维图像更为细致逼真。智能扫描可根据人体的解剖形态进行扫描，最大强度投影可显示感兴趣区而抑制不希望显示的组织，最小强度投影可看到气道内部的结构等。

（三）多层面螺旋扫描技术

前面介绍的螺旋扫描技术中，使用一排探测器陈列，扫描轨迹是一根螺旋线，可以称作传统的单层的螺旋扫描。而多层面螺旋扫描技术，使用了多排探测器阵列（其排数可以几排到几十排），扫描轨迹是多根螺旋线。多层面螺旋 CT 的关键部件为二维探测器阵列。其在 Z 轴方向排列方式主要有三类：一类是在 Z 轴方向有 16 排探测器，每排探测器是等宽大的，探测器的宽度相当于层厚为 1.25mm，材料为稀土陶瓷。另一类是在 Z 轴方向有 8 排探测器，每排探测器的宽度不等，从中间向两边，其宽度分别相当于层厚为 1mm、1.5mm、5mm，材料为超速陶瓷材料。还有一种类型，探测器沿 Z 轴方向有 34 排，基本上也是等宽的，只是靠中央四排为一半宽度 0.5mm，其他的 30 排均为 1mm 等宽探测器。从以上可以看出多层面螺旋 CT 与单层面螺旋 CT 相比具有以下优点：

(1) 进一步缩短了扫描时间，并且可以延长扫描覆盖长度。

(2) 图像质量有所提高，尤其是 Z 轴方向分辨力的提高。

(3) 可以任意组合扫描层面的厚度。

(4) 在取得同样图像质量的前提下，可减少患者的受照剂量。

(5) 延长了 X 射线管的使用寿命，节约了运行费用。

第四节　多层螺旋 CT 的基本结构及特点

一、探测器阵列

单层螺旋 CT 的 Z 轴方向只有一排探测器，MSCT(以 4 层为例) 则具有 4 组通道的多排探测器阵列，不同厂商的探测器排数和结构各有不同，分为对称型 (GE 公司和东芝公司技术) 和非对称型 (西门子公司和飞利浦公司技术)。要获得同时 4 层图像，且具有不同的层厚选择，探测器在 Z 轴的单元就远远大于 4 排，从而形成一个二维的探测器阵列，目前各厂商解决的方法有 3 种：

第 1 种 (东芝公司技术)：探测器有 34 排，中间 4 排为 0.5mm 宽探测器，两侧 30 排为 1.0mm 宽的探测器，最大覆盖范围为 32mm。其层厚的选择有：4×0.5，4×1.0，4×2.0，4×4.0，4×8.0 共 5 种。16 层的设计为中间 0.5mm×16 列，两侧分别为 1mm×12 列，共 40 列。第 2 种：有 16 排探测器，每排均为 1.25mm 宽，最大覆盖范围为 20mm。其层厚的选择有：4×1.25，4×2.5，4×3.75，4×5.0，2×7.5 和 2×10.0 共 6 种。第 3 种 (西门子公司和飞利浦公司技术)：有 8 排探测器，其厚度 1.0～5.0mm，层厚的选择有：4×2.5，2×0.5，4×1.0 以及 4×5.0，2×8.0 和 2×10.0 共 6 种。而 16 层 CT 的设计为中间 0.75mm×16 列，两侧分别为 1.5mm×4 列，共 24 列。上述这些 4 层 MSCT 均有一个共同的特点，即探测器所采集的数据都通过 4 个采集通道输出，每个通道的数据代表同一个 Z 轴方向的相邻 4 层的采集数据，它可能是来自一个探测器排，也可能是几个探测器排的数据相加。例如：上述的第 3 种技术中 (西门子和飞利浦公司)，中间的 4 个探测器排可以产生 4 幅 1.0mm 层厚的图像 (加准直器)，每 360° 可扫描覆盖 4mm 的人体范围；如果选择 5mm 层厚，则每 360° 的覆盖范围为 20mm。电子电路将 1mm 和 2.5mm 三个探测器排相加，作为一个 5mm 层厚的探测器排，共产生 4 个 5mm 层厚的探测器排的数据。而上述的第 1 种和第 2 种技术 (东芝公司和 GE 公司)，也是应用电子电路将探测器排整理成沿 Z 轴方向的 4 个通道输出。

二、数据采集通道

单层螺旋 CT 仅有一组数据采集通道，而 MSCT 则根据所选层厚的不同，可将多排探测器组合成不同的多组，构成多组数据采集通道。多组采集通道在扫描过程中，同时分别对各自连接的探测器接收的 X 线所产生的电信号进行采集、输出。同一扫描周期内获得的层数：单层螺旋 CT 一个旋转周期仅获得一幅图像，而 MSCT 在一个采样周期可获得多 (2 或 64) 幅扫描图像。

三、X 线束

在单层螺旋 CT 中，通过准直器后的 X 线束为薄扇形，因为在 Z 轴方向仅有一排探测器接收信号，故 X 线束的宽度等于层厚。在 MSCT 中，由于 Z 轴方向有多排探测器接收信号，并有 4 组数据采集通道，故 X 线束的宽度等于多个 (2 或 4) 层厚之和，为厚扇形 X 线束 (或称锥形 X 线束) 覆盖探测器 Z 轴方向的总宽度，最厚可达 20cm 或 32cm，使 X 线的利用率大大提高。

四、层厚的选择方法

单层螺旋 CT 层厚的选择与非螺旋 CT 相同，通过改变 X 线束的宽度来完成，线束的宽度和层厚相等。而 MSCT 层厚的选择不仅取决于 X 线束的宽度，而且取决于不同探测器阵列的组合，其层厚随探测器阵列的组合不同而改变。在常规断层扫描中，扫描时被扫描物体静止不移动，5mm 宽的 X 线束通过 5mm 宽的人体，实际层厚与准直宽度一致。螺旋扫描中，在球管旋转的同时患者身体也在移动，X 线束通过人体时已经超过它的宽度。所以实际采集数据的层厚与准直宽度有一定差别，一般说来都大于准直宽度，称之为有效层厚。有效层厚与螺距的大小和重建算法的不同有关，螺距越大，有效层厚就越厚，360° 内插法图像较 180° 内插法有效层厚大。计算证明，当螺距为 1 时，5mm 的准直宽度，180° 内插法，实际数据获得范围为 6.5mm，即有效层厚 6.5mm。有些螺旋 CT，在准直 1mm、2.5mm、5.0mm 的情况下，我们能看到 1.2mm、3.2mm、6.5mm 等不同层厚的标记，代表的就是有效层厚。有的多层螺旋 CT 机无有效层厚标记，只标记准直宽度，实际应用中要注意，如果层厚标记与探测器组合尺寸吻合，多半是准直标记；如果层厚标记与探测器组合的尺寸不吻合，多半是有效层厚的标记。

五、图像重建算法

单层螺旋 CT 线性内插法有两种，一种为 360° 内插法，它降低了水平方向的分辨率，使层敏感性图增宽易产生容积伪影，但光子统计量多，故图像噪声较低。另一种是 180° 内插法，它减少了重建每幅图像的螺旋扫描区域，减少了层敏感性图的宽度，从而降低了容积伪影，但因为 180° 内插，其光子统计量减少，图像噪声较大。

MSCT 的图像重建算法并不是单层螺旋 CT 的简单扩充，其扫描数据采集量明显增加，数据点的分布也不同于单层螺旋 CT。很多新算法引于以消除伪影和减少噪音，改善图像质量。主要采用的有两种方法：优化采样扫描和滤过内插法。优化采样扫描是通过调整采样轨迹的方法来获得补偿信息，缩短采样间隔，增加 z 轴上的采样密度来获得图像质量的改善。滤过内插法基于多点加权非线性内插法，即通过改变滤过波形和宽度来自由调整切层轮廓外形的有效层厚及图像噪声，实现 Z 轴方向的多层重建。

六、MSCT 的主要优点

（一）提高 X 线的利用率

MSCT 与单层螺旋 CT 相比有很多明显的优点，球管输出 X 线可多层同时利用，提高了效率。不论是单层或多层，扫描时球管的 X 线曝光是相同的，球管的负载和探测器的层数没有关系。因此，球管的热容量和寿命都不受探测器排数的影响。MSCT 工作中，不再需要等待球管冷却，如果扫描参数相同的话，4 层 MSCT 完成一个患者的扫描仅是单层螺旋 CT1/4 的时间，提高了患者的检查效率。

长期来看，在球管的有效寿命期间，MSCT 要比单层螺旋 CT 扫描出多很多的图像，实际上节约了球管的寿命。如果一只球管最多可曝光 20 万秒，用于单排螺旋 CT，最多可扫描出 20 万幅图像（假设全部用 IS 扫描，每 1 秒次曝光 1 幅图像）。同样的球管用于 4 层 MSCT，同样的条件下，将会扫描出 80 万幅图像。如果是每秒 2 圈 (0.5s 扫描)，将会产生 160 万幅图像。如果是 50% 叠加层厚重建，0.5s 扫描，将产生 320 万幅图像，是单层螺旋 CT 的 16 倍。

（二）减少了 X 线的散射

扫描层厚更薄：在 MSCT 中，X 线的投影效率（有用的 X 线和无用散射的 X 线投影比例）增加，对各种层厚尤其是薄层更具有意义。单排螺旋 CT 的最薄层厚为 1mm，对患者来说，比 1mm 更薄的层厚扫描，其散射的 X 线放射是不能接受的，而对 MSCT 来说，0.5mm 层厚的采集没有问题。当 MSCT 进行 0.5mm 扫描时，像素的 3 个方向 (X、Y 和 Z) 的分辨率几乎是相同的，容积成像在各平面的重建也是等分辨率的，即称之为各向同性的或全对称的图像。一次数据采集，我们可进行多平面重建或三维重建，而这些重建图像的各方向的空间分辨率是一致的，对血管造影有特殊的意义。例如：WILLIS(威廉斯) 环和手、腕、足、踝和颚骨的成像。

（三）对于 4 层 MSCT 探测器的几何设计有以下几个优点

(1) 如果层厚参数不变，在同样的扫描时间内，其扫描覆盖范围是单排螺旋 CT 的 4 倍。

(2) 如果患者床移动速度相同，则 MSCT 扫描的层厚仅有单层螺旋 CT 的 1/4，Z 轴的空间分辨率提高 4 倍。

(3) 如果层厚参数不变，同样的扫描范围，MSCT 的扫描时间仅为单层螺旋 CT 的 1/4。此优点对某些特定患者具有非常特殊的意义，例如不能在床上躺久的少儿、不能屏气的患者、不能合作的患者和严重外伤的患者。

(4) 如果患者床的移动速度不变，层厚参数不变，MSCT 扫描的螺距比仅有单排螺旋 CT 的 1/4，毫安秒的效率提高 4 倍，图像的噪声降低，图像的质量提高。

第五节　CT 的基本扫描方法

一、定位像扫描

在行人体横断面 CT 扫描前，常规需先扫描人体被扫描部位的定位像，为其后的轴位扫描定位，因此称为定位像。方法是将患者摆好体位，X 线管球和探测器固定不动，当发射 X 线时，扫描床按设置的方向 (足侧或头侧) 和范围、匀速行进 (宜可根据实际需要随时终止)。这种扫描方式可获一幅被检部位与普通 X 线平片类似，人体组织器宫相互重叠的平面图像即定位像。

按管球角度和患者体位，定位像通常取正位或侧位，为定位准确，还可取正、侧位双定位像选择。定位像影像与普通 X 线平片区别是前者无明显放大、歪曲和射线边缘效应影响，因此可为扫描准确设定扫描起始、终止点，为扫描范围、层厚和间隔，机架倾斜角度以及扫描野等提供参考。自动毫安控制技术的选择，也是依据定位图像上组织密度不同分布信息，来准确限定轴位扫描所需适宜毫安剂量。定位像还可为放疗计划定位标记和体内异物定位提供参照。在轴位扫描完成后，定位像上扫描线标记还有助于解剖定位，确定患者扫描位置是否准确以及为患者复扫描时提供参照和对比。

二、常规扫描

常规扫描是指患者血管或体内不注入对比剂或造影的扫描，也称为普通扫描或 CT 平扫。常规扫描可采用逐层连续扫描或螺旋扫描方式。患者的扫描体位通常取轴位或冠状位，原始图像为轴位或冠状面二维断层影像。逐层连续扫描方式分又为 scan/view 和 scan/scan 两种模式，scan/view 为每层扫描结束后，扫描影像即刻显示在监视器上。scan/scan 则优化扫描程序进行，待扫描程序结束后再进行影像重建和显示。前者便于实时观察，而后者则可缩短患者的检查期间。逐层连续扫描所得影像为层与层之间相互不连续的数据；因此难以进行质量较高的三维重建。螺旋扫描有别于上述两种模式，它从扫描开始至结束 X 线曝光无间歇，为数据连续采集，因此，所得影像数据为连续容积数据，可进行三维影像的后重建。CT 扫描通常先做常规扫描，如果需要在选用其他的扫描方式。

三、高分辨率扫描

CT 高分辨率扫描 (HRCT) 是采用较薄扫描层厚 (1 ~ 2mm)，较高扫描条件和图像重建时采用突出空间分辨率算法所获得高空间分辨率影像的扫描方法。要求 CT 机固有分辨率大于 10LP/cm，(即分辨的最小物体直径为 0.5mm)，由于扫描层薄和空间分辨率高，因此常被用于肺部微小结节；弥散性病变；小气道病变；早期支气管扩张以及颞骨岩部等微小解剖结构和病变的诊断。该方法扫描时的影像质量在突出空间分辨率的同时无法完美地兼顾密度分辨率，患者需承受较常规扫描更高的放射线剂量，因此，多用于局部较小的解剖范围或选择较少的扫描层。该扫描方法作为常规扫描方法的一个重要补充。

四、薄层和超薄层扫描

通常扫描层厚小于 5mm 以下的无间隔或有间隔扫描为薄层扫描，层厚小于 1mm 的则为超薄层扫描。目前，CT 机的最薄扫描层可达 0.5mm。此扫描方式可用于平扫或增强扫描，可采用逐层扫描或螺旋扫描方式。它的主要优点是能有效消除影像的部分容积效应，真实反映组织密度，而且影像的高对比分辨率突出。

薄层扫描主要用于：

(1) 微小组织器宫和结构的扫描，如内耳、脑垂体或椎间盘等。

(2) 较小病灶的观察，如肺部；肝系；胰腺以及肾上腺等部位的微小病灶。

(3) 观察病灶内部细微结构或成分，如肺部病灶内有无空洞；钙化等结构。

(4) 所采集的影像数据需进行"三维重建"影像后处理的，尤其对细微复杂的部位，如五宫、"冠脉造影"等。薄层螺旋扫描方式获得的影像数据由于是连续容积采集，影像可实现高质量的各向同性重建。薄层扫描的主要缺点是：随扫描层厚的降低，探测器所能获得的 X 线光子数减少，使图像的信噪比降低，因此为获得足够的信噪比以保证图像质量，必须较常规扫描需适当增加 X 线剂量。

五、增强扫描

增强扫描是指经人体血管或其他孔道注入阳性或阴性造影剂后进行的 CT 扫描。所选阳性对比剂常用含碘制剂；阴性对比剂多为气体。注入方式一般采用高压注射器或人工注入法。增强扫描的目的是通过对比剂的注入，人为增大被扫描部位的组织器宫之间的密度差，使其形态、功能以及循环等平扫无法清晰分辨的影像得以显示。

按增强的目的分类：

(1) 显示解剖形态 (如显示血管或消化道)。

(2) 显示器宫排泄、分泌功能 (如肝多期扫描)。增强扫描一般在"平扫"的基础上进行，其目的是便于影像的对比和定位，具体扫描方案根据诊断目的不同，较"平扫"具有更多严格不同的技术条件选择。

六、多期扫描

多期扫描是指经静脉一次注射对比剂后，在不同时间，对相同部位或感兴趣区分别进行两次或更多次相同扫描条件的 CT 扫描。可分别获得人体相同部位，不同时间的不同影像，其影像代表对比剂循环到人体血管或脏器的不同期相。例如：肝增强扫描的动脉期、门脉期和延迟期。此法可准确显示不同期相的血管，脏器或病灶的血供特点，如采用薄层容积数据采集，还可对其二维轴面血管影像进行三维重建，大大提高了病变的检出率和定性能力。由于人体血液循环速度较快和受生理、病理因素影响较大，因此为准确捕捉到所需的血液循环期相，在短时间内完成多次扫描，要求 CT 机的性能必须满足要求（管球容量、旋转时间等），而且对比剂的用量、注射速率以及扫描时间的控制都需结合患者的血液循环特点来精确选择，对比剂的注入应采用高压自动注射器控制。

七、动态扫描

动态扫描是采用静脉"团注"方式将对比剂注入血管后，利用对比剂在靶器宫的循环所形成的对比度浓度变化，进行快速连续扫描获得血液循环各期相的影像（如动脉期；静脉期等）。待扫描结束后进行影像后处理，可获得影像信息和对比剂密度随时间变化的曲线图。通过上述信息的分析，可了解组织器宫和病灶的血液供应及血流动力学改变，为诊断提供更多的有价值信息。动态扫描常用扫描方式有：

1. 同层动态扫描

选取某一感兴趣区层面，根据平扫或普通增强影像确定一感兴趣区局部层面（一般选 1～4 层不等），扫描床固定在相同层面，进行局部层面的连续多次扫描。

2. 进床式动态扫描

选取某一部位，确定扫描范围（通常相对常规扫描范围要小）层厚；层间距等，曝光期间扫描床在选定的范围内进出床。动态扫描的曝光持续时间较长，需患者保持良好的屏气状态，以确保扫描层面不随呼吸运动出现上下波动变化，因此，需对嘱患者进行屏气训练，必要时可采用腹带压迫法或呼吸门控辅助技术。

八、灌注成像

CT 灌注成像是指在静脉注射对比增强剂同时对选定层面进行连续多次扫描，即同层动态增强扫描方式，以获得该层面内每一个像素的时间一密度曲线 (TDC)，根据该曲线利用不同的数学模型计算出血流量 (BF)、血容量 (BV)、对比剂平均通过时间 (MTT) 和对比剂峰值时间 (TTP) 等血流参数，以此来评价组织器宫的灌注状态。灌注通常是指血液在毛细血管水平上的传输，因此，CT 灌注成像反映的是生理功能的改变，是一种功能影像。扫描分平扫和动态扫描两步进行，首先对靶器宫进行平扫以选定灌注层面，其后按设定扫描持续时间、团注对比剂用量、速率等参数进行灌注层面动态增强扫描，团注前 5s 开始扫描，以获得非增强曲线图像，即为基准图像。团注后进行动态扫描。灌注数据是由每个像素上获得的对比剂增强曲线组成，与对比剂时间一密度曲线呈线性关系，用序列增强图像平均 CT 值减去对应区域基准图像 CT 值，即可得到对比增强曲线。由于组织器宫密度可用 CT(HU) 值来表示，因此，通过测量该层面不同时间获得所有图像 CT 值，即可获得靶区时间一密度曲线。再经过计算和专业软件处理，即可得出 CT 灌注参数，按此方法分析动态 CT 扫描图像中每一个像素，可得到其灌注值，用黑白灰阶或彩色色阶显示，便可得到各血流参数的灌注图。灌注成像最成熟的应用是颅脑 CT 灌注，主要应用于超急性期脑梗死缺血半暗带的判定、脑梗死前期脑缺血的发现及血管介入治疗效果的判定，因 CT 灌注成像可以在常规 CT、MR 检查阴性时就发现异常脑血流灌注，故对缺血性病变的早期治疗具有重要意义。CT 灌注成像中的 CBV 参数被公认是与组织学微血管密度 (MVD) 相对应的二种活体评价肿瘤微血管的指标，故 CT 灌注成像也常被应用于肿瘤的恶性程度的判定及评估放、化疗的疗效。

九、心脏门控成像

因多层螺旋 CT 出现，使扫描时间分辨率可降至 80ms 以下，结合心电门控技术及多扇区重建技术应用，使心脏冠状动脉成像成为可能。因心脏搏动、心率个体差异较大等原因，心脏冠状动脉成像有别于其他扫描，心电门控下同步采集和重建技术是心脏成像关键。目前，多层螺旋 CT 心脏冠状动脉成像多采用前瞻性 ECG 扫描和回顾性 ECG 门控重建两种方法。

1. 前瞻性 ECG 门控

扫描是在扫描开始前根据同步的 ECG 信号相位，预先设置扫描延时时间，在每个心动周期该信号达预设期相时，触发 X 线发射开始进行扫描，扫描采用 Scan "步进式"方式，数据的获得是非螺旋方式采集，因此不能进行多相位回顾性重建，且只适用于心率 70/min 以下相对平稳的心脏成像。重建图像搏动伪影可降到最小，同时患者辐射剂量也降到最低。目前，图像只用于冠状动脉钙化估计。

2. 回顾性 ECG 门控

重建回顾性 ECG 门控重建，是采用螺旋扫描方式对整个心脏容积进行连续扫描与 ECG 信号采集同步进行，待全部心脏容积数据采集完成后，根据心电数据在理想期相进行图像重建，与前瞻性心电门控扫描不同，可作多个期相图像重建。重建有单扇区重建和多扇区重建两种方式，根据目前 CT 时间分辨率的极限，心率约＜ 70/min 时允许使用单扇区重建方式，否则多采用多扇区重建方式。

目前，CT 心脏冠状动脉成像主要应用于冠状动脉闭塞、管壁斑块显示和分析，冠状动脉支架、搭桥术后评价。新开发的心脏应用软件还用于心功能分析，如计算射血分数等。此外，对于先天性心脏病和心肌病等心脏疾患，还可以利用多期、多层面重建等方法对心肌壁结构进行观察和显示。

第二章 传统 CT 检查

第一节 颈部和颅脑 CT 扫描

一、适应症

(1) 先天性颅脑发育不全。

(2) 颅脑损伤。

(3) 脑血管病。

(4) 颅内肿瘤。

(5) 颅内感染性疾病。

(6) 髓鞘形成异常和脱髓鞘疾患。

二、禁忌证

平扫一般无禁忌证，但颅内有金属异物时，可因金属异物伪影影响图象质量，而无法作诊断。增强扫描禁忌证与静脉注射碘造影剂的禁忌证相同。

三、操作要点

1. 普通扫描（平扫）

(1) 横断面扫描：

1) 患者仰卧，头摆正，使人体正中矢状面与检查床正中线在同一平面上，瞳间线与矢状面垂直。

2) 扫头颅侧位定位像。

3) 以听眶上线为基线向上扫至头顶；层厚 8 ～ 10mm，间隔 8 ～ 10mm，一般扫 9 ～ 12 层。

4) 对小病灶可做 2 ～ 5 mm 层厚的薄层连续扫描或重叠扫描。

(2) 冠状面扫描：

1) 患者仰卧或俯卧，头摆正，使人体正中矢状面与检查床正中线在同一平面上，瞳间线与矢状面垂直，头部尽量后仰或前伸。

2) 扫头颅侧位定位像。

3) 扫描线与听眦线垂直。

4) 层厚和间隔与横断面扫描相同。

2.增强扫描

(1) 对需做增强扫描的患者，应了解其有无过敏史和高危因素，向其说明增强可能出现的问题，征得患者同意，并签署《接受静脉注射含碘造影剂的志愿书》。

(2) 于造影前 3 日内作碘过敏试验，静脉注射 30% 水溶性碘造影剂 1mL，观察 15min，无反应方可作增强扫描。

(3) 对需做增强扫描的患者，应要求空腹，检查前 4～6 小时禁食。

增强扫描所用的造影剂为水溶性碘造影剂，有离子型和非离子型两种。前者为 60% 复方泛影葡胺，后者为 300mg/mL 优维显 (或欧乃派克、碘必乐等)。小儿用量按 1.5～2mL/kg 体重计算，成人一般为 60～100mL。常规使用静脉团注法，即将预定剂量的高浓度造影剂加压快速注入肘静脉或前臂的静脉，给药后立即进行扫描。

3.照片窗宽、窗位

W90～100Hu L35～50Hu。

四、注意事项

(1) 头部位置摆正及制动极为重要，对躁动或不合作的患者可用制动带固定。如无效，应请临床医生给予适量的镇静剂或作基础麻醉。如仍难控制活动者，应暂缓检查。

(2) 对急性颅脑外伤、急性脑卒中、先天性颅脑发育不全可只作平扫；对疑有颅内转移性肿瘤、颅内肿瘤术后复查或只有增强扫描才能显示病变的患者可只作增强扫描；一般患者常规先平扫后再作增强扫描。

(3) 为减轻造影剂毒副反应，增强扫描前可静注地塞米松 10mg，为了提高预防效果，对于个别可疑高危患者可于静脉注入地塞米松前服用扑尔敏 4mg，强的松 10mg，以加强预防效果。

(4) 对于高危患者 (包括肾功能减退、哮喘、荨麻疹、多种药物过敏、糖尿病、失水状态、心脏、肝或肾功能损伤者、60 岁以上老年人及 1 岁以下婴儿等) 应采用非离子型造影剂，但非离子型造影剂并非绝对安全，故使用时亦应注意观察，不能麻痹大意。

第二节 垂体和鞍区 CT 扫描

一、适应症

(1) 垂体瘤。

(2) 鞍区其他肿瘤 (颅咽管瘤、脑膜瘤、生殖细胞瘤、脊索瘤、软骨瘤、畸胎瘤、动脉瘤、表皮样囊肿、皮样囊肿等)。

(3) 鞍区感染性病变。

二、禁忌证

同颅脑 CT 扫描。

三、操作要点

1. 冠状面扫描

(1) 体位同颅脑 CT 扫描。

(2) 摄取侧位定位像。

(3) 扫描基线与听眦线或鞍底 (垂体微腺瘤时) 垂直。

(4) 扫描范围: 前床突至后床突, 根据具体情况可适当扩大扫描范围。

(5) 层厚、间隔均为 3 ～ 5mm, 显示野 160 ～ 180mm。

(6) 照片窗宽, 窗位: W240 ～ 320Hu L 35 ～ 50Hu。

2. 横断面扫描

(1) 体位同颅脑 CT 扫描。

(2) 扫侧位定位像。

(3) 扫描平面平行于鞍底。

(4) 扫描范围: 自鞍底至第三脑室水平或后床突 (用于检查垂体微腺瘤)。

(5) 层厚、间隔均为 3 ～ 5mm, 检查垂体微腺瘤层厚应小于 3mm, 最好作重叠扫描 (如层厚 2mm, 间隔 1mm), 显示野 160 ～ 180mm。

(6) 制定好扫描计划后, 经静脉快速注射造影剂, 立即进行序贯动态扫描。

(7) 作冠、矢状面图像重建并摄片。照片窗宽、窗位: W220 ～ 280Hu L30 ～ 50Hu。

3. 增强扫描

对脑垂体病变一般不需要平扫, 直接行增强扫描。

四、注意事项

冠状面扫描应常规摄取骨窗片以显示鞍区骨质有无改变。骨窗窗宽、窗位: W1200 ～ 2000Hu L150 ～ 250Hu。

第三节　后颅窝及桥小脑角区 CT 扫描

一、适应症

(1) 听神经瘤。

(2) 脑膜瘤。

(3) 三叉神经鞘瘤。

(4) 室管膜瘤。

(5) 化学感受器瘤。

(6) 脑干肿瘤。

(7) 表皮样囊肿。

(8) 蛛网膜囊肿。

二、禁忌证

同颅脑CT检查。

三、操作要点

1. 常规用横断面扫描

(1) 体位同颅脑CT扫描。

(2) 摄取侧位定位像。

(3) 扫描基线：与听眦线成向足侧20°角。

(4) 扫描范围：自颅底至天幕。

(5) 层厚、间隔均为5mm。

(6) 摄片时常规照软组织窗，照片窗宽、窗位：W120～150Hu，L35～40Hu，两侧内听道区域照骨窗显示骨质有无改变，骨窗窗宽、窗位：W1000～2000Hu，L200～250Hu。

2. 增强扫描

同颅脑CT增强扫描。

四、注意事项

同颅脑CT扫描。

第四节 颞颌关节CT扫描

一、适应症

(1) 先天性发育畸形。

(2) 外伤、炎症（类风湿性关节炎、结核病等）。

(3) 肿瘤性疾病。

二、禁忌证

无特殊禁忌证。

三、操作要点

1. 常规作横断面扫描

(1) 患者仰卧，体位同颅脑 CT 扫描，使其听眶下线 (即外耳道上缘至眶下缘的连线) 与台面垂直。

(2) 扫头部侧位定位像。

(3) 在侧位定位像上，确定扫描平面，使基线平行于听眶下线，自下颌关节盂顶向下颌方向扫描，层厚和间隔为 1.5mm，连续 18～20 层，上下范围约 3cm。扫描野 160～180mm。

(4) 可以选择性应用冠状位和准矢状位。

(5) 照片窗宽、窗位：软组织窗 W300～400Hu L30～50Hu，骨窗 W1000～2000Hu L150 ~~ 200Hu。

2. 增强扫描

对怀疑炎症或肿瘤的患者，可作增强扫描，方法同常规颅脑增强扫描。

四、注意事项

(1) 检查时嘱患者勿讲话。

(2) 注意应用高分辨率技术，即用 512×512 矩阵，骨算法。

(3) 摆位时应注意两侧对称。

第五节　眼和眼眶 CT 扫描

一、适应症

(1) 眼眶内炎症。

(2) 甲状腺性眼球突出。

(3) 血管性疾病 (如血管瘤，淋巴管瘤，静脉曲张，颈动脉 – 海绵窦瘘)。

(4) 肿瘤 (包括眼球肿瘤，眼眶内球外肿瘤，眶壁和副鼻窦肿瘤)。

(5) 眼眶外伤和异物。

(6) 视网膜脱离。

二、禁忌证

无特殊，同颅脑 CT 扫描。

三、操作要点

1. 横断面扫描 (为常规扫描方法)

(1) 仰卧位，头部摆正固定，体位同颅脑 CT 扫描。

(2) 作头部侧位定位像。

(3) 扫描平面：

1) 与听眶下线线平行。

2) 平行于前床突 (或鞍结节)- 眶下缘连线。

前一扫描平面适于检查大部分结构，为常规采用方法；后一扫描平面使视神经在同一层面显示。此外，由于幼儿视神经管与颅基平面交角较成年人为小，检查视神经管时扫描平面以与颅基平面呈 -10° ～ -20° 为宜。

(4) 扫描范围：包括眶上下壁和邻近范围。

(5) 层厚 3 ～ 5mm，间隔 3 ～ 5mm，连续扫描，显示野 (FOV)160mm。

(6) 照片时应包括软组织象和骨窗象，前者窗宽为 300 ～ 400Hu，窗位为 30 ～ 50Hu；后者窗宽为 1500 ～ 3000Hu，窗位为 100 ～ 200Hu。

2. 冠状面扫描 (非常规扫描方法)

(1) 当病灶位于眶上、下壁时，为更好地显示眶壁骨质破坏情况，可使用冠状面扫描方法。

(2) 体位同颅脑 CT 扫描。

(3) 扫描基线与听眶下线垂直。

(4) 扫描范围：从眼睑至眶尖或中颅窝。

(5) 层厚、间隔与横断面扫描相同。

3. 增强扫描

对肿瘤、血管病变和有颅内侵犯病例，常规作增强扫描，方法同颅脑增强扫描。

4. 压颈检查

眶内静脉曲张需行压颈检查，将血压计袖带缠于患者颈部，摆好位置，加压至 5.33Kpa(高于静脉压)，再行扫描检查。

四、注意事项

(1) 扫描过程中嘱咐患者向前凝视不动，以保持眼球固定。

(2) 如要检查眼球和视神经的细小病变，可用 1.5 ～ 2mm 薄层高分辨率 CT 扫描。

第六节 耳和颞骨 CT 扫描

一、适应症

(1) 先天畸形。

(2) 外伤。

(3) 肿瘤。

(4) 炎症性疾病。

二、禁忌证

同颅脑 CT 扫描。

三、操作要点

1. 横断面扫描

主要显示外耳道前后壁，锤砧关节，鼓室的前、后、内、外侧壁，乙状窦壁及颞颌关节。

(1) 体位同颅脑横断面 CT 扫描。

(2) 摄取头部侧位定位像。

(3) 以听眶上线为扫描基线。

(4) 扫描范围：自外耳孔中心向头侧 15mm。

(5) 层厚和间隔均为 1～2mm，显示野 (FOV)16cm；512×512 矩阵，骨算法重建。

(6) 照片窗宽 3500～4000 Hu，窗位 200～300 Hu；对细小结构也可作图象放大摄影。

(7) 如怀疑听神经管内较小肿瘤，可采用碘造影剂或空气脑池造影 CT 检查，选用 1mm 或 1.5mm 超薄层技术。

2. 冠状面扫描

主要显示鼓膜嵴、上鼓室、脑板、水平半规管、卵圆窗、内耳道横嵴、听小骨的衔接关节以及鼓室底壁与颈静脉球窝的关系。

(1) 体位同颅脑冠状面 CT 扫描。

(2) 摄取头部侧位定位像。

(3) 扫描平面大致与上颌窦后壁平行。

(4) 扫描范围：自外耳孔前缘开始以 2mm 层厚向后连续扫描，一般取 8 个层面即能包括中耳腔及乳突。

3. 增强扫描

对富有血管的病变、肿瘤、炎症和与颅底、颅内有关的病变，常规应作增强扫描，方法同颅脑检查增强扫描。

四、注意事项

(1) 在进行耳和颞骨检查前，应了解临床资料和目的要求，针对需要观察的特定解剖和病理改变，采取适当的检查方法、体位、层面和扫描条件。

(2) 对婴儿等不能合作者，需使用镇静剂。

第七节 鼻和副鼻窦 CT 扫描

一、适应症

(1) 肿瘤。

(2) 感染性疾病。

(3) 外伤。

(4) 先天畸形。

二、禁忌证

同颅脑 CT 检查。

三、操作要点

1. 横断面扫描

(1) 仰卧位，扫描平面与听眦线或听眶下线平行。

(2) 摄取头部侧位定位像。

(3) 扫描范围：上颌骨齿槽突至额窦上方。

(4) 层厚、间隔均为 5mm。显示野 160mm。

(5) 照片应包括软组织窗和骨窗，软组织窗宽 300 ～ 400Hu，窗位用 30 ～ 50Hu，骨窗宽 1000 ～ 2000Hu，窗位 100 ～ 200Hu。

2. 冠状面扫描

(1) 患者取仰卧或俯卧头部后仰位。

(2) 摄取头部侧位定位像。

(3) 扫描平面与听眦线或听眶下线平行；(有时由于颈部限制头部仰伸或为避免扫描层面通过金属假牙产生伪影，难以达到标准冠状面扫描，可调节头位和扫描床架，尽可能获得近似冠状面扫描)。

(4) 扫描范围：额窦至蝶窦；层厚和间隔均为 5mm；显示野 160mm。

(5) 照片要求同前。

3. 增强扫描

操作要点与平扫相同，造影剂的使用方法、浓度和剂量与颅脑 CT 增强扫描相同。

四、注意事项

(1) 患者检查前应除去金属假牙和耳饰。

(2) 若需了解颈部有无淋巴结转移，可扩大横面扫描范围。

第八节　鼻咽部和咽旁间隙 CT 扫描

一、适应症

(1) 肿瘤 (鼻咽癌，咽旁间隙内的原发性肿瘤，颞下窝肿瘤，脊索瘤等)。

(2) 炎症 (鼻咽增殖体肥大，咽后壁脓肿)。

二、禁忌证

同颅脑 CT 扫描。

三、操作要点

1. 横断面扫描

(1) 患者取仰卧位，使听眦线垂直于台面。

(2) 摄取头颈部侧位定位像。

(3) 扫描平面与听眶下线平行。

(4) 扫描范围：鼻咽下缘 (即软腭水平) 至颅底海绵窦水平。

(5) 层厚和间隔均为 5mm；显示野 160mm。

(6) 欲了解颈部淋巴结情况，应向下扫描至第三颈椎下缘水平，层厚和间隔可为 10mm。

2. 冠状面扫描

(1) 患者取仰卧位，使听眦线平行于台面。

(2) 摄取头颈部侧位定位像。

(3) 扫描平面与听眦线垂直。

(4) 扫描范围：从翼突内外板的前缘至第一颈椎的前缘。

(5) 层厚和间隔均为 5mm；显示野 160mm。

(6) 照片应包括软组织窗和骨窗，前者窗宽 300 ~ 350Hu，窗位 30 ~ 40Hu，后者包括颅底从蝶骨体到鞍底之层面 (共 3 ~ 4 张)，必要时可扩大范围，窗宽 1500 ~ 2500Hu，窗位 200 ~ 300Hu。

3. 增强扫描

为显示颈部大血管以及肿瘤的血供情况和某些血管性病变，可作增强扫描，方法同颅脑增强扫描。

四、注意事项

同颅脑 CT 扫描。

第九节 喉 CT 扫描

一、适应症

(1) 肿瘤 (喉癌，喉乳头状瘤)。

(2) 非肿瘤性病变 (息肉，囊肿，喉膨出，会咽炎，喉炎)。

二、禁忌证

同颅脑 CT 扫描。

三、操作要点

1. 常规作横断面扫描

(1) 仰卧位，头部轻度后伸。

(2) 摄取颈部侧位像，扫描平面与声带平行，如无法确定声带走行方向，扫描平面可与中部颈椎间隙保持一致。

(3) 扫描范围：舌骨上会厌上缘至声门下区以下 (即环状软骨下缘以下)，相当于第三颈椎上缘至第六颈椎下缘。

(4) 层厚、间隔均为 3 ～ 5mm，若要显示真、假声带和喉室，需用 1 ～ 2mm 的薄层扫描；显示野 160mm。

(5) 如怀疑声带有小的占位性病变，或声门运动障碍时，应在声带和声门下区范围内作 2 ～ 3mm 的薄层扫描，亦可作英文字母 "E" 发声时扫描。

(6) 查梨状窝病变时，可在扫描时让患者作 Valsalva 动作，使咽腔扩张，更好地显示腔壁改变。

(7) 照片窗宽、窗位：W300 ～ 400Hu，L30 ～ 45Hu。

2. 增强扫描

为显示颈部大血管，与淋巴结肿大鉴别，以及肿物与大血管的关系，可选择应用增强扫描，方法同颅脑增强扫描。

四、注意事项

(1) 患者应自然放松，两肩下垂，以减少肩部造成的伪影。

(2) 扫描过程中嘱患者勿作吞咽动作，不咳嗽，平静呼吸。

(3) 医师应在监视器上调宽窗观察喉腔有无细小病灶。

第十节 甲状腺 CT 扫描

一、适应症

(1) 甲状腺癌。

(2) 弥漫性甲状腺肿。

(3) 甲状腺结节。

(4) 甲状腺囊肿。

(5) 甲状舌管囊肿。

二、禁忌证

同颅脑 CT 扫描。

三、操作要点

1. 常规用横断面扫描

(1) 仰卧位，头部轻度后伸。

(2) 摄取颈部侧位定位片。

(3) 扫描平面与颈部长轴垂直。

(4) 扫描范围：甲状软骨中部至第六气管环，具体视甲状腺大小而定。

(5) 层厚、间隔均为 5mm；显示野 160mm。

(6) 照片窗宽、窗位：W320 ～ 450，L30 ～ 45。

2. 增强扫描

常规作增强扫描，方法同颅脑增强扫描。

四、注意事项

同颅脑 CT 扫描与喉部 CT 扫描的注意事项。

第十一节 胸部和肺部 CT 扫描

一、适应症

(1) 肺部感染性疾病 (如肺炎、肺脓肿、肺结核、肺部真菌感染等)。

(2) 肺肿瘤 (如原发性支气管肺癌、肉瘤、类癌、转移瘤、错构瘤、血管瘤、平滑肌瘤等)。

(3) 胸腔及胸膜疾病 (如胸膜增厚、胸膜粘连与钙化、间皮瘤、转移瘤、包裹积液、胸腔内游离液体等)。

(4) 气管支气管病变 (如肺不张、肺气肿、慢性支气管炎、支气管扩张等)。

(5) 其他疾病：(如胸部包虫病、胸部外伤、肺部弥漫性疾病、肺内动静脉畸形等)。

二、禁忌证

(1) 一般无禁忌证，当肺内或胸壁存在金属异物时会影响图像质量和诊断。

(2) 肺部增强扫描的禁忌证与静脉注射碘造影剂的禁忌证相同。

三、操作要点

1. 普通扫描 (平扫)

(1) 患者仰卧，两臂上举抱头，使胸部正中矢状面与检查床面中线在同一平面上。对于驼背或脊柱强直的患者可采取俯卧位，头转向一侧或下颌朝下，其他同仰卧位。有时为了解胸水的流动性，鉴别包裹性积液或背部肺组织内坠积改变时可采用俯卧位或其他特殊体位。

(2) 摄胸部正位定位像。

(3) 扫描范围常规应包括肺尖至肺底，如 X 线胸片上已发现病灶或可疑病灶，可先作全肺扫描，然后针对病灶部位作补充扫描。层厚 10mm，间隔 10mm。

(4) 对肺内小病灶或分析病灶内部结构及边缘性状，可行 2 ～ 5mm 间隔的薄层连续扫描或重叠扫描。

2. 增强扫描

(1) 应于静脉团注造影剂后行快速连续扫描。一般用 60% 复方泛影葡胺或 300mgI/mL 非离子型造影剂 100mL，小儿用量按 1.5 ～ 2mL/Kg 计算。

(2) 增强扫描是在平扫基础上进行的，原则上扫描层面应与平扫保持一致。必要时对病变局部或需要鉴别血管变异与淋巴结的部位作连续扫描或重叠扫描。

四、注意事项

(1) 照片应包括肺窗和纵隔窗。窗宽、窗位：肺窗 W1600 ～ 2000Hu L-800 ～ -600Hu，纵隔窗 W300 ～ 400Hu L30 ～ 40Hu。

(2) 对肺内小结节或肿块病变，要测其密度及病灶的大小，并标示于图象上一并照片，测量病变大小一般应在肺窗图象上进行。

(3) 要做好患者屏气训练，一般于平静呼吸的吸气末屏气扫描。

第十二节　纵隔 CT 扫描

一、适应症

(1) 发现胸部平片上不能检出的较小的纵隔病变 (如重症肌无力患者有无胸腺瘤或胸腺增生，肺癌患者肺门与纵隔有无增大的淋巴结和食管病变等)。

(2) 纵隔病变性质的鉴别。

(3) 纵隔增宽原因的鉴别。

(4) 心脏大血管病变和变异。

二、禁忌证

(1) 一般无特别的禁忌证，当肺或纵隔内存留金属异物时会明显影响图像质量，以致无法诊断。

(2) 增强扫描禁忌证同前。

三、操作要点

普通 CT 扫描和增强 CT 扫描方法同肺部。

四、注意事项

与肺部 CT 扫描的注意事项相同。

第十三节　腹部和盆腔 CT 扫描

腹部和盆腔 CT 检查患者的准备要求基本相同，在此先作叙述。

(1) 检查前禁食 4 小时，最好于前一天晚上起空腹。

(2) 一周内不服用含重金属的药物，不作胃肠钡剂检查。已作钡剂检查的患者，须待钡剂完全排空后方可进行，必要时于 CT 扫描前行腹部透视或摄片观察胃肠腔内有无钡剂残留。

(3) 检查前务必除去检查部位的金属物品。

(4) 需作增强扫描的患者，提前做好碘过敏试验，并请家属在《接受静脉注射碘造影剂志愿书》上签字。

(5) 预先让患者了解检查过程，耐心讲解正确屏气的重要性，取得患者合作，并训练 1～2 次。

(6) 携带有关的病史资料，如病史、超声、化验、放射性核素、MRI 和已作过的 CT 检查等，以备参考。

(7) 如患者有腹痛、腹泻，应在无禁忌证的情况下，适量使用止痛药或解痉药，部分儿科患者欠合作者，需使用镇静剂。

(8) 应通知患者家属陪同检查。危重患者需要有关医护人员监护。

第十四节 肝、脾 CT 扫描

一、适应症

(1) 恶性肿瘤 (原发、继发)。

(2) 血管瘤及其他良性占位性病变。

(3) 脓肿、寄生虫病。

(4) 肝、脾弥漫性病变。

(5) 血管病变。

(6) 外伤。

(7) 先天畸形与变异。

二、禁忌证

一般无禁忌证，增强扫描禁忌证与静脉注射碘造影剂的禁忌证相同。

三、操作要点

1. 一般准备

同前。检查前 30 分钟口服 2% 复方泛影葡胺 500 ～ 800mL，浓度不宜过高，否则将产生伪影。

2. 平扫

即增强前扫描或普通扫描。

(1) 常规取仰卧位，双手上举抱头。如有特殊需要可辅以左、右侧卧位或俯卧位，如采用右侧卧位可较好地显示左肝外叶。

(2) 扫腹部正位定位像。

(3) 扫描范围包括全肝，脾脏检查应包括全脾，从肝脏膈顶部至肝下缘为止，甚至包括整个上腹部或全腹部，视病情而定。

(4) 常规层厚 10mm，间隔 10mm，小病灶宜改用薄层 (2 ～ 5mm)。

3. 增强扫描

即注射造影剂后扫描。

增强扫描的目的和优点：

(1) 显示平扫不能显示的病灶。

(2) 根据病灶的增强特征鉴别病灶性质。

(3) 显示肝内血管解剖。

(4) 显示轻度扩张的肝内胆管更为清晰。

(5) 肝门结构显示更清楚。增强扫描方法较多，可大致分为以下几种，可根据设备情况和病情灵活选用：

(6) 快速滴注增强扫描：通常以 1mL/s 的速度快速滴注 60％复方汽影葡胺或 300mgI/mL 优维显 (或欧乃派克碘必乐) 的造影剂 160 ～ 180mL，注入造影剂 50mL 后开始扫描。此法增强效果一般，现已较少使用，但如 CT 机扫描速度慢，仍较合适。

(7) 团注非动态增强：注药速度 2 ～ 3mL/s，总量国人以 80 ～ 100mL 为宜，即在 40 ～ 50s 内将所有造影剂注射完毕。此法时宜于扫描范围小或扫描层面不多的病例；如扫描范围大、层面多，可采用改进的方法，即团注与滴注相结合效果较好。此法需采用 CT 增强注射器。方法是采用 2 ～ 3mL/s 的注射速度，将前 50mL 注射完毕即开始扫描，以后改用 1mL/s 的速度将剩余的 30 ～ 50mL 造影剂注射完毕。

(8) 团注动态扫描：团注解决了造影剂进入血液和脏器快的问题，动态扫描又同时解决了短时间完成扫描的要求，增强效果较理想。此法又分两种：进床式动态扫描和同层动态扫描。进床式动态扫描以发现病灶为主要目的，扫描范围包括整个肝脏；同层动态扫描主要研究病灶的增强特性，即病灶在动脉期、门脉期和平衡期的增强表现特性，此法最好使用螺旋 CT。此外尚有改良式同层动态扫描，适用于 1 ～ 2cm 直经的小病灶。

(9) CT 血管造影：是将 CT 与血管造影技术相结合的一种检查方法，病灶检出率高，定性较准确，又分 CT 动脉造影 (CTA) 和经动脉门脉 CT 血管造影 (CTAP)。此法对设备和技术要求均较高。

(10) 延迟扫描：目的是为了提高肝内小病灶的检出率。方法：在常规增强或动态增强扫描以后，4 ～ 6 小时后重复作全肝扫描，但一次注射造影剂量必须足够大，用 60%(或 300mgI/mL) 的造影剂，150 ～ 180mL 造影剂碘含量 50 ～ 60g。

4. 经肝动脉碘化油和乳化碘油注射扫描 (碘油 CT)

有机碘具有趋肿瘤性，将碘油经血管注入病灶可显示病灶，并兼有治疗作用。

5. 照片窗宽、窗位

W150 ～ 190Hu L40 ～ 50Hu。增强扫描窗位可适当提高。

四、注意事项

(1) 除有禁忌证者外，肝脏 CT 检查应常规作平扫加增强扫描。

(2) 患者屏气要求深度一致，一定要在扫描前反复训练至熟练掌握为止。这对于小病灶作动态增强扫描尤为重要。

(3) 增强扫描注意事项同前。

第十五节 胆道系统 CT 扫描

一、适应症

(1) 胆囊炎和胆道结石。

(2) 胆囊息肉样病变。

(3) 胆囊癌、胆管癌。

(4) 胆总管囊肿。

(5) 胆道炎症和出血。

二、禁忌证

无特殊禁忌证，增强扫描禁忌证同肝增强扫描。

三、操作要点

(1) 一般准备同前。检查前 30 分钟口服 2%复方泛影葡胺 500 ～ 800mL，浓度不宜过高，否则将产生伪影。

(2) 常规取仰卧位，双手上举抱头。

(3) 扫描范围应从膈顶至胰腺钩突部位，常规层厚、间隔 10mm，重点部位和胆囊区改用 5mm。

(4) 增强扫描有以下三种方法：

1) 静脉团注造影剂 80 ～ 100mL，常规增强扫描。

2) 静脉内滴注 60% 胆影葡胺 20 ～ 30mL，此法显示胆囊和胆道较好。但阳性结石病例不宜使用此法。

3) 口服胆囊造影剂 CT 扫描，可用于某些胆囊疾病的检查，如胆囊位置异常、鉴别胆囊癌与肝癌时。剂量依胆囊功能不同而不同，功能正常者口服碘番酸 0.5g 即可，功能差者口服 3g 或 6g，12 小时后扫描。

四、注意事项

同肝脏 CT 扫描。

第十六节　胰腺 CT 扫描

一、适应症

(1) 胰腺肿瘤。

(2) 急、慢性胰腺炎症。

(3) CT 引导下胰腺穿刺。

(4) 低位胆道梗阻性黄疸查因。

(5) 胰腺外伤。

二、禁忌证

同肝 CT 扫描。

三、操作要点

(1) 一般准备同前。检查前 30 分钟口服 2%～3% 复方泛影葡胺 500mL，临上床前即刻再服 500mL；对于扫描时间较长的 CT 设备，扫描前 20 分钟肌注 654～220mg 抑制肠蠕动，但螺旋 CT 则不受肠蠕动影响。

(2) 患者取仰卧位，双手上举抱头。必要时辅以右侧卧位有助于更好显示胰头部。

(3) 平扫范围应从膈顶至胰腺全部显示为止，常规层厚与间隔均为 10mm，自胰腺显示起改用 3～5mm 薄层扫描。

(4) 增强扫描常规采用快速团注法，造影剂为 60% 复方泛影葡胺或 300mgI/mL 优维显 (或欧乃派克、碘必乐)，按 1.5～2mL/kg 计算，注药速度为 2～3mL/s，注射完毕 15s 开始扫描。

(5) 螺旋 CT 或超高速 CT 可行移床式薄层动态团注增强扫描。

(6) 照片窗宽、窗位：W280～360Hu L30～45Hu。

四、注意事项

急性胰腺炎患者服用碘造影剂非禁忌证，但在急性出血坏死性胰腺炎的患者，应控制造影剂总量，且造影剂中不宜添加糖类。

第十七节 肾 CT 扫描

一、适应症

(1) 肾脏肿瘤。

(2) 肾脏感染性疾病。

(3) 肾结石和尿路梗阻。

(4) 先天性异常。

(5) 肾移植和术后并发症。

其中平扫的适应证为：

(1) 肾、输尿管钙化或结石。

(2) 肾内或肾外出血。

二、禁忌证

同肝 CT 扫描。

三、操作要点

(1) 一般准备同前。检查前口服 2%～3%复方泛影葡胺液 500～800mL。

(2) 患者取仰卧位。平静呼吸屏气扫描。

(3) 扫描范围应包括双侧全肾，常规层厚与间隔均为 10mm，小病灶加扫 3～5mm 薄层。如发现有输尿管病变，应向下扫至盆腔。

(4) 增强扫描使用的造影剂种类和浓度与胰腺增强扫描相同，主要有两种方式：

1) 快速团注法：造影剂 50～80mL。

2) 快速滴注法：经肘静脉或足背静脉快速滴注造影剂 100～150mL。可行普通增强扫描或连续动态扫描。

(5) 照片窗宽、窗位：W180～210Hu L30～40Hu。增强扫描可适当提高窗位至肾实质显示清楚为止。

四、注意事项

肾内肿瘤大多数与正常肾实质呈等密度，故平扫对局部较小占位病变价值不大。增强扫描有利于发现病变和确诊，应作为常规。如发现肾脏形态或位置异常，医生应亲自调节窗宽、窗位观察并照片，避免肾脏或腹膜后脂肪密度病变漏诊。

第十八节　肾上腺 CT 扫描

一、适应症

1. 肾上腺原发和继发肿瘤

肾上腺 CT 扫描的应用指征：

(1) 功能性肾上腺肿瘤的生化检查阳性。

(2) 其他检查发现肾上腺区域有肿块存在。

(3) 一些临床症状和体征提示有肾上腺病变可能。

(4) 已知原发癌的患者的术前分期和术后随访了解有无肾上腺转移。

(5) 肾上腺肿瘤术后复查。

2. 肾上腺增生。

二、禁忌证

同肝 CT 扫描。

三、操作要点

(1) 患者一般准备同前。检查前 30 分钟口服阳性造影剂 500 ～ 800mL。

(2) 体位取仰卧位。

(3) 扫描范围应包括肾上腺上方至下方的一部分区域，如临床上怀疑嗜铬细胞瘤，且肾上腺区域未发现病变，扫描范围应扩大到整个腹腔甚至盆腔，必要时加作纵隔扫描。

(4) 常规先作平扫，层厚与间隔均为 10mm，出现肾上腺后即改为 5mm 层厚和间隔。

(5) 常规作团注增强扫描。若病灶 ≤ 1cm，应用 2 ～ 5mm 层厚无间隔重叠扫描。若平扫或超声发现病灶较大，增强扫描采用常规 5 ～ 10mm 层厚即可，增强扫描所用造影剂种类、浓度与胰腺增强扫描相同。

(6) 若肿块较大不易区别其来源，应在病灶与临近器官交界区加扫薄层，并作冠状和矢状位重建图像。

(7) 照片窗宽、窗位：W340 ～ 420Hu L30 ～ 45Hu。

四、注意事项

当临床提示嗜铬细胞瘤时，注射造影剂的速度应适当放慢，以免发生高血压危象。

第十九节 腹膜后间隙 CT 扫描

一、适应症

(1) 腹主动脉病变。

(2) 下腔静脉病变。

(3) 腹膜后肿瘤。

(4) 腹膜后纤维化。

(5) 腰肌病变。

二、禁忌证

同肝 CT 扫描。

三、操作要点

(1) 一般准备同前。检查前一小时口服 2.5％复方泛影葡胺溶液 800 ～ 1000mL,扫描前 15min 再服 300mL。

(2) 扫描范围应从剑突向下至髂嵴水平,层厚 10mm,间隔 10mm 或 20mm,必要时加薄层。

(3) 常规采用团注法作增强扫描。动态增强扫描对于观察主动脉夹层、假性动脉瘤等血管性病变特别有价值,可分同层动态和移床式动态两种扫描方式。

(4) 建议窗宽、窗位:W340 ～ 420Hu L30 ～ 45Hu。

第二十节 胃肠道 CT 扫描

一、适应症

(1) 胃的非肿瘤性病变(如慢性肥厚性胃炎、胃粘膜巨肥厚症、卓-艾综合征、胃溃疡病、胃底静脉曲张、胰腺疾病影响等)。

(2) 胃良、恶性肿瘤。

(3) 十二指肠肿瘤。

(4) 小肠非肿瘤性疾病。

(5) 小肠肿瘤。

(6) 结肠肿瘤。

二、禁忌证

同肝 CT 扫描。

三、操作要点

1. 一般准备同前

2. 胃和十二指肠

(1) 禁食 6 ～ 8 小时，检查前 10 分钟肌注 Glucagon 或 654-2 等低张药。

(2) 口服造影剂 800 ～ 1200mL。

(3) 取常规仰卧位，病情需要可改变体位。

(4) 自剑突扫至脐部，部分患者视病情可扫至盆腔，层厚和间隔均为 10mm。

(5) 应常规作增强扫描影。

3. 小肠

(1) 检查前 1 ～ 2 小时口服造影剂，尽量多饮。

(2) 取仰卧位。

(3) 病变不明确者应做全腹扫描。

4. 直肠和结肠

(1) 充盈方法有二：一是扫描前 1 ～ 2 小时口服 800 ～ 1200mL 造影剂，二是用生理盐水作保留灌肠。

(2) 常规取仰卧位扫描。

5. 照片窗宽、窗位

W300 ～ 400Hu L30 ～ 50Hu。

四、注意事项

造影剂的选择：

1. 高密度造影剂

疑有胆石症者不能用。如 2% ～ 3% 泛影葡胺，或 1% ～ 2% 硫酸钡混悬液。

2. 等密度造影剂

以水的密度为标准。如饮用水或其他饮料。

3. 低密度造影剂

有脂类和气体。

第二十一节 盆腔 CT 扫描

一、适应症

(1) 盆腔内脏器 (包括膀胱、前列腺、精囊、睾丸、子宫、卵巢和输卵管、直肠和乙状结肠) 起源和非脏器起源的肿瘤。

(2) 炎症。

(3) 外伤。

二、禁忌证

同肝 CT 扫描。

三、操作要点

(1) 检查前 12 小时及 3 小时分别口服 2% 泛影葡胺 1000mL 和 500mL，使消化道，尤其是回肠和结肠近段充盈造影剂。

(2) 扫描前用 1% 复方泛影葡胺 300mL 灌肠，使直肠和远段结肠清楚显示。对于疑有直肠或乙状结肠病变的患者，最好于检查前清洁灌肠，然后用生理盐水 150 ~ 300mL 保留灌肠。

(3) 已婚女患者，扫描前应放置阴道塞，以明确阴道和宫颈的位置。

(4) 检查前嘱患者饮水，待患者有尿意时再扫描。

(5) 患者常规取仰卧位，使其正中矢状面与检查床面中线一致，两臂上举屈肘抱头。

(6) 扫下腹部正位定位象。扫描范围从耻骨下缘扫描至髂嵴水平。特殊病例如发现盆腔内及腹膜后淋巴结转移、隐睾患者盆腔内未曾发现等情况，应扩大扫描范围至肾门水平或以上。常规用 10mm 层厚与间隔，发现小病变时，可加 3mm 或 5mm 薄层扫描。部分患者需要时改用俯卧位或侧卧位。

(7) 根据不同检查目的，可平扫或平扫加增强扫描。增强方法多采用团注法。

(8) 照片窗宽、窗位：W 300 ~ 400Hu L50 ~ 75Hu。

四、注意事项

照片时常规使用观察软组织的窗宽和窗位 (如上述)，特殊情况应加骨窗或根据具体情况变换。

第二十二节　脊髓和脊柱 CT 扫描

一、适应症

(1) 脊椎退行性改变和椎管狭窄。

(2) 椎间盘病变。

(3) 肿瘤。

(4) 外伤。

(5) 感染。

二、禁忌证

(1) 一般无禁忌，当脊柱或背部软组织内有金属异物时会影响图象质量和诊断。

(2) 增强扫描禁忌证与静脉注射碘造影剂禁忌证相同。

三、操作步骤

(1) 常规取仰卧位，颈椎取头屈曲位，腰椎取双膝屈曲位。

(2) 摄脊柱侧位定位像。

(3) 颈、胸椎间盘层厚 $1 \sim 3mm$，腰椎间盘层厚 $3 \sim 5mm$，扫描线与椎间盘平行，可行横断面连续或重叠减薄扫描，其技术参数要一致，可用于冠状面、矢状面重建。通过椎弓根层面，每个椎体扫一个层面，层厚 5mm，扫描线与椎间隙平行，用于测量椎管正中前后径。对其他病变，一般取 5mm 层厚连续扫描。

(4) 一般平扫即可，但要诊断椎间盘疝或椎管内其他病变，或鉴别椎管内占位病变时，可作增强扫描；

(5) 图像要局部放大。为了显示骨结构或软组织，需用不同的窗宽、窗位照两套片。骨窗为 W1000 $\sim$ 4000Hu L200 $\sim$ 400Hu。软组织窗为 W300 $\sim$ 500Hu L30 $\sim$ 50Hu。

四、注意事项

怀疑脊髓病变、脊髓损伤或椎管内其他病变时，可作脊髓造影 CT。脊髓造影 CT 是把水溶性非离子型造影剂注入硬膜囊内后扫描的方法。造影剂浓度为 170 $\sim$ 240mgI/mL，伊索显用量 5 $\sim$ 10mL。也可在常规 X 线脊髓造影后 4 $\sim$ 6 小时后再作 CT 扫描，这段时间患者宜取头高足低位避免药物进入颅内。

第二十三节　四肢及软组织 CT 扫描

一、适应症

(1) 外伤。

(2) 关节病变。

(3) 骨肿瘤及肿瘤样病变。

(4) 感染。

(5) 软组织肿瘤。

二、禁忌证

同脊髓和脊柱 CT 扫描。

三、操作步骤

(1) 常规取仰卧位，背部软组织小病变时，取俯卧位加标记。

(2) 做正位或侧位定位像。

(3) 层厚 8 ～ 10mm，间隔 8 ～ 10mm。可依据定位像，适当倾斜扫描机架，以利于观察正常解剖。如病变较小，或虽然病变较大但需要仔细观察其内部结构时，则应薄层扫描，间隔可根据病变大小而定。如需要作冠状面或状面图像重建时，则应作薄层连续扫描或重叠扫描。

(4) 扫描骨的病变，一般应包括周围软组织，四肢扫描时最好有双侧对比，扫描时要尽量双侧肢体对称，至少包括一个关节。

(5) 有下列情况时需做增强扫描：

1) 疑有等密度肿块。

2) 了解血管受侵情况。

3) 了解软组织肿块内的血供情况。

4) 需根据强化特点帮助定性或进行鉴别诊断。增强扫描多采用静脉团注法，注射后对感兴趣层面作连续动态扫描。

四、注意事项

应采用骨窗和软组织窗两种条件照片，照片窗宽、窗位：骨窗为 W2000 ～ 3000Hu L100 ～ 400Hu，软组织窗为 W300 ～ 400Hu L0 ～ 20Hu。

第三章　肝脏螺旋 CT 血管成像

第一节　肝脏 CTA 检查技术

CTA 在腹部的应用已不再局限于对腹部大血管本分病变的诊断和评价，而是开始逐渐扩展到中小血管的评价。螺旋 CT 血管成像，特别是多层螺旋 CT 血管成像 (MDCTA)，能清晰地显示肝动脉分支、门静脉、肝静脉、肠系膜血管的分支等细管径血管，对肝癌术前评价、肝切除术、肝移植术、肝灌注化疗前计划及各种原因所致门静脉扩张的治疗前评价等方面显示出其独特的价值。

一、CTA 成像技术

针对肝脏的 MDCTA，要获得良好的图像，达到诊断目的，取决于合理的增强扫描参数的设定、对比剂的使用和患者的充分配合。扫描参数包括螺距、层厚、重组间隔等。扫描参数的选择应兼顾扫描区域的长度 (或体积)、兴趣血管的直径及其走行方向、个体差异、受检者所能屏气的时间等因素的影响。

MDCT 扫描覆盖范围与准直器宽度、螺距和连续扫描时间呈正相关关系。因此，准直器宽度和螺距是两个重要的选择因素，它们通过层敏感曲线 (SSP) 影响空间分辨率。SSP 决定 Z 轴方向像素的大小及特征。准直宽度增加，SSP 宽度增加，有效层厚加大，部分容积效应增加空间分辨率下降。扫描参数组合是否恰当对后处理图像质量影响比较大。

1. 准直器宽度 (层厚) 的选择

准直器宽度和层厚是两个完全不同的概念，二者关系密切。

准直器宽度指准直器间距。有效层厚指一幅 CT 图像所代表的人体实际厚度。对螺旋 CT 来说，二者大小是不等的。一般来说，有效层厚大于准直器宽度，二者存在正相关。增大准直器宽度，层厚相应增大，反之亦然。二者对图像质量的影响结果是一致的。CT 机和照片上所标记的层厚有的是准直器宽度，有的是有效层厚。实际工作中，使用者经常将二者混为一谈。许多学者所说的层增往往是指准器宽度，而不是有效层厚。值得注意的是，在准直器宽度相等的条件下，有效层厚受累距和重组算法的不同而产生大小不同的变化，其影响是间接的。准直器宽度是影响 CTA 空间分辨率的最重要因素。腹部血管的走行很多都与身体长轴平行 (与扫描面垂直、与 Z 轴平行) 或斜行，因此，Z 轴的空间分辨率对血管成像质量的影响非常大，合适的准直器宽度是获得良好重组图像质量的关键。准直器宽度越小，SSP 宽度越小，有效层厚越薄，空间分辨率越高。同时减小准直器宽度还可降低部分容积效应。若兴趣血管与扫描层面平行，理论上准直器宽度应小于兴趣血管直径的一半，则部分容积效应对重组图像质量影响较小，所得重组血管图像清晰。

单螺旋 CT 的腹部 CTA 宜采用 3mm 准直器宽度，而 MDCT 宜采用 $1 \sim 2.5mm$ 准直器宽度。有学者认为不应一味追求准直器宽度超薄，因为这样将会同时伴有图像噪声增大、密度分辨率降低。扫描时间延长 (受检者屏气时间延长)，不仅导致血管内对比剂浓度下降 (或需要较大量的对比剂来保持血管内的浓度)，从而影响重组图像质量，而且受检者辐射剂量也会相应增加。

2. 螺距的选择

螺距是影响密度分辨率的重要因素。当准直器宽度在一定范围 (< 3mm) 时，螺距从 1.0 增加至 2.0，扫描速度提高 1 倍，而重组图像的密度分辨率下降不明显。针对肝脏的增强扫描，在保证一定的空间分辨率的情况下，主要是追求时间分辨率，所以，可以适当使用高螺距。

3. 准直器宽度与螺距的匹配

准直器宽度对 MDCTA 图像质量 (主要是空间分辨率) 的影响大于螺距对图像质量 (主要是密度分辨率) 的影响。血管成像主要要求较尚的空间分辨率，减小准直器宽度可使空间分辨率增大，以提高细小血管的显示能力。螺旋 CT 扫描血管成像时，血管强化显著，血管与周围组织密度差别大，可忍受较大噪声，加入螺距导致密度分辨率下降，但图像质量的总体水平影响较小。可尽量选择准直器宽度、大螺距，以获取说大的 Z 轴分辨率 (主要是空间分辨率)，从而提高 CTA 的图像质量。但是，门静脉成像与其他血管成像不同，门脉期扫描时肝脏强化程度正处于高峰，与门静脉本身的 CT 值差别较小，因此，采用过薄的准直器宽度会因密度分辨率的下降而实际影响门静脉边缘的清晰度从而降低血管成像的质量。

4. 曝光参数的选择

增加球管电流和球管电压可提高密度分辨率和信噪比。由于 CTA 采用薄层扫描，所以，要获得较高的信噪比就必须相应提高曝光度。具体使用的球管电流量大小与各个厂家的设备密切相关。

5. 扫描野的选择

较小的扫描野可获得较高的空间分辨率，但信噪比将降低。因此，在实际扫描中，为了获得尽可能高的空间分辨率，尽量地缩小扫描野，以提高血管成像质量。

二、对比剂应用技术

1. 对比剂对 CTA 的影响

对比剂的合理应用是决定 CTA 优劣成败的关键。合理应用对比剂的影响因素主要是对比剂的注射流率、总剂量、延迟扫描时间及对比剂种类的选择，这些因素决定了对比剂在靶血管中的最佳强化状态。

2. 对比剂的注射流率和剂量的选择

对比剂在血管内保持较高浓度可增大血管与周围组织的密度差，使二者对比明显，靶血管容易显影，重组图像质量高。对比剂注射流率和总剂量通过影响靶血管强化峰值 (Imax)、到达时间 (Tp) 和持续时间 (Teq) 影响血管成像质量。

提高注射流率 Imax 相应增加，所得三维重组图像优于慢流率注射者，但注射流率过快易导致对比剂外渗等不良反应。增大对比剂总量，Imax，Tp 和 Teq 相应增大，即较大的剂量可在较长时间内维持较高的血药浓度。

CTA 的对比剂量往往大于一般增强扫描所用剂量 (需要一定的剂量确保门静脉显示足够密度)，单螺旋 CT 的对比剂用量大于 MDCT，随着扫描速度加快，所要求使用的对比剂量减少。使用相同的对比剂总量和注射流率时，由于生理、病理因素的影响，图像质量水平仍存在个体差异。有学者研究发现正常组和肝硬化组门静脉与肝脏密度差之间存在差异，可能会影响肝硬化组的门静脉血管造影图像质纸。肝脏疾患 (如肝硬化、门脉高压、巨块型肝癌或弥散性肝癌、门脉栓塞等) 可影响门脉强化或使门脉管腔变细，使血管成像质量下降。

3. 对比剂种类的选择

由于不同对比剂的碘浓度和渗透压不同，使用相同注射流率所得血管强化程度和持续时间也相应不同。碘浓度高者的平均峰值强化比碘浓度低者高，碘浓度相同者平均峰值强化有显著性差异，碘浓度相同时，低渗者的峰值后血药浓度衰减比高渗者慢，低渗低碘浓度者与高渗高碘浓度者无显著性差异。对于 CT 血管成像，扫描范围长，使用相同碘浓度对比剂时，选用低渗者所得血管图像质量高。总碘量相同的情况下，高浓度碘对比剂有利于保持血液内对比剂的高浓度平台期或降低注射流率。

4. 扫描延迟时间的选择

选用合理的扫描延迟时间是保证 CTA 图像质量的关键因素之一。过早扫描时靶血管内血药浓度不够，过晚扫描时则扫描后期血药峰值已过，二者均可导致全部或部分血管显影不良。延迟时间主要与受检者循环时间有关，受生理、病理影响而存在个体差异。较准确地延迟时间可通过小剂量团注预试验技术估算，亦可采用对比剂追踪触发软件智能扫描。后者是注入对比剂后，在同一层面用 CT 透视方式监测感兴趣区 CT 值的变化，当达到预设的阈值时，自动启动扫描程序，在更好地地显示靶血管的同时，省去了小剂量试验时间，减少了对比剂用量。设置恰当的阈值是触发智能扫描成功的关键。随着探测器的增多和扫描速度加快，延时时间相应滞后。当然，更准确地延迟时间以小剂量团注测试达到峰值时间的结果较为准确。

5. 口服对比剂对 CTA 的影响

阳性胃肠对比剂干扰强化血管的显示，尤其是干扰三维后处理图像质量。因此，腹部 CTA 常规用水作为胃肠标记物,当增强扫描时候,肠道腔呈低密度,肠黏膜面强化呈线形强化。

三、CTA 的后处理技术

CTA 原始数据传输到工作站后可进行多种图像后处理,得到 2D 或 3D 各种血管图像。

腹部 CTA 图像采集多采用标准函数算法,既可避免采用锐利函数所造成的密度分辨率下降,又可避免采用平滑函数所造成的空间分辨率下降。

常用的后处理方法包括最大密度投影 (MIP)、多平面重组 (MPR)、曲面重组 (CPR)、容积再现重组 (VR) 和仿真内镜 (VE)。据我们的经验,在临床实际工作中,腹部 CTA 最常用 VR、MIP,MPR,CPR 等重组技术。测量血管直径、判断血管狭窄程度时,可选 MPR、MIP 或 VR:需要观察血管之间、血管与邻近其他解剖结构的毗邻关系时,首选 VR,观察血管与肿瘤之间的关系时,首选 CPR、MPR。

第二节　肝脏血管解剖基础

一、肝脏动脉

(一)腹腔动脉

腹腔动脉在 T_{12} 椎体下部或 $T_{12} \sim L_1$ 椎体间,起自腹主动脉的腹侧中线。其主干向右、前、下方走行,末端发出分支供应上腹部脏器 (图 3-1)。腹腔动脉通常分为 3 支:胃左动脉、脾动脉和肝总动脉,但常常出现变异情况,变异多达几十种。Adochi 将腹腔动脉的分支分为 6 种类型 (图 3-2)。

Ⅰ 型:即肝－胃－脾动脉干型,腹腔动脉分为胃左动脉、脾动脉和肝总动脉 3 个分支。此型最常见,占 73% ～ 90%。

Ⅱ 型:即肝－脾动脉干型,腹腔动脉分为肝总动脉和脾动脉 2 支,胃左动脉直接发自腹主动脉。此型约占 7.5%。

Ⅲ型:即肝－脾－肠系膜动脉干型,腹腔动脉分成肝总动脉、脾动脉和肠系膜上动脉,胃左动脉单独发自腹主动脉。此型约占 1.2%。

Ⅳ 型:即腹腔动脉－肠系膜动脉干型,腹腔动脉和肠系膜上动脉形成共干。此型约占 1.3%。

Ⅴ 型:即肝－肠系膜动脉干和胃－脾动脉干型,肝总动脉和肠系膜上动脉共干,胃左动脉与脾动脉共干。此型约占 0.4%。

Ⅵ型:即筒脾动脉干型:肝总动脉缺如,肝脏由胃左动脉发出的左副肝动脉和肠系膜上动脉发出的右副肝动脉供血。此型占 2% ～ 4%。

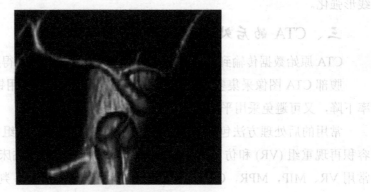

图 3-1 正常腹腔动脉 CTA

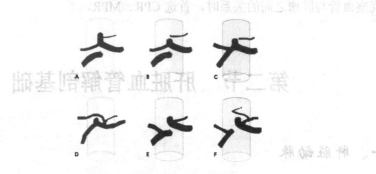

图 3-2 腹腔动脉分支模式图

A ～ F 线分别表示 Ⅰ ～ Ⅵ型

（二）肝总动脉

肝总动脉一般比脾动脉稍细，自腹腔动脉发出后，向右，前、下方走行，其末端分为胃十二指肠动脉和肝固有动脉。

1. 胃十二指肠动脉

此动脉与肝总动脉几乎呈直角的关系，垂直向下走行，其分支为胰十二指肠前上动脉、胰十二指肠后上动脉和胃网膜右动脉。

2. 胰十二指肠前上动脉

在胰头的腹侧面下行，与胰十二指肠下动脉的前支吻合，形成胰十二指肠前弓。发出的分支与胰十二指肠后弓，胰背动脉和胰横动脉吻合。

3. 胰十二指肠后上动脉

向后下走行，在胰头背侧与胰十二指肠下动脉的后支吻合，形成胰十二指肠后弓。这一动脉沿途发出分支供应十二指肠和胰头，并与胰十二指肠前弓及胰背动脉吻合。此动脉也可发自肝总动脉、肝右动脉或缺如。

胃网膜右动脉比胰十二指肠前上及后上动脉较粗，是胃十二指肠动脉的终支。此动脉沿胃大弯向左走行，与胃网膜左动脉吻合。

（三）肝固有动脉

肝总动脉发出胃十二指肠动脉之后称为肝固有动脉。主干较短，主要分为胃右动脉、肝左动脉、肝中动脉、肝右动脉。

胃右动脉多起始于肝固有动脉的起始部，沿胃小弯向左与胃左动脉吻合。

肝右动脉的近侧段在入肝之前发出一支胆囊动脉。胆囊动脉向右下方走行，远端分为两支，其走行迂曲，分布到胆囊壁。

肝左动脉一般比肝右动脉稍细，向左上方走行，末端分为内叶动脉和外叶动脉，外叶动脉又分为上段动脉及下段动脉。

肝中动脉多起自肝右动脉或肝左动脉，直接起自肝固有动脉者仅占 10%。此动脉发出后向上走行，主要供应肝方叶，或供应肝尾叶和胆囊。

二、肝脏静脉

（一）肝静脉

肝静脉包括肝左静脉、肝中静脉和肝右静脉，分别接收肝的左叶、中叶和右叶的血液。肝左静脉和肝中静脉通常汇合成共干。肝静脉在肝脏后部斜向下腔静脉的方向走行，在下腔静脉窝的上端注入下腔静脉，此处称为第二肝门。在下腔静脉窝的下端，来自肝右叶的右副肝静脉和来自尾状叶的儿支小静脉注入下腔静脉，此处称为第三肝门。有时还有一些附加的肝脏小静脉单独注入下腔静脉。

（二）门静脉

门静脉由肠系膜上静脉和脾静脉在 $L_{1\sim2}$ 平面汇合而成，主干向右上走行，与脊柱轴线成 $40°\sim90°$。入肝门后，主干分为左右支，经 5～6 级分支至肝窦。主干长 3～9cm，近肝端宽约 1.9cm，远肝端宽约 2.3cm。门静脉主要有以下分支。

1. 脾静脉

脾静脉在脾门处由 3～5 支小静脉汇合而成，向右水平走行，平均长度为 12.8cm（8～19cm），平均宽为 1.02cm（0.6～1.6cm）。沿途有数支小静脉汇入，包括胰静脉、胃短静脉、胃网膜左静脉，并接受肠系膜下静脉。

2. 胃冠状静脉

又称为胃左静脉。引流食管下部、胃体小弯及贲门附近的静脉血，向右走行，汇入脾静脉，门静脉或者二者汇合之处。胃冠状静脉的食管支与奇静脉的食管支吻合，形成食管静脉丛，门静脉高压时食管静脉丛怒张。

3. 肠系膜上静脉

肠系膜上静脉由来自升结肠、横结肠和小肠的静脉血汇合而成，由下向上走行，与脾静脉汇合成门静脉。

4. 肠系膜下静脉

肠系膜下静脉由直肠、乙状结肠和左侧结肠的小静脉汇合而成，向上走行，在脾静脉与肠系膜上静脉汇合处之左侧注入脾静脉。

第三节　肝脏动脉病变 MDCTA

一、肝脏动脉瘤

1. 临床及病理

自 1819 年 Wilson 报道第一例肝动脉瘤后，文献中已有 300 多例报道。肝动脉瘤形成的确切机制目前尚不清楚，其病因包括动脉粥样硬化、创伤、真菌性感染、动脉壁中层退行性变、结核、病毒等。肝内动脉瘤大多数是外伤所致，外伤性动脉瘤可以是真性或假性动脉瘤，创伤性假性动脉瘤可由医源性因素引起，多为胆囊切除时误伤了肝动脉所致。肝外动脉瘤多数是动脉粥样硬化性动脉瘤。

肝动脉瘤的发病率在内脏动脉瘤中仅次于脾动脉瘤。肝动脉瘤在破裂之前可无症状，约 1/3 患者有腹痛、黄疸、胆道出血的典型症状，称之为 charcot 三联征，瘤体破裂后死亡率高达 35%。因此，破裂前的诊断尤为重要。

肝动脉瘤可发生于肝动脉及其分支的任何一处部位，常见于肝右动脉，肝总动脉、肝左动脉、肝固有动脉、胃十二指肠动脉，也可发生于胆囊动脉。但医源性假性肝动脉瘤，临床上则最多见于肝在动脉。

2. CTA 表现

MDCTA 是诊断肝动脉瘤的最佳无创或微创手段之一。CT 平扫表现为圆形稍低密度区，与腹主动脉密度相似，周边可出现弧条形的瘤壁钙化。增强扫描显示病灶强化与腹主动脉强化一致，边界清楚。如果有血栓存在，表现为强化的血管瘤腔内有低密度充盈缺损区，载瘤肝动脉局部增粗。

后处理三维图像，可以显示动脉瘤的部位、大小、形态、血供来源以及有无变异血管供血等情况，可较好显示瘤体、载瘤动脉、动脉瘤周供血及肝侧支供血的情况（图 3-3）。

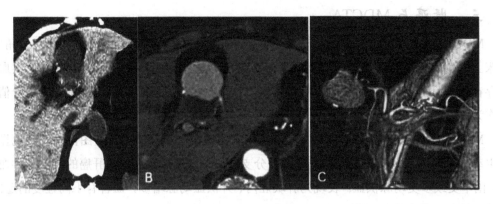

图 3-3　肝动脉瘤
A. CT 平扫显示肝左纵裂边界清楚类圆形低密度
B. 增强扫描明显强化　C. VR 显示病灶与肝动脉相连

二、肝动脉解剖变异

肝动脉先天性异常很常见，通常没有临床意义，但在患者需要进行手术治疗或介入治疗的时候，就显得非常重要了。由于肝动脉解剖变异多，介入治疗前彻底检查肝脏的供血动脉尤为重要，如未证实肝脏所有的供血动脉，不仅可导致诊断错误，而且可以使外科医师和介入放射学医师误入歧途。外科手术前全面了解肝脏血管结构是肝脏肿瘤外科切除、肝脏移植的先决条件，有助于缩短手术时间、增加手术的准确性，对手术方案的选择，制订以及患者的处理有重要影响。

CTA 表现及分型：MDCTA3D 容积显示几乎可以完全替代 DSA 作为术前评价的手段。VR、MIP 可全面而细致地显示肝动脉的各种变异。

肝动脉经典 Michels 分型为 10 型。1 型：正常型，肝固有动脉分出肝左动脉、肝中动脉与肝右动脉；2 型：替代肝左动脉来自胃左动脉；3 型：替代肝右动脉来自肠系膜上动脉；4 型：替代肝右动脉来自肠系膜上动脉，替代肝左动脉来自胃左动脉；5 型：副肝左动脉来自胃左动脉，6 型：副肝右动脉来自肠系膜上动脉；7 型：副肝右动脉来自肠系膜上动脉，副肝左动脉来自胃左动脉；8 型：替代肝右动脉与副肝左动脉，或替代肝左动脉与副肝右动脉；9 型：肝总动脉来自肠系膜上动脉；10 型：肝总动脉来自胃左动脉。

现在国际学术界通行将 Michels 分型简化为 6 型。1 型：正常解剖结构，肝总动脉起源于腹腔干，分成肝固有动脉及胃十二指肠动脉，前者向远端分为肝左、右动脉；2 型：替代或副肝左动脉起源于胃左动脉；3 型：替代或副肝右动脉起源于肠系膜上动脉；4 型：双替代型，肝右动脉起源于肠系膜上动脉，肝左动脉起源于胃左动脉；5 型：肝总动脉起源于肠系膜上动脉；6 型：肝总动脉起源于腹主动脉。

三、肝癌与 MDCTA

MDCTA 能良好显示肝脏供血动脉及解刊参照物,可多方位旋转观察及测横血管角度。临床上 MDCTA 不仅可在介入治疗前了解有无肝动脉解剖变异以及有无癌肿寄生供血动脉存在,并且 MDCTA 在并发门静脉癌栓、动静脉瘘等方面具有良好的临床应用价值,可作为肝癌介入治疗前后首选的影像学检查方法。

MDCT 及 CTA 表现:MDCT 肝动脉早期利用重组肝动脉 2D、3D 图像可完整地显示腹主动脉发出的各脏器供血动脉及其主要分支。MDCTA 显示富血供肝癌的肝动脉供血复杂,由单支或多支动脉供血。表现为肿块灶内、外供血动脉增多,血管有不同程度的迂曲、延长、扩张,呈藤网状 (图 3-4)。

动脉早期门静脉主干和分支显影,提示有动静脉瘘形成。门静脉癌栓形成后,扩张、增粗的门静脉滋养血管 (肝动脉分支) 是形成经血管性肝动脉、静脉分流的重要途径。MPR、MIP,VR 技术可显示动静脉瘘,部分病例还可直接显示动静脉瘘口。

经肝动脉插管后 MDCT 扫描可见对比剂大量进入肿瘤血管,主要由肝动脉供血的肿瘤密度明显升高,对比剂易经肿瘤破坏的血管壁进入毛细血管间隙。病灶在动脉期呈明显的均一强化,少数不均匀强化的病灶可见到有低密度区存在,这些低密度区为非肝动脉供血区,主要由门脉供血。

肝癌周边出现条带状、扭曲状增粗的供血动脉。一般来说,病灶越大,获得动脉供血的可能性越大,增粗的供血动脉显示的机会越多;病灶越小,获得双重供血的可能性越大,动脉供血相对减少,则不易显示供血动脉。恶性肿瘤的周边部比中央部更有可能存在双重供血,即双重供血主要存在于肿瘤的周边部。

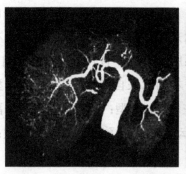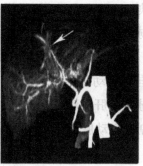

图 3-4　肝右叶巨块型肝癌
肿瘤新生血管丰富但不成熟,血管边缘毛糙,形态不规则

第四节 肝脏静脉病变 MDCTA

一、门静脉高压症

(一) 临床及病理

门静脉高压症是由于肝内血管系统在肝硬化时被破坏改建引起的。机制有二：①由于假小叶形成及肝实质纤维化的压迫使小叶下静脉、小叶中央静脉及肝静脉窦受压，致门静脉回流受阻。②肝动脉与门静脉间形成异常吻合支，压力高的动脉血流入门静脉，使后者压力增高。

门静脉压升高，胃、肠、脾等器官的静脉血回流受阻。晚期因代偿失调，临床上可出现以下症状。①脾大。重量多在 500g 以下，少数可达 800～1000g。镜下，红髓内有含铁血黄素沉着及纤维组织增生，形成黄褐色的含铁结节。②胃肠瘀血。黏膜瘀血、水肿，致患者食欲缺乏，消化不良。③腹水。在晚期出现，在腹腔内聚积大量淡黄色透明液体（漏出液）。腹水形成原因：小叶中央静脉及小叶下静脉受压，肝窦内压上升，液体自窦壁漏出，部分经肝被膜漏入腹腔；肝细胞合成白蛋白功能降低，导致低蛋白血症，使血浆胶体渗透压降低，肝灭活作用降低，血中醛固酮、抗利尿素水平升高，引起水、钠潴留。④侧支循环形成。门静脉系统静脉内无瓣膜，两端均为毛细血管，因而构成独立的循环系统。它与体静脉之间有四处主要的交通支：胃冠状静脉与食管静脉丛吻合，通过奇静脉汇入上腔静脉，如破裂可引起大呕血，是肝硬化患者常见的死因之一，肠系膜下静脉与直肠静脉丛吻合，经阴部内静脉注入下腔静脉，直肠静脉丛曲张、破裂常发生便血，长期便血可引起贫血，副脐静脉与腹壁上、下静脉吻合，然后分别流入上、下腔静脉，脐周围静脉网曲张，临床上出现"海蛇头"现象；腹膜后肠系膜静脉的分支与下腔静脉分支吻合，进入下腔静脉。

(二) CTA 表现

(1) 门静脉主干、左右分支及脾静脉较正常明显增粗，而段以下分支突然变细、变小。

(2) 肝内门静脉血管显示级别少，大部分仅显示 2～3 级分支，末梢血管分布范围小，肝外缘内 1/4～1/2 可表现无血管分布。

(3) 门静脉血管走行僵直或扭曲，血管边缘毛糙，分叉角开大，可呈枯树状。

(4) 合并肝癌者，见门脉分支被肿块推移、压迫、侵犯及癌栓形成，主干周围小血管扩张，形成门脉海绵样变。

(5) 侧支血管形成。根据侧支血管汇入上腔静脉或下腔静脉，可将其分为两组。

1) 汇入上腔静脉的侧支血管

①胃左静脉和胃短静脉。胃左静脉也称胃冠状静脉，是肝硬化门脉高压最常见的曲张静脉。胃左静脉起源于脾静脉和门静脉汇合处附近，其主干向头侧走行，在胃上部水平分为前支和后支。前支在胃前水平走行，之后在胃食管交界处形成珊状血管进入曲张静脉，再引流入奇静脉、半奇静脉；后支（即胃后静脉）向后、向上行走，随后与食管旁静脉相连，引流入奇静脉、半奇静脉。胃左静脉曲张常伴有食管静脉或食管旁静脉曲张，偶伴胃后静脉曲张。

CTA 显示胃通状静脉径＞ 6mm，胃短静脉和胃后静脉直径＞ 4mm 胃网膜静脉直径＞ 3mm 即为增粗，提示门脉高压形成。增粗的胃左静脉显示为由门静脉主干发出的走行在肝胃韧带和胃小弯侧的迂曲血管影。胃短静脉起源于脾静脉，走行在胃底与脾门之间的胃脾韧带内，收集胃底静脉丛和左半胃大弯的静脉血，增粗的胃短静脉表现为脾门和胃底部数支迂曲的血管。

②食管静脉和食管旁静脉。食管静脉曲张通常指食管下段管壁的黏膜下层内增粗的静脉，而食管旁静脉曲张指在食管壁浆膜外分布的增粗静脉。胃冠状静脉的静脉血分前、后两支汇入上述的曲张静脉，然后再汇入体循环的奇静脉和半奇静脉系统，这足最常见的门体分流通道。虽然食管静脉曲张和胃的静脉曲张常同时存在，但食管静脉更多的是接受来自胃左静脉的静脉血，而胃的静脉通常接受胃短静脉和胃后静脉的静脉血，这一区别在晚期门脉高压中尤为明显。CTA 可显示食管静脉曲张的分布范围和并存的食管旁静脉曲张（图 3-5）。

③脾门附近静脉曲张。脾静脉是门静脉主要属支之一，可与胃短静脉、胃网膜静脉、肠系膜静脉、膈下静脉相通，其直径＞ 10mm 提示静脉曲张。增强扫描时于门静脉期见脾门附近静脉曲张明显强化。脾周静脉曲张包括脾前下方结肠韧带内、脾后方脾肾韧带内的静脉曲张，甚至可延伸至左肾后方（图 3-6）。

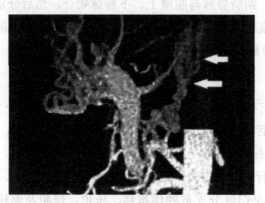

图 3-5　门静脉高压食管静脉曲张

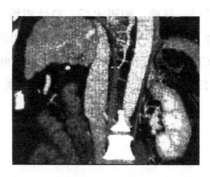

图 3-6　门静脉高压、广泛侧支循环

2) 汇入下腔静脉的侧支血管

①胃-脾肾分流。左肾糖酐酯常常参与门体分流侧支循环通道。胃冠状静脉及胃短静脉可以通过脾静脉汇入左肾静脉 (胃肾分流)，粗大的脾静脉也可通过一些增粗的静脉属支与左肾静脉直接交通 (脾肾分流)。CTA 显示脾肾或胃肾分流显示为胃底小弯侧、脾门和左肾门区域迂曲粗大的静脉血管影汇入增粗的左肾静脉。由于胃-脾-肾之间的分流侧支血管走行比较迂曲，因而在轴位 CT 图像上不易观察到它们与脾静脉的交通，冠状位和矢状位的三维成像有助于显示。

②脐旁静脉和饭壁静脉。脐静脉一旦关闭后就不再开放，在圆韧带和镰状韧带区域开放的侧支静脉其实是扩张的脐旁静脉。脐旁静脉起自门静脉左支，向上可与上腹壁静脉或胸内静脉吻合，汇入上腔静脉；向下也可与下腹静脉吻合，通过髂外静脉汇入下腔静脉。横断面图像上，脐旁静脉显示为圆点状或条状血管影，直径 > 2mm，位于肝脏左叶内、外段之间镰状韧带的前缘。CTA 可清晰显示脐静脉，表现为迂曲、纵行的血管影，偶可见汇入腹壁静脉形成"海蛇头"征。脐旁静脉的开放被视为门脉高压时较大的减压通道。

③肾及肾上腺静脉曲张。肾门及肾上腺区结节状扭曲高密度增强影，密度与下腔静脉相同。

(3) 其他侧支血管：肠系膜区域的肠系膜上静脉或肠系膜下静脉的静脉因其走行复杂、血管众多，常规 CT 成像不易追踪其门体分流的血管通路。通过对多层螺旋 CT 图像进行三维图像重组处理，常可清楚显示其分流路径。腹膜后分流可显示为肠系膜静脉与肾静脉或下腔静脉的交通，其中与下腔静脉的交通支称为 Rcbdus 静脉；网膜侧支血管不易被血管造影和其余影像方法显示，通常不纳入门-体分流侧支血管之内；肠系膜下静脉通过直肠静脉丛与属于体循环的髂内静脉相交通。

二、门静脉栓塞

(一) 临床及病理

门静脉栓塞最常见的原因为血栓和癌栓。门静脉血栓 (PVT) 继发于多种疾病，最常见的病因为肝硬化、脾切术后、肝癌、胆道术后、急性膜腺炎、血小板增多症等，可发生于妊娠（特别是子痫患者）和引起门静脉瘀血的患者（如肝静脉塞、慢性心力衰竭、缩窄性心包炎）。与 Budd-ChiarL 综合征相似，有血栓形成倾向的血液学情况也可导致 PVT。而门静脉癌栓为恶性门静脉栓塞，总是继发于肝癌出现。因此，临床上将门静脉栓塞定性是至关重要的。

（二）CTA 表现

1. 门静脉栓塞的位置

血栓栓塞部位依次为主干、右支、左支、脾静脉及肠系膜上静脉，以门静脉主干所占比例最高。由于门静脉内血流缓慢，血液黏滞度高，故可在门静脉主干内形成附壁血栓，形成血栓体头部，并进而顺血流向门脉左右支蔓延，形成血栓体尾部。在脾静脉内的血栓可独立于主干血栓而单独出现，多见于脾切除、严重肝硬化及胰腺炎，并可经主干沿血流方向向左右支内蔓延。而癌栓的位置与癌灶有明显的对应性，左叶或右叶癌栓可进一步逆血流方向蔓延生长，侵犯主干、肠系膜上静脉及脾静脉，肠系膜上静脉及脾静脉栓塞几乎都伴有主干栓塞，很少见肠系膜上静脉及脾静脉独立于主干而出现栓塞。

2. 不同栓子的形态改变

通常血栓栓子密度较高，与主动脉相比，血栓栓子的密度略高或二者呈等密度。这是由于血栓的主要成分为纤维机化组织，并有钙盐沉着，故密度较高，并且陈旧血栓的密度要高于新鲜血栓。血栓多呈部分偏心性，附壁血栓形成后，血栓可沿血流方向进一步蔓延，但往往沿管壁爬行，并且由于血栓受周围通畅血流的冲刷作用，其游离缘往往较光滑，故在增强 CT 扫描显示为条状或柴捆状充盈缺损。在管腔较粗的主干，由于血栓呈部分偏心性栓塞，增强扫描形成部分充盈缺损，形似"阴阳镜'这是典型的门脉主干血栓的表现。

癌栓多为完全性栓塞。相邻肝叶肿瘤侵犯相应门静脉分支并不断繁殖生长，等到完全充盈管腔后继续向下逆血流生长蔓延，并进一步繁殖增大，故在较粗的门脉主干内也常见肿瘤栓子大部或完全充盈管腔，形成周围结节状、团块状甚至分支型广泛性门静脉充盈缺损，有明显异常强化。癌栓的强化模式与原发肿瘤的强化模式相似，往往可以发现动静脉瘘的存在。

3. 肝外侧支循环情况

血栓多继发于肝硬化、门静脉高压而形成。由于栓塞程度较轻，肝脏血供受阻情况较轻，侧支循环的建立往往不是直接灌注肝脏而多为缓解门静脉高压，因此，所建立的侧支循环多以食管胃丛、脾丛为主。癌栓阻塞门静脉的情况较为严重，肝脏血供较差，侧支循环大部分供应缺血的肝组织，部分是为缓解门脉高压而建立的，因此，在门静脉恶性栓塞中，可出现较独特的肝外侧支循环，如胆囊周围丛与胆总管周围丛。

4. 其他

血栓栓塞并未造成门脉小血管破坏及与周围小动脉交通，因此不会形成动脉－门静脉瘘。癌栓出现动脉 - 门静脉瘘较为常见，表现为增强后动脉期早期受累的门静脉分支显影，癌栓迅速增长，破坏了门静脉旁的动脉分支，造成了来自小叶间动脉的血液直接引入门静脉腔，形成动静脉之间的短路一旦栓子周围出现动脉 - 门静脉瘘，应首先考虑癌栓存在的可能。

三、门静脉海绵样变性

由各种原因引起的门静脉阻塞并导致广泛的侧支循环血管开放，称之为门静脉海绵样变性 (CTPV)。病理基础为肝十二指肠初带和肝门区有许多细小的、相互扭曲呈肿块状的静脉网，形似海绵，故此得名。

MDCT-MIP 重组图像直观、全面、准确显示了门静脉癌栓的范围和门静脉阻塞程度，并能很好地显示 CTPV 侧支血管的开放情况，包括其起止部位和走行区域等。CTPV 侧支血管包括胆囊静脉、胆管静脉、胃左静脉、胃右静脉、胰十二指肠后上静脉、脐静脉等。

1. 门静脉胆支

门静脉胆支包括胆囊静脉和胆管周围静脉丛。

胆囊静脉起自门静脉右支，沿胆总管达胆囊，汇入胆囊周围静脉，使胆囊壁呈锯齿状改变，这些胆囊周围的静脉引流门静脉血进入门静脉右支的肝内分支。胆管周围静脉丛由许多细小的静脉血管组成，起自胰十二指肠后上静脉和幽门十二指肠静脉，部分可起自门静脉主干，表现为胆总管周围扩张迂曲的静脉血管网。

2. 门静脉胃支

门静脉胃支包括胃左静脉和胃右静脉及其属支，如食道静脉、胃短静脉和幽门十二指肠静脉等。

3. 胰十二指肠后上静脉

胰十二指肠后上静脉是胰头静脉弓的组成血管，位于胆总管与十二指肠降段之间。

4. 脐旁静脉

脐旁静脉是门静脉与前腹壁静脉之间的通道。

四、Budd-Chiari 综合征

1. 发病机制和病理

Buddchiari 综合征 (BCS) 是由 Budd 和 Chiari 分别于 1846 年及 1899 年先后提出，是由于肝静脉流出道和下腔静脉梗阻所导致的瘀血性肝大和门静脉候群。肝静脉闭塞可发生在肝静脉和肝静脉开口或在下腔静脉肝内段。

发病原因包括先天性和后天性。前者指肝静脉或肝静脉下腔静脉入口处存在先天性蹼或隔，造成阻塞，后者为继发于肿瘤、血栓形成或外伤等疾病引起的肝静脉或下腔静脉肝段阻塞。

通常，血栓是获得性的，并与高凝状态有关。这种状态见于骨髓增生异常疾病，如

真性红细胞增多症，也见于镰状细胞性贫血、阵发性血红蛋白尿，正常凝血抑制物（如抗血栓素Ⅲ，蛋白 C，蛋白 S）的遗传缺陷、女性激素（口服避孕药和妊娠）。此外，腹部外伤、化脓性肝内病灶、静脉内的肿瘤特别是原发性肝癌和肾细胞癌可直接压迫血管和引起凝血倾向，但有时也因血栓或增生性炎症遗留的纤维索、纤维网、纤维膜所致。

在急性期，肝脏肿大，表面光滑，呈紫色，镜下肝实质表现为肝窦严重充血，肝腺泡区内的肝细胞结构破坏。慢性期可发生纤维化和结节样再生，从而使正常肝脏结构丧失。此外，可发生门脉高压从而导致脾肿大和门 - 体分流，而且，20% 的患者可继发门静脉血栓形成。由于肝尾叶血流直接汇入下腔静脉而通常不受影响，后期可代偿性增大。

2. 症状和体征

该病以 21 ～ 25 岁最多见。患者常出现腹痛，肝大并有触痛，但表面光滑，而且并发大量难治性腹水和轻度黄疸。急性发病可致肝衰竭和死亡。更常见的是 Budd-Chiari 综合征经数月而转为慢性，患者存在模糊不清的腹痛和门脉高压、脾大等肝硬化表现。因尾叶增大，可在上腹部触及一包块，压边肝区不能使颈静脉充盈（肝颈静脉反流征阴性）。下腔静脉阻塞可导致腹壁明显水肿，伴腹壁静脉曲张（血流由盆腔经脐静脉流入肋缘静脉）和下肢重度水肿。

3. CTA 表现

影像诊断的要点在于确定狭窄或闭塞的部位、程度和范围，了解下腔静脉内是否有血栓形成：侧支循环的种类，是否有肝脏原发病变等。

CTA3D 重组可立体显示肝静脉、下腔静脉和侧支循环。MPR 重组侧重于直观地显示类似于血管造影的二维图像，但它可随意多角度、多方位、多层面再现病变部位和病变程度，为一种常用的方法。SSD 重组着重于全面显示病变和侧支循环情况，阈值的选择可影响血管的显示。VR 比较直观地显示各部分血管及侧支血管，立体感强。

CTA 将 Budd-chiari 综合征分为 3 型，即下腔静脉型、肝静脉型、混合型。其中下腔静脉型又分为Ⅰa 膜性和Ⅰb 节段性两种。Ⅰa 膜型：第二肝门水平自下腔静脉外缘向腔内突出的圆弧形充盈缺损影：Ⅰb 节段型：梗阻段呈节段性狭窄，边缘光整，不甚规则。肝静脉型：肝静脉近端狭窄或闭塞，累及 1 ～ 3 个主干；混合型：表现多样、可表现为下腔静脉膜性闭塞合并肝中静脉近端 1/3 闭塞；下腔静脉膜性狭窄伴肝左、中、右静脉近端闭塞：下腔静脉节段性闭塞伴肝右静脉闭塞，伴肝左、中、右静脉近端闭塞。

肝内的侧支血管包括以下两种。一是包膜下血管与体循环相交通，二是阻塞的肝静脉与开放的肝静脉或副肝静脉之间形成肝内紊乱的侧支血管。侧支血管表现为"逗号"样或迂曲粗大的血管影，走行无规律，为 Budd-chiari 综合征特征性征象。

肝外侧支血管的出现率达 95%。CTA 常可显示的肝外侧支循环有以下几种途径。①左肾静脉半奇静脉通路；②腰升静脉奇静脉通路；③腹壁浅静脉通路；④腹壁下静脉、心隔周围侧支血管；⑤副肝静脉。奇静脉和半奇静脉扩张常见，易被误认为主动脉旁肿块或肿大的淋巴结。CTA 图敗上腹壁下静脉分布于腹壁内侧，腹壁浅静脉分布于腹壁后外侧。心隔周围静脉可表现为左心隔角处血管性肿块，沿着左心室的左缘上升。当肝静脉阻塞时部分患者通过右下肝静脉（副肝静脉）代偿，使得肝的静脉血流回流到下腔静脉，表现为肝右叶的下部有粗大的血管与下腔静脉的右侧壁相连接。

肝炎后肝硬化的侧支血管常出现在肝外，主要表现为门体循环通路，而 Budd-chiari 综合征则在肝内和肝外都能出现侧支血管。体循环的侧支血管或钙化的显示是 Budd-chiari 综合征与肝炎后肝硬化的重要鉴别征象。

第四章 腹部血管多层螺旋 CT 成像

第一节 腹部血管 CTA 检查技术

螺旋 CT 检查，尤其是多层螺旋 CT 血管成像检查对腹部血管性病变的显示具有重要意义。

一、检查前准备

患者检查前空腹 4 ~ 8h，以腹部 CTA 检查为目的者，检查前 1h 内口服阴性对比剂 800 ~ 1500mL 充盈胃肠道，应避免口服阳性对比剂，以避免后处理时影响血管的显示。临床主要使用水作为阴性口服对比剂。

二、CT 平扫

腹部 CT 平扫为常规 CT 检查，可以发现腹腔积液，胆囊、泌尿系统、胆管系统结石等。扫描范围视临床要求、检查部位及病情而定。

三、CT 增强扫描

增强扫描的目的主要是通过增加病变的密度或增加正常组织器宫的密度，提高病变与正常组织的密度差，使平扫不能发现的或可疑的病变显示更明确，使血管影像显示更清晰，有利于鉴别平扫图像上血管断面的低密度影与病变。

CT 增强扫描方法有静脉内团注非动态扫描、静脉内团注动态扫描、双期扫描（动脉期、门静脉期）、三期扫描（动脉期、门静脉期，平衡期）等。

四、CT 血管成像 (CTA)

CT 血管成像分外周静脉法 CTA 及导管法 CTA，其中导管法 CTA 又分为 CT 动脉造影、经动脉 CT 门静脉造影 (CTAP)。

1. 外周静脉法 CTA

一般经过前动静脉注射对比剂，依据 CT 平扫选则增强扫描范围、层厚及重组间距，于开始注射对比剂后 20 ~ 25s 行第一次扫描，获得动脉期图像，于注射对比剂后 55 ~ 70s 行第二次扫描获得门静脉期图像，于 3min 或稍长时间扫描获得平衡期图像，所得原始图像经重组后即得清晰直观的动脉分支及静脉属支图像。

2. CT 动脉造影

本方法是将导管插入腹部实质器宫的动脉（如肝动脉）内注射对比剂后进行增强扫描。

肝脏 CT 动脉成像采用 Seldingcr 技术，经股动脉插管，将导管置于肝固有动脉，经导管直接注射对比剂。通常用较低浓度对比剂 (如碘浓度为 150mg/mL 非离子对比剂)，以减少扫描时产生伪影。由于肝动脉常存在变异，故可将导管置入腹腔动脉内注射对比剂，经重组后即得到肝动脉及其分支图像。

3. 经动脉 CT 门静脉成像 (CTAP)

经股动脉插管，将导管置于脾动脉或肠系膜上动脉内，注射对比剂后增强扫描。在门静脉期，含对比剂的血液经脾或肠道循环回到肝脏，经重组后可得到清晰地门静脉图像。

五、腹腔血管 CTA 影像后处理技术

CTA 的影像后处理技术有：最大密度投影法 (MIP)、表面遮盖法或表面三维重组法 (SSD)、多平面重组 (MPR)、血管的 CT 内镜技术 (VE)、容积再现重组 (VR)。

第二节　胃肠血管解剖

一、胃供血动脉

胃的血供十分丰富，包括胃左动脉、胃右动脉、胃网膜左动脉、胃网膜右动脉和胃短动脉等，胃供血动脉在胃壁上有丰富的吻合支，形成立体网状动脉结构。

胃左动脉山腹腔干直接分出，向左上方行至胃贲门附近，沿胃小弯向右行于小网膜两层腹膜之间，沿途分支分布于食管腹段、贲门和胃小弯附近胃壁。胃右动脉由肝固有动脉分支，在小网膜内行至幽门上缘，再沿胃小弯向左，与胃左动脉吻合，沿途分支至十二指肠上部和胃小弯附近胃壁。胃十二指肠动脉由肝总动脉分出，经胃幽门下缘分为胃网膜右动脉和胰十二指肠上动脉，前者沿胃大弯向左，沿途分出胃支和网膜支至胃和大网膜，其终末支与胃网膜左动脉吻合，后者有前后两支，分别沿胰头和十二指肠降部之间前后面下行，分布到胰头和十二指肠。

胃后动脉、胃短动脉、胃网膜左动脉均由脾动脉发出。脾动脉发出 1 ～ 2 支胃后动脉 (出现率为 60% ～ 80%)，在网膜囊后壁腹膜后面，经胃膈韧带上行，分布于胃体后壁上部。脾动脉在脾门附近，发出 3 ～ 5 支胃短动脉，经胃脾韧带至胃底；脾动脉发出胃网膜左动脉沿胃大弯右行，发出胃支和网膜支营养胃和大网膜，其终末支和胃网膜右动脉吻合成动脉弓。

胃供血动脉起源于发自腹主动脉的胃左动脉、肝总动脉和脾动脉。胃左动脉上行分出食管外支与食胃动脉吻合：向下行分支与胃右动脉吻合。肝总动脉分出肝固有动脉与

胃十二指肠动脉；前者又分出胃右动脉并与胃左动脉吻合，形成胃小弯动脉弓。脾动脉分出胃短动脉和胃网膜左动脉，其末端与胃网膜右动脉吻合，胃十二指肠动脉下行分出胃网膜右动脉与胃网膜左动脉吻合，形成胃大弯动脉弓。由胃大、小弯两个动脉弓发出许多小分支至胃前、后壁，在胃壁内互相吻合，形成非常丰富的动脉网。

胃引流静脉在胃壁内与动脉一样，形成广泛的吻合，最后汇合成小静脉和动脉伴行，构成许多胃静脉，在胃大弯侧、小弯侧分别汇入胃左静脉、胃右静脉、胃网膜左静脉和右静脉、胃短静脉等，这些静脉均与胃的动脉伴行，在不同部位分别汇入门静脉向肝回流。

二、肠系膜上动脉

肠系膜上动脉在腹腔干稍下方，约平第 1 腰椎高度起自腹主动脉前壁，经胰头与胰体交界处后方下行，越过十二指肠水平部前面进入小肠系膜根，随小肠系膜向右髂窝方向走行，其分支如下。

1. 胰十二指肠下动脉

包括胰十二指肠下前和下后动脉，分别走行于胰头与十二指肠之间的前、后方，向上分别与胰十二指肠上前、后支吻合，形成胰十二指肠前、后动脉弓，营养胰和十二指肠。

2. 空肠动脉和回肠动脉

共有 13～18 支分支，由肠系膜上动脉左侧壁发出，行于小肠系膜内，反复分支并吻合形成多级动脉弓，由最后一级动脉弓发出直行小支进入肠壁，分布于空肠和回肠。

3. 回结肠动脉

为肠系膜上动脉右侧壁发出的最下一级分支，斜向右下至盲肠附近分数支营养回肠末端、盲肠、阑尾和升结肠。至阑尾的分支称阑尾动脉，经回肠末端的后方进入阑尾系膜，分支营养阑尾。

4. 右结肠动脉

在回肠动脉上方发出，向右行，分升、降支与中结肠动脉和回肠动脉吻合，分支至升结肠。

5. 中结肠动脉

在胰腺下缘附近起于肠系膜上动脉、向前并稍偏右侧进入横结肠系膜，分为左、右支，分别与左、右结肠动脉吻合，分支营养横结肠。

三、肠系膜下动脉

肠系膜下动脉约平 L_3 高度，起于腹主动脉前壁，在腹膜壁后面沿腹后壁向左下走行，分支分部于降结肠、乙状结肠和直肠上部。

1. 左结肠动脉

横行向左，至降结肠附近分升、降支，分别与中结肠动脉和乙状结肠动脉吻合，分支分布于降结肠。

2. 乙状结肠动脉

有 2 或 3 支，斜向左下方进入乙状结肠系膜内，各支间相互吻合成动脉弓，分支营养乙状结肠。乙状结肠动脉与左结肠动脉和直肠上动脉均有吻合，但一般认为与直肠上动脉之间的吻合不够充分。

3. 直肠上动脉

为肠系膜下动脉的直接延续，在乙状结肠系膜内下行，至 S₃ 处分为 2 支，沿直肠两侧分布于直肠上部，在直肠表面和壁内与直肠下动脉的分支吻合。

四、肠系膜静脉

肠系膜静脉与动脉一样，其广泛的吻合支最后汇合成小静脉和动脉伴行，汇入门静脉向肝回流。肠系膜上静脉 (SMV) 由空肠静脉、回盲肠静脉、右结肠静脉及中结肠静脉等汇合而成，向上横过十二指肠水平部，在胰腺钩突的腹侧面与 SMA 并行，再向上后方向斜行，沿胰颈后方向上注入门静脉 (图 4-1)。

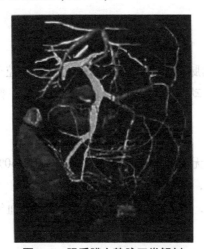

图 4-1 肠系膜上静脉正常解剖

第三节 胃肠道动脉性病变

一、胃血管畸形

胃血管畸形亦称 Dieulafoy 病，文献中的命名较多，包括血管发育不良、血管畸形、血管瘤、动脉瘤等。许多学者研究认为与先天血管发育不良有关。病变基础为胃黏膜下动脉畸形所致，系胃黏膜下动脉先天或后天畸形，迂曲扩张或行走异常，局部扩张的血管将胃黏膜抬起，致胃黏膜隆起，导致胃黏膜血液交换障碍，食物机械刺激、消化液侵袭、乙醇、药物、应激等诸多因素作用导致胃黏膜损伤、浅表溃疡、黏膜下血管壁溃疡破裂而导致出血。

(一) 临床概述

本病是上消化道出血少见病因之一，临床上较难识别，以呕血、黑便、失血性休克为主要症状。有以下共同点。①男多于女，约 11:4；②潜伏期较长；③出现无征兆性、致命性呕血和黑便，随后反复出血，④胃镜或剖腹探查均见胃充盈，腔内充满暗红色血液和血凝块，距货门 4～6cm 留小弯前壁和后壁可有黏膜缺损，小动脉呈喷射性出血，或黏膜呈息肉样突起。在其底部可见动脉搏动和动脉走行。在除外胃出血的常见病因后，应考虑本病。

(二) CTA 表现

CT 无特异性表现。CTA 可显示较大血管畸形，表现为迂曲扩张血管影。

二、腹腔干病变

(一) 腹腔干动脉瘤

腹腔干可与肠系膜上动脉共干或伴其他动脉变异。腹腔干动脉瘤病因尚不清楚，可能与动脉粥样硬化 (27%)、动脉壁中层退化 (17%)、创伤、狭窄后扩张以及感染等因素有关。

1. 临床概述

腹腔干动脉瘤临床症状无特征性，包括右上腹部不适 (60%)，有时由于动脉瘤扩张疼痛甚至放射至背部，伴恶心，呕吐、腹部搏动性肿块 (30%)。如果动脉瘤自发破裂则表现为腹腔内出血及消化道出血，临床表现包括腹痛后休克、便血等，腹部穿刺可抽出不凝血，该病术前临床诊断困难。

2. CTA 表现

CTA 可明确有动脉瘤存在。CT 平扫显示呈等密度病灶，增强扫描显示病变与邻近其他动脉同步强化，往往密度均匀。CTA 后处理图像可明确动脉瘤的部位、大小、内脏动脉的解剖关系、动脉瘤的血管供应及侧支循环情况，特别是了解肝动脉侧支循环情况，为制定手术方案提供了可靠的依据。随着影像技术的发展，CTA 对诊断腹腔干动脉瘤的价值不亚于血管造影或 DSA。腹腔干动脉瘤主要并发症为动脉瘤破裂，其死亡率约为 80%。

(二) 腹腔干狭窄

腹腔干狭窄的主要原因有二。一是中弓韧带的压迫。中弓韧带来源于膈肌，在主动脉裂孔前下方包绕主动脉，如果中弓韧带位置较低或腹腔干起处位置较高，则腹腔干起始处就会受到压迫而形成狭窄。在大部分腹腔干狭窄患者的 CTA 图像中，近心段腹腔干显示呈"U"形，这是由于腹腔干被中弓韧带压迫所致。腹腔下起始段受压狭窄而引起临床症状者，称为腹腔干压迫综合征。有些学者认为，腹腔神经丛可以协同中弓韧带或单独对腹腔干进行压迫造成狭窄。二是动脉粥样硬化。动脉粥样硬化所致病变多是全身性的，有性别和年龄差异。部分患者在中弓韧带压迫的基础上合并动脉硬化，硬化斑块往往存在于腹腔干起始处而引起动脉狭窄。

国外学者发现腹腔干狭窄的最主要病因为动脉粥样硬化。血栓形成及先天发育异常也是腹腔干狭窄的原因。

1. 临床表现

在产生症状的患者中，女性多于男性，男女之比为1∶3，多发生于40～60岁。腹腔干狭窄临床表现主要为慢性胃肠道缺血，表现为上中腹的绞痛或钝痛，位置较深，有时放射至背部。80%发生于餐后15～30min，持续1～3h，且与用餐量有关。餐后腹痛的发生与餐后胃肠道需要更多的氧耗以供应食物的消化和吸收有关，由于腹腔干狭窄提供不了足够的血流与氧，因而产生疼痛。餐后腹痛有时表现为呼气时加重，吸气时减轻。由于呼气时膈肌抬高，上腹部胀器(肝、脾、胃)上升，脾动脉、胃左动脉、肝总动脉上抬，腹腔干由于根部受中弓韧带压迫，远端上抬，形成"V"形的折角，加重狭窄。吸气时膈肌下降，上腹部脏器(肝、脾、胃)下降，脾动脉、胃左动脉、肝总动脉下降，腹腔干被拉直，供血略改善。也有作者认为，腹痛与腹腔神经丛受压有关。患者由于用餐后腹痛，逐渐出现惧怕用餐的现象，超过50%的患者体重下降，体重较病前下降15%或10kg以上。这种体重下降与肿瘤性或其他消耗性疾病不同，完全由于进食减少而造成。偶有少部分患者表现为持续腹部轻度不适。偶然在上腹部可听到血管杂音，没有腹膜炎的体征。

腹腔干狭窄的侧支循：环腹腔干狭窄是慢性腹痛重要原因之一，但发生率较高，临床上因腹腔干狭窄或完全闭塞而造成明显的胃肠道和上腹部缺血症状相对较少。原因在于来自肠系膜上动脉的丰富的侧支循环，最主要的是胰十二指肠动脉弓和胰背动脉。一部分胰十二指肠动脉瘤合并腹腔干狭窄，有学者认为是由于腹腔干狭窄引起胰十二指肠动脉弓血流增加的结果。通过胰背动脉的侧支循环主要是腹腔干分支与肠系膜上动脉及分支间的纵向交通，以及到脾动脉或胃十二指肠动脉的横向交通。另外，右肝动脉与肠系膜上动脉的交通也提供侧支循环的途径。肝动脉的变异导致了不同类型的侧支循环。还有一些侧支循环包括肝内及叶内的侧支血管，胃右动脉和胃左动脉的吻合支，肝左和胃左动脉之间的吻合支，胆道动脉丛等。在腹腔干狭窄合并肠系膜上动脉病变的时候，肠系膜下动脉也为小肠和上腹部脏器的血供提供侧支循环。通过左结肠动脉上行的分支与中结肠动脉形成吻合支，再通过胰十二指肠动脉弓向腹腔干提供侧支循环。

2. CTA表现

CT轴位图像及CTA图像可显示腹腔干狭窄的程度和范围。诊断腹腔干狭窄标准为狭窄段内径与远端正常段内径相比，狭窄程度达到或超过 50%(图 4-2)。

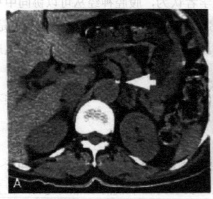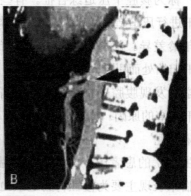

图 4-2　腹腔干动脉硬化

CTA 可以清晰显示腹腔干和腹主动脉。由于中弓韧带的压迫，CTA 重组矢状面图像近心段腹腔干显示为 "U" 形：前后位冠状面图像由于腹主动脉和腹腔干的重叠不能仔细辨别，但可进一步了解分支和侧支循环情况。

三、肠系膜动脉病变

肠系膜动脉病变包括急性肠系膜动脉缺血、非闭塞外肠系膜缺血及慢性肠系膜动脉缺血等。

(一) 急性肠系膜动脉缺血

急性肠系膜动脉缺血可由下列原因引起。①肠系膜动脉栓塞，栓子多来自心脏，如心肌梗死后的附壁血栓、心瓣膜病、心房颤动、心内膜炎等；②肠系膜动脉血栓形成，大多在动脉硬化性阻塞和狭窄的基础上发生，常涉及整个肠系膜上动脉，但也有较局限者。

1. 临床表现

急性肠系膜动脉缺血多以急腹症就诊，常因临床医生认识不足而延误治疗。绝大多数患者的预后较差，死亡率达 60% ～ 100%。骤起的剧烈腹痛是本病突出表现，持续如重，不为一般止痛剂缓解。老年患者平时存在肠系膜上动脉慢性供血不足表现，一旦出现持续剧烈腹痛，则肠系膜动脉急性缺血可能性极大。

在周围血管栓塞中，5% 见于肠系膜上动脉，其中 1/3 患者有以往发作史，20% 患苦同时有其他血管栓塞。急性动脉栓塞约占急性肠系膜血管缺血的 1/3 病例，多见于左心房的栓子脱落。栓子多来源于心脏，也可来源于主动脉壁上粥样斑块等。动脉粥样硬化、心功能不全、低血压状态、缩血管药物、洋地黄类药物过量也应引起重视。

肠系膜上动脉栓塞早期，栓子多嵌顿于结肠中动脉远端。肠系膜上动脉所发出的供应空肠上段的动脉支多位于结肠中动脉开口近端，所以，近端空肠血流正常。回结肠动脉支配肠管的血运可由结肠中动脉分支动脉弓供应，所以肠系膜上动脉栓塞发生后末端回肠仍有血流通过，近回盲部回肠可保存生机。当病情发展，血栓可向近端蔓延，栓塞肠系膜上动脉根部，发生空肠、回肠、右半结肠广泛缺血，坏死。

因肠系膜血管急性血循环障碍而导致的肠管缺血坏死，临床可表现为血运性肠梗阻。原发性小肠缺血与结肠缺血不同，后者多见于脾曲结肠区，各种结肠梗阻是其诱发因素，也见于慢性结肠炎。结肠缺血的症状较小肠者为轻，15% ～ 25% 可无腹痛；有症状者可表现为腹胀、胃肠出血和腹泻等。

2. CTA 表现

肠系膜上动脉 CTA 可以发现发病早期的动脉血管多个分支起始部的狭窄，血管交替出现狭窄和扩张，血管弓痉挛和肠壁内血管充盈不良。静脉相可排除静脉血栓形成。

肠系膜上动脉发出 3 ～ 8cm 后，血管显影中断，呈圆形或半月形充盈缺损，远端血管充全或不完全闭塞（图 4-3 ～ 5-5）。

延迟扫描显示动脉供血区域肠壁不强化或强化程度明显降低，此征象为肠系膜上动脉缺血特征性表现之一。

（二）非闭塞性肠系膜缺血

急性肠系膜缺血性疾病中 20% ～ 30% 是由于肠系膜血管痉挛引起的，即非闭塞性肠系膜缺血，临床病死率高达 70%。主要由低血流和强烈内脏血管收缩所致，见于大手术后、心肌梗死、胰腺炎、肾衰竭、肝病或创伤。应用硝酸盐和钙通道阻滞药已减少此病的发生。

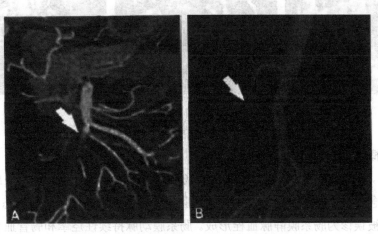

图 4-3　急性肠系膜缺血、肠系膜上动脉栓塞

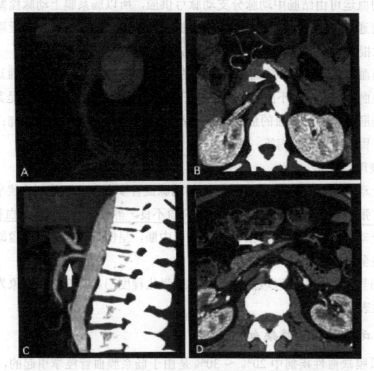

图 4-4 肠系膜上动脉起始部血栓形成

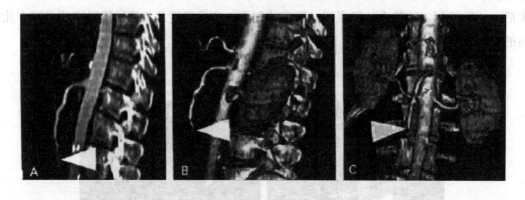

图 4-5 肠系膜上动脉远端及其分支形成（箭头）

1. 临床概述

1958 年，Ende 在充血性心力衰竭伴发肠梗死病例的尸解基础上首次提出非闭塞性肠系膜缺血概念，并推测肠梗死的发生与肠系膜血管痉挛导致的低血流量状态有关。

此病常被误诊为肠系膜静脉血栓形成。肠系膜动脉持续性痉挛和肠管血供急剧下降，可导致肠壁缺氧，引发非闭塞性肠系膜缺血，肠壁由黏膜层坏死开始发展到全层出血性梗死或坏疽。有充血性心衰、心律失常、低血容量、败血症，以及使用内脏血管收缩药物如肾上腺素能药物、洋地黄者发生非闭塞性肠系膜缺血危险性增加。可卡因、某些口服避孕药或非甾体类抗炎药等对于年轻患者亦有危险。全层梗死前，患者即可能出现全身毒性反应和感染性并发症。近年来文献报道右半结肠和末端回肠是较为固定的损伤器官，可能与其终末动脉血管较长，侧支血供较差有关。

非闭塞性肠系膜缺血很少能在早期或术前做出诊断。非闭塞性肠系膜缺血引起的血运性肠梗阻与机械性肠梗阻并肠绞窄在术前很难鉴别。

动脉搏动性血流存在，静脉内无血栓形成，可排除闭塞性肠系膜缺血功能。

2. CTA 表现

非闭塞性肠系膜缺血 CTA 显示肠系膜上血管网有弥散性"截断"现象；或肠系膜上动脉的分支呈狭窄、扩张交替出现，动脉弓痉挛。

（三）慢性肠系膜动脉缺血

多数患者是由于腹腔内脏动脉口动脉粥样硬化所致，少数的病因有 Fabry 病（弥散性（本血管角质瘤）、抗磷脂抗体综合征、贝赫切特综合征（眼、口，生殖器三联综合征）、闭塞性血栓性血管炎、Takayasu 动脉炎、克罗恩病和外在压迫等。

1. 临床概述

肠绞痛多在餐后 1h 内发生，几小时后逐渐消退，几分钟后腹痛又起。原因不明，可能由肠系膜血管床迷走神经性血管扩张或小肠盗血所致。腹痛与进食容量有关。患者为缓解疼痛而减少进食量，加上吸收不良等原因患者体重下降。

老年动脉硬化、高血压伴慢性肠缺血三联征常是肠系膜动脉血栓形成的征象。慢性肠缺血持续数日、数周，甚至数月是肠系膜动脉血栓形成的特点。慢性肠系膜动脉缺血与急性肠系膜动脉闭塞相似，但其病程较缓慢。

部分患者上腹部可听见血流杂音，其他症状有恶心和呕吐或持续性腹痛等。

2. CTA 表现

CTA 可显示受累动脉阻塞的形式、范围和程度，侧支循环的范围以及选择主动脉和髂动脉转流术的合适位置。

动脉粥样硬化引起肠系膜动脉狭窄者，CTA 显示受累血管不规则狭窄，管腔内壁出现不规则改变，往往还可以发现钙化斑块。慢性血栓形成者，往往可以发现管壁不规则，管腔内不规则充盈缺损 (IS21-8)。

（四）肠系膜上动脉压迫综合征

肠系膜上动脉压迫综合征又称良性十二指肠淤滞症，文献中也称之为 Wilkie 病或十二指肠血管性压迫。肠系膜上动脉在低于腹腔动脉 1 ～ 2cm 处由腹主动脉腹侧发出，呈锐角向下与腹主动脉平行，在此动脉与腹主动脉之间有肾静脉和十二指肠第 3 段通过。如果该夹角值太小，可造成十二指肠第 3 段狭窄，而形成梗阻。临床上可表现为恶心、呕吐、上腹痛、嗳气、腹胀、肠鸣等。反复发作可引起贫血消瘦，严重者可引起水电解质和酸碱失衡。

正常人的十二指肠水平部以及它与升部交界处的前方，有肠系膜上动脉及肠系膜根部通过，远侧被屈氏韧带固定于后腹壁，其后方则为脊柱及主动脉，肠系膜上动脉与腹主动脉之间形成 $40° \sim 60°$ 夹角，中间由脂肪组织充填，不致压迫十二指肠，如果这一夹角太小（一般认为本病患者其夹角为 $10° \sim 20°$，平均 $14.57°$），就会对十二指肠第 3 段产生压迫甚至引起梗阻，使受压部以上的十二指肠扩张。如果屈氏韧带过短，而使十二指肠上段被悬吊固定于较高位置十二指肠水平部的位置在 L_2 平面：肠系膜上动脉开口于腹主动脉的位置过低，均可使十二指肠居于肠系膜上动脉与腹主动脉间的狭小的夹角中。从产生压迫到引起梗阻还与许多因素有关，如长期营养不良及消瘦，使十二指肠与肠系膜上

动脉间的脂肪热消失，尤其是伴有内脏下垂或腹壁松弛者，严重脱水、腰椎严重侧弯、严重外伤、烧伤、动脉硬化、肠系膜根部的紧张度增强、肠系膜上动脉根部附近的附属组织（如脂肪或筋膜等）的肥厚、长期卧床及石膏固定等都可能诱发本病的出现。

1. 临床概述

肠系膜上动脉压迫综合征，临床多以慢性间歇性高位小肠梗阻表现为主。患者主诉进食后感觉上腹部疼痛或不适，伴有恶心、呕吐，常发生于餐后 $2 \sim 3h$，食欲缺乏，体重下降，发作时上腹部膨隆，出现蝴动波。呕吐物带胆汁及体位改变能使症状暂时缓解是临床上的重要特点。

2. 影像学表现

典型 X 线表现：①站立位检查时钡剂通过十二指肠水平部时受阻，近段肠管显著扩张，扩张肠管可见较强的蠕动波及逆蠕动，构成所谓"钟摆样运动"；②在十二指肠水平部受压处，有一光滑整齐的纵行压迹，肠管紧贴于脊柱，黏膜变平；③十二指肠壶腹可见扩张，钡剂可由十二指肠内经逆蠕动而反流入胃腔；④胃内钡剂滞留及排空延迟；⑤患者采取俯卧位，透视可见逆蠕动消失，钡剂顺利通过到达空肠；⑥胃扩张但幽门通畅，甚至表现为松弛。钡剂显示十二指肠的"钟摆样运动"和十二指肠水平部光滑压迹以及改变体位后钡剂顺利通过压迹部是 X 线诊断之重要依据。

以往对十二指肠淤积症的诊断，主要依靠 X 线上消化道钡剂检查，但一部分患者对吞服钡剂难以接受，同时 X 线亦难以显示肠系膜上动脉与腹主动脉之夹角。CTA 能够直接清晰地显示肠系膜上动脉与腹主动脉之间所形成的夹角和从该夹角中通过的十二指肠水平部及左肾静脉之间的解剖关系，了解肠系膜上动脉周围脂肪组织的厚度，肠系膜上动脉与腹主动脉的方位变化以及肠系膜上动脉综合征的特征性图像，且能直观显示肠系膜上动脉的走行，观察肠系膜上动脉的血流情况，对肠系膜上动脉综合征做出准确诊断，明确病因及指导临床治疗（图 4-6）。

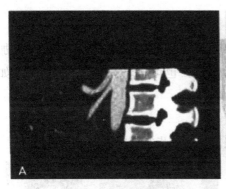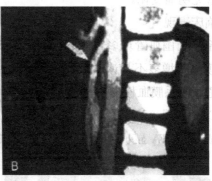

图 4-6 正常肠系膜上动脉

CTA 诊断标准：①肠系膜上动脉起始部距腹腔干动脉起始部＞15mm，与腹主动脉之夹角＜12°。②矢状位重组图像显示肠系膜上动脉后方十二指肠水平部前后径＞10mm；③十二指肠降部及近端水平部扩张形成特殊的"漏斗形"或"葫芦形"图像，十二指肠降部扩张＞30mm；④常合并有胃等内脏下垂、左肾静脉受压扩张、肠系膜上动脉周围脂肪稀疏等表现。

此外，CT 在排除十二指肠外病变压迫（如胃后壁肿瘤、胰腺肿瘤、胆囊肿瘤、腹主动脉旁淋巴结肿大及腹主动脉瘤等）、十二指肠内梗阻（如十二指肠内肿瘤、胆石排入肠腔及异物等）和先天性肠道发育异常引起的十二指肠淤滞方面也有一定的价值。

（五）肠系膜上动脉假性动脉瘤

肠系膜上动脉假性动脉瘤的病因多与炎症、外伤、肿瘤侵犯和先天异常有关。

1. 临床概述

假性动脉瘤临床症状常无特样性，肿块较大时体检可发现搏动性肿块，并可闻及血管杂音。随时间变化肿块由小变大，由囊性变为囊实性。剧烈腹痛与肠系肿上动脉破裂形成假性动脉瘤、局部缺血缺氧、肠痉挛有关，腹痛缓解与局部凝血块形成、损伤血管修复有关。

2. CTA 表现

螺旋 CT 双期增强扫描及 CTA 图像可明确诊断假性动脉瘤。病灶在动、静脉期有以下强化特点。①病灶增强后 CT 值多与同层而腹主动脉一致；② CTA 检查，MIP，MPR 和 VR 重组图像可以显示病灶的部位、以及病灶与邻近结构的关系。

（六）Crohn 病血管改变

虽然 CT 已经广泛应用于诊断 Crohn 病，但很少有文献报道肠系膜血管的改变，急性、复发性 Crohn 病空肠血扩张，称为"梳齿征"。其机制为：活动期纤维原细胞生长因子刺激血管生长，同时生长激素抑制素、花生四烯酸也可促进活动性 Crohn 病的血管生成。因此肠周血管增多与 Crohn 病活动性有关，活动期病例肠系膜血管增多，慢性静止期肠系膜血管无明显变化。

1. 临床表现

肠系膜周围血管增多与 Crohn 病进展期改变如纵行溃疡和病变肠管长度增加一致。但肠系膜血管增多不是诊断 Crohn 病特异性表现，也可出现于其他肠道疾病，如系统性红斑狼疮、肠系膜血栓形成、肠梗阻等。

2. CTA 表现

Crohn 病 CTA 显示肠系膜动脉迂曲扩张，呈"梳齿征"样改变（图 4-7）。

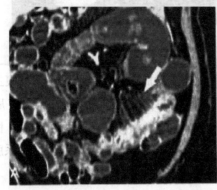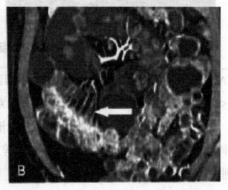

图 4-7　Crohn 病

多平面图像对质示病变肠段的范围及长度较轴位图像优越。虽然单独轴位图像发现病变与轴位图像结合多平面图像发现的病变无显著性差异，但当轴位图像发现病变时，结合多平面图像可进一步明确病变，尤其是在轴位图像发现可疑病变时，多平面成像对确定有无病变极有帮助。另外，多平面图像对显示并发症如脓肿、窦道或瘘管的范围及走行等也具有重要意义。

第四节　胃肠道静脉性病变

一、门静脉高压所致胃肠道静脉病变

门静脉高压症分肝内型、肝外形，肝外形又分肝前型和肝后型。肝内型门静脉高压最为常见，主要是各种肝硬化所致。肝前型有先天性门静脉闭塞与狭窄，因感染、外伤、肿瘤等引起的门静脉栓准或压迫附塞（如胰源性区域性门静脉高压症等），以及特发性门静脉高压症（肝门静脉硬化症）等。肝后型见于 Budd-Chiari 综合征、缩窄性心包炎、严重心力衰竭等。

（一）食管黏膜下静脉、食管周围静脉、胃底静脉曲张

食管黏膜下静脉、食管周雨静脉、胃底静脉曲张为门静脉高压症的重要并发症。

1.临床概述

正常情况下，食管下半段的静脉网与肝门静脉系统的胃冠状静脉、胃短静脉之间存在吻合支，当肝门静脉血液受阻时，来自消化器宫及脾等的回心血液不能进入肝脏，而是通过胃冠状静脉和胃短静脉进入食管黏膜下静脉和食管间围静脉丛，经奇静脉进入上腔静脉，形成食管和胃底静脉曲张。不伴食管静脉曲张的胃底静脉曲张还可因继发于胰腺炎、胰腺肿瘤造成的脾静脉阻塞引起，此时脾内血流逆行通过胃短静脉在胃底部与胃冠状静脉分支和远端食管静脉丛吻合，如肝门静脉通路正常，则血流通过扩张的胃冠状静脉回入肝内，临床上仅出现胃底静脉曲张，而无食管静脉曲张发生。

临床上，食管、胃静脉曲张依据Sarin标准分为4取。①食管、胃静脉曲张1型，食管静脉曲张跨过胃、食管交界处，沿胃小弯侧向下延伸达20～50mm，②食管、胃脉曲张2型，食管静脉曲张伴胃底静脉曲张，曲张静脉位于胃底部；③孤立性静脉曲张1型胃底可见曲张静脉而食管无静脉曲张；④孤立性胃静脉曲张2型，曲张静脉位于胃体、胃窦、幽门或十二指肠上部而不伴食管静脉曲张。

2.影像学及CTA表现

X线检查是发现食管静脉曲张的有效、简便、安全的一种方法。早期食管静脉曲张发生于食管下段，表现为黏膜皱襞稍增宽或略迂曲，黏膜皱襞有时显示不连续而呈虚线状，管壁边缘稍不整齐。典型表现为食管中下段的黏膜皱襞明显增宽迂曲，呈蚯蚓状或串珠状充盈缺损，管壁边缘呈锯齿状。病变加重时上述表现更明显，食管张力降低，管腔扩张，蠕动减弱，钡剂排空延迟，病变逐渐向上发展，但食管壁柔软而伸缩自如，是其与食管癌的鉴别要点。食管周围静脉曲张表现为圆形、长条形，亦可表现为下后纵隔分叶状强化肿块，即"假肿瘤征或表现为食管周围扭曲成簇的静脉丛。伴发奇静脉扩张和半奇静脉扩张。胃底静脉曲张表现为病变处黏膜条状增粗，走行迂曲，也可表现为多发散在的结节及较大的分叶状肿块，在大多数情况下，依据其典型的X线表现及病史，在良好的胃底静脉曲张双重对比造影检查中能做出正确的诊断。

胃底静脉曲张表现为结节或肿块者，尤其是局限于胃底贲门部分布的胃底静脉曲张，有时难以与胃贲门癌鉴别，此时需行CT或MR1检查。CT增强扫描可见该肿块影系。明显强化的条状扭曲的血管影构成，且与胃腔间无分隔面，CTA可直观显示迂曲扩张的静脉（图4-8）。此外，CT检查可同时显示肝硬化、腹水、脾大等，并可同时显示位于肝胃韧带内迂曲增粗的食管静脉丛，以及肝门静脉主干扩张增粗等门静脉高压的其他表现。

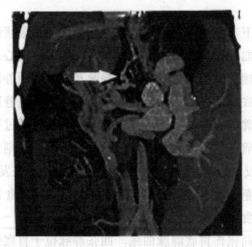

图 4-8　门静脉高压食管胃底静脉曲张（箭头）

（二）下行性食管静脉曲张

下行性食管静脉曲张常因纵隔肿瘤、纵隔纤维化等引起的上腔静脉综合征或因甲状腺肿瘤等引起的甲状腺下静脉梗阻所致。

1. 临床概述

上腔静脉本身栓塞少见，偶尔见于心力衰竭的老年人。食管上段和食管前的静脉丛以及喉下静脉等均经甲状腺下静脉回流至颈内静脉或无名静脉。当甲状腺下静脉回流受阻时，则上述的血流必须至上段食管静脉丛－奇静脉流入上腔静脉，从而引起上段食管静脉曲张。中段食管血液经奇静脉和半奇静脉回流至上腔静脉。上腔静脉梗阻时，纵隔的侧支循环血管扩张，与食管静脉交通从而形成血流向下的静脉曲张。如果梗阻只限于上腔静脉时，奇静脉及其分支为血液回流的主要径路。当上腔静脉和奇静脉同时阻塞时，则腹部深、浅静脉及椎静脉为主要侧支循环，所有血流均经下腔静脉回流入右心。食管下段的血流则是经胃冠状静脉引流入肝门静脉，最后经下腔静脉流入右心。

2. 影像学表现

当右侧心力衰竭时，上腔静脉、奇静脉和下腔静脉（肝门静脉）的血液回流均受阻，引起食管全段的静脉曲张。下行性食管静脉曲张可局限于食管上 1/3 或累及食管全部，可能与原发病变部位和静脉梗阻的范围有关。如颈部病变所引起的易局限于食管上 1/3；梗阻在奇静脉以上，则食管上 1/2 可受累；如上腔静脉和奇静脉同时阻塞，则食管全长皆可受累。

食管钡剂检查目前仍为较简便的检查方法。一般认为，下行性食管静脉曲张与上行性食管静脉曲张有相同表现，只是病变始于食管上段并向下发展。在全食管静脉曲张时，病变的起始部位表现典型，重于其逐渐受累的部位。病变的起始部位较其他原因引起食管全段静脉曲张的起始部位表现轻。可能与右侧心力衰竭时，上腔静脉、奇静脉和下腔静脉（肝门静脉）的血液回流向时受阻有关。

此外，本病病变范围广、表现典型，结合临床病史，一般不难与腐蚀性食管炎，反流性食管炎和食管肿瘤等疾病做出鉴别。

(三) 门静脉高压性胃病

因门静脉高压而产生的胃黏膜病变称门静脉高压性胃病 (PIIG)。

1. 临床概述

门静脉高压是产生 PUG 的必要条件。食管静脉曲张与门静脉高压性胃病的发生无直接平行关系，无静脉曲张不等于无门静脉高压性胃病。

2. 影像学表现

门静脉高压性胃病时，因胃黏膜瘀血增厚，CT 平扫可见胃壁广泛增厚，增强扫描时尤为明显，但无特异性。

(四) 小网膜静脉曲张

小网膜静脉曲张包括胃周静脉 (由胃左静脉、胃右静脉、胃短静脉及胃后静脉构成)，肝门及胆囊窝静脉丛的曲张，呈密集梳齿状、蚯蚓状。

(五) 胃 - 肾及脾 - 肾分流

肾及肾上腺静脉丛状静脉曲张，CT 平扫时可与肾上腺肿瘤相似，常与胃底、胃后、脾周静脉曲张同时存在。脾 - 肾及胃 - 肾静脉曲张表现为胃后左静脉与左肾静脉平面之间异常增粗的强化血管，呈椭圆形或圆形，部分血管呈曲线状，但以椭圆形多见，少数血管呈瘤样扩张 (图 4-9)。

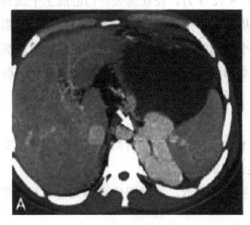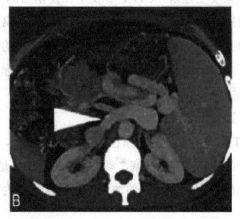

图 4-9　门静脉高压
A 图显示脾肾分流，B 图显示左肾静脉迂曲扩张

(六) 肝门静脉系曲张

螺旋 CT 血管成像可显示门静脉 1 或 2 级分支增粗、扩张，肝内门静脉 2 级以下分支

减少、纤细，走行扭曲肩硬不规则。脾静脉扩张、肠系膜上静脉曲张和肠系膜下静脉曲张表现为大量蚯蚓状、蜂窝状细小血管影，可伴有腰静脉、腰升静脉明显扩张、增粗或伴有下腔静脉多节段血栓形成及卵巢静脉扩张、增粗及迂曲。

CT 不仅能显示食管和胃底的静脉曲张，而且能显示食管周围及小网膜的静脉曲张，以及腹膜后 Retzius 静脉从 (肝门静脉及肠系膜上、下静脉在小肠系膜的细小分支与腹膜后体循环系统的肾静脉、肾上腺静脉、腰静脉及膈静脉的广泛交通支)、脐静脉、脾肾及胃肾静脉等侧支的开放情况。肝硬化门静脉高压时，存在于肝内外门静脉系与体静脉系之间的交通支或吻合支均可开放而形成侧支循环。

(七) 门静脉海绵样变性

门静脉海绵样变性 (CTPV)：是指在由不同病因所致门静脉主干和分支完全或部分阻塞或闭塞后，在其周围形成大量的微小静脉，构成侧支静脉或旁路，以补充肝门静脉内血流的丢失，是机体为保证肝脏血流量和肝功能正常的一种代偿性病变，是肝门静脉阻塞后病理改变的最终结果。

1. 临床概述

由于肝门静脉解剖结构较为特殊，易于发生栓塞。首先，肝门静脉始末均为毛细血管，一端始于胃肠、胰、脾的毛细血管网，另一端止于肝小叶的窦状间隙，其内血流缓慢，易形成血栓，其次，肝门静脉及其属支均缺乏静脉瓣，一旦栓塞，可迅速蔓延至肝门静脉系统的任何部分，另外，肝门静脉左支比右支粗大平直，左支分流的血量较多，水平部血管呈近直角相交，在该处血流迅速减慢或产生涡流。因此癌栓或感染性栓子均易在肝门静脉发生栓塞。CTPV 多发生在栓塞后的 1 ~ 12 个月，在栓塞处肝门静脉主干或其分支周围、肝十二指肠韧带及肝门处、胆囊窝周围、胃小弯侧见大最侧支静脉呈海绵窦样扭曲其来源于和淋巴管、胆管、血管伴行的小静脉或新生的静脉管道，并越过阻塞端进入肝内门静脉分支，由于这些血管在大体标本切面呈海绵状血管瘤样改变，故称门静脉海绵样变性 (CTPV)。

2. 影像学表现

CT 平扫对肝门静脉系栓塞显示意义不大，极少数病例可见腔内高密度影。因此，要明确肝门静脉系有无栓塞，动态增强 CT 扫描是必要的检查方法。

门静脉海绵样变性的增强 CT 直接征象为主干不显示，其周围建立侧支静脉网 (图 4-10)。

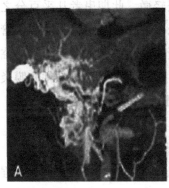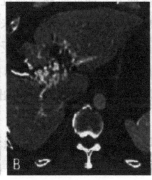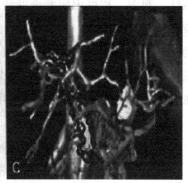

图 4-10 肠系膜上静脉、门静脉血栓形成

门静脉期在肝门、肝十二指肠韧带区见多支扭曲强化的小静脉，横断面上表现为多个大小相近的密度增高结节影。三维血管重组可显示为密度增高扭曲闭状的海绵样结构。单纯肝门静脉左、右支阻塞表现为肝门静脉分支周围密度增高的点状、细网状静脉血管团。肝内门静脉分支阻塞表现为细网状血管团影。同时，胆囊窝周围、胃小弯侧可发现迂曲扩张静脉血管影。随着肝门静脉的狭窄及阻塞、海绵样侧支血管的建立，肝脏血流灌注可出现异常改变，这是肝门静脉海绵样变性的另一 CT 表现特点。动脉期肝脏边缘区成周围局部出现强化，静脉期全肝均一强化并变为等密度。这是因为肝门附近肝组织可通过肝门静脉海绵样结构供血，来弥补肝门静脉系栓塞造成的缺血，周围肝组织通过肝门静脉海绵样结构供血减少，肝动脉供血增加，说明肝门静脉系阻塞后肝动脉供血可以增加。

二、肠系膜上静脉血栓形成

肠系膜上静脉血栓形成可分为原发性和继发性。原发性肠系膜上静脉血栓形成占 20%～25%，与先天性凝血功能障碍有关，多数患者有深静脉血栓史或游走性血栓静脉炎病史。继发性肠系膜上静脉血栓形成与获得性凝血功能障碍有关，任何可导致身体其他部位血栓形成的因素均可引起肠系膜静脉血栓形成。

1. 临床概述

常见诱因包括各种原因造成的门静脉高压时肠系膜上静脉血流缓慢，胃肠道瘀血；腹腔、盆腔感染造成肠系膜动脉血流减少，静脉回流缓慢，细菌释放的凝血因子及毒素可造成局部高凝状态，脾切除术后血小板继发性增多；腹部手术及外伤时组织细胞损害，肠系膜发生炎症反应可导致机体处于高凝状态；腹部肿瘤，口服避孕药、糖尿病、流产、便秘等病因均有文献报道。

15%～30% 的患者出现肠缺血性表现。急性静脉阻塞与动脉阻塞一样，可发生体液和血浆蛋白渗到肠腔和腹腔，引起低血容量、血液浓缩和心力衰竭，继之导致高凝状态而使血栓形成扩展、小动脉停滞、毛细血管完整性丧失和肠壁内出血，最终出现肠坏死。血栓可扩展至脾、门静脉和肝静脉，引起门静脉高压症和 Budd-Chiari 综合征。肠系膜上静脉血栓形成起病较缓，常有数日乃全数月的非特异性前驱症状，如腹痛、腹胀、恶心、呕吐、腹泻，程度因病变进展情况而异，而此时腹部体征轻微，此期患者几乎百分之百被误诊为其他病变。在前驱期，肠系膜上静脉内血栓尚未累及病变血管旁的侧支血管和肠管之直小血管，肠管活力一般尚存在。一旦上述血管受累，将致肠管血运障碍，临床表现加重，一般状况迅速恶化。此时腹痛加剧、范围扩大，出现肠麻痹、弥散性腹膜炎、血性腹水及呕吐，全身中毒症状明显如不及时治疗，很快出现感染中毒性休克。

2. 影像学表现

CT 扫描的诊断准确率可达 90%，已替代传统血管造影成为首选检查方法。

肠系膜上静脉血栓形成 CT 表现平扫显示肠壁水肿增厚、密度减低；腹水等。增强扫描显示静脉腔内低密度影形成充盈缺损，血管腔部分或者完全阻塞；肠壁分层强化，呈多层环形。尽管影像学已取得不少进展，但仅有 10% ～ 15% 的病例能做出术前诊断。

CTAS 诊断肠系膜缺血最可靠的方法，可以明确肠系膜缺血的原因是肠系膜上动脉血管阻塞，抑或是肠系膜上静脉血栓形成。如果 CTA 发现下列一种或多种征象强烈提示肠系膜上静脉血栓形成。①肠系膜上静脉内充盈缺损；②肠系膜上静脉或门静脉不显影；③肠系膜静脉充盈缓慢；④受累肠段强化时间延长等征象。

三、肠血管畸形

肠血管畸形，又称肠血管发育不良或结构不良，以往称血管扩张症、错构瘤以及末端毛细血管扩张症。

(一) 临床概述

近年来发现肠血管畸形为下消化道出血的常见原因之一。肠血管畸形可分为先天性和后天性，可发生在胃肠道的任何部位，但多见于右半结肠和小肠。

本病分为 3 个类型。Ⅰ型：孤立型，肠黏膜血管畸形，好发于盲肠和右半结肠，发病年龄较大，是一种后天获得性血管畸形；Ⅱ型：好发于小肠，病灶较大、较广泛，属先天性肠血管发育畸形，考虑为错构瘤，常见于青年人；Ⅲ型：罕见，即遗传性出血性毛细血管扩张症，可位于肠道任何部位，常伴有皮肤、黏膜血管扩张症。

2. 病因

Ⅰ型病因目前尚未完全明了，属老年人特异性疾病，一般认为其发病机制是肠壁张力升高使黏膜下静脉血液回流受阻，致使毛细血管前动静脉短路形成、血管扩张，导致后天性血管退行性变，因右半结肠壁张力高而成为好发部位。一般认为病变发展累及黏膜后破溃出血。

3. 影像学表现

肠血管畸形常见 CTA 特征可归纳为以下几点。①动静脉瘘和动脉期静脉早显，动静脉瘘出现在动脉早期呈"双轨征"，提示动静脉有沟通。静脉早显出现在动脉相晚期和静脉相早期。②局部异常增多血管丛，动脉期显示末梢血管呈密集排列或扩张，血管结构紊乱呈蔓状或乱麻状改变。③局部明显强化，出现在动脉期或实质期，而且持续时间较长，动脉期时病变肠段在正常肠段衬托下呈一轮廓较清楚的高密度影，提示出血外渗。④静脉期显示系膜缘肠壁内静脉扩张、迂曲，提示黏膜下静脉扩张。

当小肠发育过程中，如采小肠旋转不良，肠系膜血管同样会产生旋转不良。

四、蓝色橡皮大疱样痣综合征

蓝色橡皮大疱样痣综合征 (BRBNS) 为少见疾病，其临床特征为皮肤胃肠道多发性血管瘤，可累及肝脏，引起肝毛细血管瘤，胃肠道血管瘤可引起消化道出血。由于皮肤血管瘤呈橡皮乳头状，故将其命名为蓝色橡皮大疱样痣综合征，1958 年由 Bean 首先描述，因此又称 Bean 综合征。

（一）临床概述

本病病因不明，可能与遗传有关，表现为常染色体显性遗传，但多为散发性。皮肤血管瘤出生后或童年时即可发现，该血管瘤数目由单个至数百个不等，其数目及大、可逐渐增加，不能自行萎缩，可见下任何部位，以躯干及四肢多见，表现为皮内及皮下紫蓝色突出的异常血管，质地似软橡皮，可压缩，压力解除后立即恢复，组织学可见成团扩张的毛细血管。内脏血管病变多见于胃肠道，小肠的损害较大肠多见，可位于黏膜下，也可突出于肠腔内，常有隐匿或间歇性少量出血引起反复黑粪及贫血，急性出血时则表现为呕血、便血或黑粪，手术所见肠道血管瘤均位于小肠，内镜下典型表现为孤立的黏膜上结节，中央呈紫红色小帽状，似乳头，有时也可呈扁平状或息肉状突起，出血时行选择性血管造影可示出血部位、性质及数目，血管瘤也可见于其他脏器，如鼻咽部、眼、胸腹膜、心包、肺、食管、肝、脾、骨骼肌、肺和中枢神经系统、泌尿生殖系统等。本病一般不发生恶变，消化道出血是其致死的主要原因。

（二）影像学表现

诊断本病的重要性在于可以发现一些不能解释的肠道出血性疾病。若胃肠道出血患者，CT、DSA 或内镜发现胃肠道、肝脏多发血管瘤，并伴有皮肤等部位多发血管瘤存在，应考虑本病。

本病需要与伴有胃肠出血的皮肤病相鉴别。① Osier 病（遗传性出血性毛细血管扩张症），有口唇和手背部集簇细小的毛细血管扩张损害和出现鼻出血；② Maffucci 综合征，有软骨发育障碍表现，③巨型血管瘤伴血小板减少症及黑色素斑－胃肠道息肉病等，借助以上临床特征可与本病加以鉴别。

第五节　胰腺 CT 血管成像

一、胰腺血管成像技术

（一）常规检查

1. 扫描前准备

检查前准备同其他上腹部检查，为获取较佳对比，宜空腹 4 ～ 8h，检查前半小时口服 600 ～ 800mL 水以充盈胃肠道。不宜口服阳性对比剂，以避免干扰增强后血管的后处理重组。

2. 扫描参数的设定

(1) 平扫：常规上腹部平扫，初步了解上腹部情况，具体可根据不同的多层螺旋 CT 机的设备设定扫描参数。

(2) 增强扫描：CTA 图像是否优质，增强扫描各因素的合理选择是其关键，这些因素包括对比剂的浓度、用量，注射流率及扫描的时间窗选择。

(3) 对比剂的总用量及注射速率的选择：使用对比剂的目的是增加靶血管与周围组织之间密度差，两者间的差值越大，重组的 CTA 图像质量越优。对比剂浓度越高，用的总量越大、注射流率越快，靶血管或实质脏器的增强的效果就越显著。较高浓度的对比剂和较高的注射流速使得单位体积内碘的含量增高，从而增加靶血管内的 CT 值，较大的对比剂有助于血管内较长时间维持有效碘对比剂浓度。因此，为了获取最佳的对比效果，以采用高浓度、高剂量、高注射流速为最佳。但在临床上，胰腺的病变以胰腺癌及胰腺炎多见，胰腺炎是一个影响多器官的疾病，大剂量对比剂的使用，是否会引起胰腺炎症状的加重及进一步诱发对比剂肾病是临床医生需要关注的问题。而胰腺癌好发于中老年人，血管脆性增加，注射流率过高，易引起注射部位血管破裂而导致注射失败。因此在具体应用中，需个体化处理。多数文献推荐使用以 1.5mL/kg 计算，总量为 80 ～ 120mL。目前使用的对比剂以碘浓度为 370mg/mL 和 320mg/mL 为宜。观察胰腺肿瘤是否侵犯血管，注射流率可用 3 ～ 5mL/s。

(4) 增强扫描时间窗的选择：扫描分为动脉期、胰腺期、门静脉期。对于每期相扫描时间最佳选择，已引起国内外许多学者的重视，但有关胰腺扫描最佳时间窗及对比剂的注射条件等一系列问题尚未达成共识。因为年龄、体重因素都有可能造成患者血液循环时间的不同，进而影响多期增强扫描最佳延迟时间的设定。多层螺旋 CT 多期增强扫描各期延迟时间的设定必须随对比剂总量及注射流率的不同而异。在靶血管或靶器官强化达峰值时启动扫描，就会增加对比组织之间的密度差，使靶血管及病变显得更加明确，与周围结构关系更加清晰。然而不同对比剂总量及注射流率，胰腺与肝脏实质，胰周动、静脉强化峰值时间各不相同。与胰周动脉强化峰值到达时，胰周静脉亦大多显示，从而使胰周小动、静脉不易分辨。因此为使胰周动、静脉分别成像，有必要在动脉达一定强化幅度而与周静脉尚未明显强化时启动扫描。有作者推荐，对比剂总量为 120mL，注射流率为 5mL/s 时，动脉期延迟时间为 20s，胰腺期延迟时间为 45s，肝脏门静脉期延迟时间为 65s；对比剂总量为 90mL，注射流率为 3mL/s 时，动脉期延迟时间为 25s，胰腺期延迟时间为 50s，肝脏门静脉期延迟时间为 65s。

动脉期图像可观察到扫描范围内腹腔动脉及其 2～3 级分支、肠系膜上动脉及主要分支，对胰周主要动脉血管有较高的显示率，可以了解血管的起源位置和走行路线，确定有无变异，明确肿瘤对动脉血管的侵犯情况等。门静脉期图像可观察到门静脉主干、门静脉属支及其汇流类型，确定肿瘤是否侵犯门静脉、脾静脉及肠系膜上静脉及其属支，侵犯的程度、大小、部位等，部分胰头静脉弓的细小静脉血管如胃肠干，胰十二指肠上前后静脉也可显示。

（二）CTA 的后处理技术

血管重组图像主要在独立的工作站进行。对各期的扫描原始资料进行二次图像重组，一般重组层厚为 1.25～3.0mm，重组间距为 0.7～1.5mm。根据需要确定进行重组的范围。不同的厂家虽然重组软件版本不尽相同，但重组方法基本相似。目前常用于胰腺 CTA 重组方法主要有容积再现重组 (VR)、最大密度投影法 (MIP) 和多平面重组 (MPR)。其中 MPR 包括平面重组和曲面重组。平面重组可进行冠状位、矢状位及任意角度的平面重组。曲面重组是沿着划定轨迹重组出单体素的曲面图，可以将弯曲的血管重组在一个断而上显示。

二、胰腺的血管解剖

（一）胰周血管解剖

胰腺周围的血管较多，动脉主要有腹腔干、肝总动脉、胃十二指肠动脉、肠系膜上动脉、脾动脉。静脉主要有门静脉，肠系膜上静脉、脾静脉、下腔静脉、左肾静脉等。

（二）胰腺直接供血血管

1. 胰腺的动脉供应

胰腺的血液供应比较丰富，主要来自腹腔干动脉的分支及肠系膜上动脉的分支。直接供应胰腺的血管主要有 4 条：胰十二指肠动脉、胰背动脉、胰下（横）动脉和胰大动脉，另外还有动脉。胰头部的血液供应主要由胰十二指肠动脉弓供应。胰十二指肠动脉弓由上前、上下前、下后 4 条动脉分别吻合形成，形成前、后两弓，分支供应十二指肠的第二、三、四部及胰腺头部。动脉弓一般完整，但少数情况下可不完整。

(1) 胰十二指肠上前动脉：由胃十二指肠动脉在十二指肠第一部下缘处分出，向下

跨过胰头走向

十二指肠第二、三部交界处，可位于胰头表面，也可部分埋入胰头中。胰十二指肠上前动脉偶可起自肠系膜上动脉，或为胰十二指肠下动脉的一大分支所替代。

(2) 胰十二指肠上后动脉：常为胃十二指肠动脉第一条分友，在胰头上缘以上十二指肠的第一部的上或后面水平发出，如果胃十二指肠动脉位于肌总管左侧，胰十二指肠上后动脉发出后即跨过胰总管前面到达胰头后面，向左下沿十二指肠曲曲行，再跨过胆总管的后方，向下与胰十二指肠下后动脉吻合成后弓。胰十二指肠上后动脉偶可起自肝动脉，发自肠系膜上动脉的肝右动脉、胰背动脉。

(3) 胰十二指肠下动脉：在胰颈下缘平面发自肠系膜上动脉或第一支空肠动脉，而后再分为前后 2 支，也可分别起始。胰十二指肠下前动脉向右穿过胰头部，再转向上至胰头浅处与胰十二指肠上前动脉吻合，胰十二指肠下后动脉向外穿过胰头或经过其表面，与胰十二指肠上后动脉吻合。

(4) 胰背动脉：常直接起自腹腔动脉、肝动脉或脾动脉的起始部，也可起自肠系膜上动脉、主动脉或膈下动脉，在胰腺体部或颈部后方下行，通过脾静脉的后方分为左右支，右支至胰头与胰十二指肠前动脉弓吻合，左支即胰下 (横) 动脉。胰横动脉沿胰腺下缘向左，供应体部及尾部，并与发自脾动脉的分支吻合。脾动脉在沿胰腺上缘的行程中发出数支胰上动脉供应胰腺体尾部，其中进入胰腺左中 1/3 交界处的一支较大，叫胰大动脉，至胰尾部的分支有时出现，叫胰尾动脉，胃网膜左动脉或脾动脉终支也可有分支供应胰尾。

2. 胰腺的静脉回流

胰十二指肠上前静脉汇入胃网膜右静脉。胰十二指肠上后静脉直接汇入门静脉，常经过胆总管的后方，也可随动脉通过胆总管的前方。胰十二指肠下静脉常汇入肠系膜上静脉，少数汇入脾静脉或肠系膜上静脉的属支。胰下静脉多汇入肠系膜或下静脉。胰上静脉分段汇入脾静脉。

三、胰腺三维血管成像在临床中的应用

(一) CTA 对胰腺癌的术前分期及可切除性的评估

胰腺癌手术具有较高的致死率及各种各样的围手术期并发症，胰腺癌除了需早期诊断，提高检出率，还需准确判断肿瘤分期及可切除性，避免不必要的手术。在关于胰腺癌诊断进展中最主要的问题是判断患者是否能进行外科手术切除或者因为不可切除而避免不必要的手术。胰腺癌手术可切除性的评估已经成为临床诊断的焦点，胰腺癌不可切除的因素包括胰周侵犯、血管受累、腹腔种植、淋巴结和肝转移。在没有远处转移的情况下，胰周血管受累与否和受侵犯程度是决定可切除性的重要因素。其中肿瘤对周围血管侵犯的术前评估对肿瘤的可切除性评估尤其重要。既往胰腺癌手术可切除性判断准确性不高，除了由于普通CT对直径＞2cm的肝脏转移灶或肝脏表面小转移灶的低敏感性外，对胰周血管受侵犯的低估也是其重要原因之一。多层螺旋CT及其CTA较准确地显示了肿瘤与邻近血管的空间关系，因此提高了肿瘤局部手术可切除性评估的准确性。有文献指出，CT动态增强扫描对胰周血管受侵犯的显示较介入血管造影更准确。目前螺旋CT动态增强扫描完全取代了胰腺癌术前血管造影。文献报道螺旋CT动态扫描对门静脉受累评价的准确度为76%～84%，对胰周动脉受累评价的准确度为81%～84%，对肿瘤的胰周侵犯评价的准确度为72%～88%，对手术可切除性评估的敏感性为53%～91%，特异性为90%～100%。

胰腺癌侵犯的血管胰腺周围血管丰富，发生在不同胰腺部位的肿瘤，可能累及不同血管。胰头癌常以累及胃十二指肠动脉、胰十二指肠动脉、肠系膜上动脉、门静脉、肝总动脉、下腔静脉为多见（图4-11）；胰体癌常以累及腹腔干动脉、肠系膜上动脉、脾动脉、静脉、腹主动脉和肾静脉为多见；胰尾癌主要累及脾脏动、静脉及其周围分支和属支。胰间小静脉出现扩张是因肿瘤侵及胰腺表面的静脉，未受侵犯的小静脉引流胰腺大部分血液而代偿性扩张，或是门静脉和肠系膜上静脉受侵，使引流属支小静脉扩张所致。

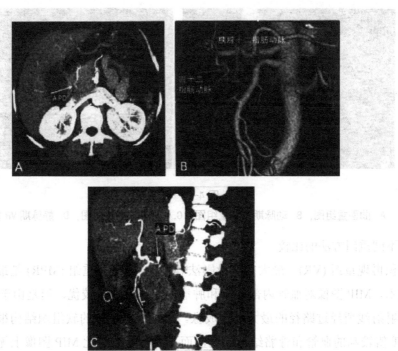

图 4-11 胰头癌

A. MPR 头位，B. VR 图，C. MPR 斜矢状位

CTA评价血管受侵的标准血管受侵的征象主要有以下几个方面。①直接相贴，胰腺与血管间的脂肪消失；②血管周边不齐、变形，管壁毛糙、不光整，管腔局限性狭窄或

明显狭窄 (图 4-12)；③血管截断闭塞，出现充盈缺损；④胰周小静脉回流受阻而扩张。目前有学者将不同 CT 诊断血管受侵的标准与外科手术进行了对比。根据肿瘤包绕血管的范围分为 5 级。0 级：未包绕，1 级：包绕 0°～90°，2 级：包绕 90°～180°；3 级：包绕 180°～270°，4 级：包绕 270°～360°。通过与手术对照发现，肿瘤包绕血管的范围越大，手术不可切除的可能性越大。以肿瘤包绕血管 1/2 周作为阀值标准，即肿瘤包绕血管小于 180°，肿瘤可手术切除；肿瘤包绕血管大于 180°，肿瘤手术不可切除。CTA 的敏感性为 84%，特异性为 98%。该标准被大多数学者所接受。

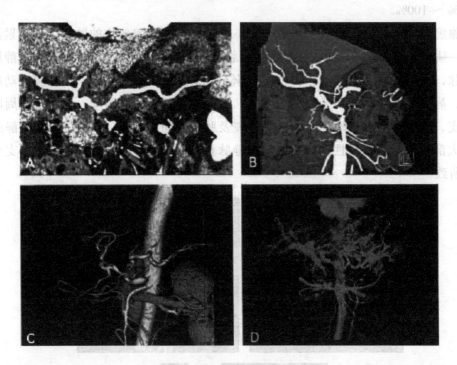

图 4-12　胰头癌

A. 曲面重组图，B. 动脉期 MIP 重组图；C. VR 动脉期重组图，D. 静脉期 VR 重组图

3. 不同重组方法的比较

容积再现重组 (VR)、最大密度投影法 (MIP)、多平面重组 (MPR) 是最常选择的图像重组技术。MIP 图像对血管内部结构和肿瘤的全貌的显示较优，但是由于 MIP 图像重组是取投射射线所经过路径的最大像素成像。一些中低密度的软组织结构很容易相互干扰或受 CT 值较高的血管和骨骼结构的遮盖而不能显示。因此 MIP 图像上无法区分重叠的血管，胰腺肿瘤与相邻血管间的关系受上述因素的影响难以精确地反映。

MPR 虽不能完整显示肿瘤和血管的形态，但 MPR 可以自由选择所需要的容积范围，在任意切面上进行图像重组，从而能够将病变区以外的图像信息排除在重组平面以外，直观显示病变区局部解剖信息，但能较精细地显示胰腺癌与局部相邻血管的关系。MPR 重组图像可提供任意视角的观察，可多角度旋转和多次重组，并结合横断面图像，有利于清晰显示肿瘤累及胰周血管的部位范围及程度，对肿瘤与周围血管关系以及血管受侵程度进行较为精细的评判。

VR技术成像可同时显示胰腺、肿瘤和血管，能够立体观察肿瘤与血管的空间位置关系，立体感较强，医生所关注的解剖变异能清楚地显示出来，但对血管受损程度难以精确显示。

总之，在胰腺癌CTA重组中，多种重组技术的应用，并结合原始轴位图，不但能清晰地显示胰腺肿瘤和血管三者间的关系，而且能清晰显示肿瘤累及胰周及血管的精细情况，对胰腺癌的术前分期及可切除性做出准确地判断。

（二）急性胰腺炎所致的胰周血管性病变

1.临床及病理

急性胰腺炎是常见的急腹症之一，其严重程度及死亡率与出血、血管并发症，假性囊肿或脓肿等并发症的发生与否密切相关。而出血及血管并发症是胰腺炎最严重的并发症之一。其形成机制是急性胰腺炎释放出的胰酶侵蚀胰腺周围的血管，致血管破裂出血，被纤维组织包裹后引起脉阻塞或假性血管瘤。静脉血栓是最常见的血管并发症。被累及的静脉以脾静脉最常见，其次为门静脉及肠系膜上静脉（图4-13）。脾静脉接近胰腺，故发生静脉血栓的机会最多，可伴行胃短动脉及膜动脉扩张，在因胰腺炎诱发脾静脉血栓所致的胃底静脉曲张，4%可伴发曲张静脉出血。假性动脉瘤较少见，被累及血管以脾动脉最常见，其次为胃十二指肠动脉和胰十二指肠动脉及其分支，肝动脉、肠系膜上动脉等少见。假性动脉瘤破裂出血是最危急的并发症，其发生率为4%～10%。血管CTA不但可明确假性动脉瘤的诊断，而且可明确病变的部位、范围及血供情况。对本病的诊断敏感性达100%。

2.影像学及CTA表现

静脉血栓以与胰腺邻近的脾静脉及肠系膜上静脉多见，平扫密度接近或略高于主动脉密度。多为沿管壁爬行的偏心性血栓，增强后呈条片状充盈缺损。

假性动脉瘤多为边界清晰地图形或类圆形肿块，平扫可见弧条形的瘤壁钙化，强化明显其强化幅度接近股主动脉，并与胰周动脉关系密切，病灶可与胰腺假性囊肿相连。CTA成像可较好地显示假性动脉瘤的部位、大小、形态等情况。

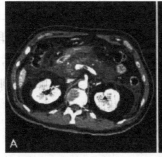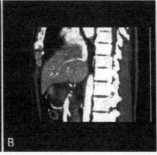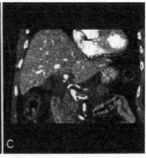

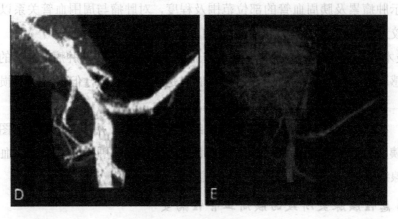

图 4-13　急性胰腺炎

A. MRP 轴位，B. MRP 矢状位，C. MRP 冠状位，D. MIR-3D，E. VR 重组图

（三）胰腺移植

随着外科胰腺移植技术的进展，移植后 1 年存活率已提高到 95%。胰腺移植中约 90% 同时进行肾脏移植。随访中，必须了解胰腺移植外科手术的方式和术后解剖的影像表现，从而诊断出术后并发症。并发症包括血管血栓、胰肠吻合口瘘、血肿、脓肿、胰腺炎及假性囊肿等。增强多层螺旋 CT 对术后并发症能明确诊断，三维 CTA 重组清晰显示移植后的动静脉解剖情况。

第六节　脾血管 CTA

一、脾血管解剖

（一）脾动脉解剖

脾动脉的一级分支多为 2 支（即脾上叶动脉和脾下叶动脉），而且在入脾门前又分出 3～8 支二级动脉（即脾段动脉）。这样每个脾可分为若干个叶和段，大部分为 2 叶 4 段型，少见的有 3 叶 6 段型、3 叶 4 段型。2 叶 4 段型绝大部分由脾下主动脉发出脾上段动脉和脾中上段动脉，脾下叶动脉发出脾中下段动脉和脾下段动脉，供应所属的脾段。脾极动脉分上极支、下极支，且上，下极动脉支绝大多数供血给上、下段的一部分，并非为段动脉支。脾叶动脉长约为脾长的 1/4，且脾段动脉更靠近脾门。相邻脾叶或脾段之间的血管吻合较少，仅有交错和重叠现象，这种现象在脾叶间尤其明显，所以此处有"相对无血管区"之称。

脾切迹多为 2～4 个，且其延长线与脾长轴垂直，位于脾叶或脾段的分界面，因而脾切迹可视为脾叶或脾段的表面分界。

（二）脾静脉解剖

脾静脉在脾门处由数条脾支静脉血管集合而成，沿胰后面于脾动脉的下方向右行，与肠系膜上静脉汇合，构成肝门静脉，在与肠系膜上静脉汇合前，接受肠系膜下静脉和胃后静脉的血液。脾静脉的属支有肠系膜下静脉，胰腺静脉、胃网膜左静脉、胃冠状静脉等。以上属支注入脾静脉的部位变异极大。肠系膜下静脉大多注入脾静脉，而注入处仅相距门静脉仅 (1.80±0.51)cm，且有 36% 注入门静脉或肠系膜上静脉。

二、脾动脉病变

（一）脾动脉真性动脉瘤和假性动脉瘤

由于脾动脉的动脉壁某一段局限性结构异常、薄弱或受到创伤后，致使该段动脉持久性扩张、膨出而形成动脉瘤。可分为两型。①真性动脉瘤，其动脉壁完整，由于其结构异常或薄弱而形成瘤样扩张；②假性动脉瘤，因外伤致动脉管壁破裂，周围形成血肿，瘤壁由纤维组织包裹而形成，瘤腔与动脉管腔相通。

1. 脾动脉真性动脉瘤

在内脏动脉瘤中脾动脉瘤相对多见，其次为肝动脉和肠系膜上动脉。脾动脉瘤形成的原因目前还不清楚，有学者认为门静脉高压能促使动脉瘤的形成。病理显示瘤壁内膜和中膜增厚伴纤维化，玻璃样变，提示动脉壁有薄弱的现象。

脾动脉瘤可以发生在各个年龄段，最好发于 50～60 岁，女性较常见，脾动脉瘤患者通常无症状，有时可闻及杂音或触及搏动性肿块。脾动脉瘤破裂是最主要的并发症，导致腹腔内大出血，主要表现为急性左上腹疼痛和休克。脾动脉瘤破裂的发生率为 3%～10%，大的动脉瘤破裂的发生率高达 28%～95% 的脾动脉瘤破裂发生在怀孕期妇女。

大多数脾动脉瘤为单发、呈囊状，位于脾动脉的中远段，直径＜3cm。左上腹脾动脉走行区有环形钙化是脾动脉瘤的平片表现，但有时与迂曲的脾动脉壁钙化相混淆，CT 平扫显示为边界光整的低密度肿块，伴或不伴有壁的钙化。增强扫描显示为特征性的、与动脉同步强化的影像。如瘤内有血栓形成，显示充盈缺损。能实现术前无创性诊断和视察动脉瘤与脾动脉的关系。在诊断方面，螺旋 CT 完全可以替代血管造影（图 4-14）。

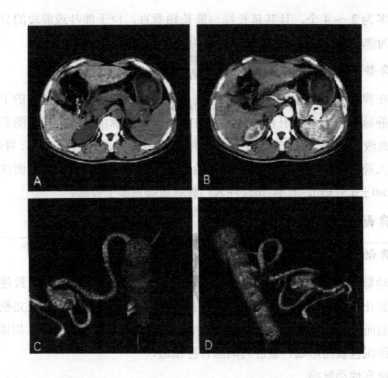

图 4-14　脾动脉真性动脉瘤、脾动脉瘤样扩张
A. 平扫脾门类圆形低密度影，壁钙化；B. 增强扫描显著强化，与脾动脉相通。
C、D. VR 重组直观显示动脉瘤与脾动脉关系

影像学检查的目的除了明确动脉瘤的诊断以外，还有助于了解动脉瘤在脾动脉的起始位置、是否同时有其他内脏动脉瘤以及脾动脉瘤是否为多发。

2. 脾动脉假性动脉瘤

脾动脉假性动脉瘤多为胰腺炎的并发症。急性或慢性胰腺炎均可并发脾动脉假性动脉瘤，以慢性胰腺炎多见。发生机制为胰液或炎症侵蚀脾动脉并致其破裂，血液通过破裂处进入周围组织并形成血肿，血肿机化后被纤维组织包裹而形成假性动脉瘤。胰腺炎并发脾动脉性动脉瘤最常见，其次为胃十二指肠动脉和胰十二指肠动脉及其分支。

胰腺炎时胰酶外漏到胰腺周围，消化腐蚀胰腺周围的组织和脉管，造成出血并出现局限包裹；另外，慢性膜腺炎常伴有假囊肿形成，被腐蚀的血管壁破入假囊肿内，是胰腺炎假性动脉瘤形成的主要原因。也有人认为假性动脉瘤的形成与动脉血压增高有关。常累及的血管有脾动脉、胃十二指肠动脉、胰十二指肠动脉、胃左动脉、胃右动脉、胃网膜动脉、胆囊动脉等，也有累及静脉引起出血的报道。由于假性动脉瘤瘤壁菲薄、脆弱，在全身和局部因素的影响下，极易引起破裂出血。

CT 不仅能清晰显示瘤体本身的部位、大小、密度、是否伴有钙化，而且大多数能明确其供血动脉及瘤颈的形态。CT 还能对病因，如胰腺本身的病理改变、胰腺周围假囊肿的显示有较大的帮助。

（二）门静脉高压症脾动脉病变

门静脉高压症不仅可继发门静脉及其属支的结构与功能变化，而且可合并内脏的动脉病变，使其收缩结构破坏，导致动脉扩张，收缩力减弱和对缩血管活性物质反应性下降。这是形成高动力循环异常的原因之一。

门静脉高压症脾动脉病变 CT 及 CTA 表现为脾动脉迂曲扩张。

（三）继发性脾动脉出血

胰腺假性囊肿破裂可导致脾动脉破裂出血，可能与胰腺分泌的硬弹力纤维蛋白酶原被胰蛋白酶和肠激酶激活，使胶原纤维溶解而损伤脾血管有关；此外囊肿内压力急剧增加，再加上可能存在腹内压增高的因素，也可使囊壁破裂，出现血性腹膜炎。

（四）其他脾动脉病变

肝细胞癌可由脾动脉发出分支供血，CTA 可显示供血血管的走行及分布。

三、脾静脉病变

（一）脾静脉血栓

引起门静脉系统血栓的主要原因是肝硬化、胰腺炎，凝血系统异常和其他综合原因。其中肝硬化门静脉高压是主要原因，因为肝硬化门静脉高压导致向肝性血流减少和血流速度减慢，造成血液涡流而致血小板堆积，而高危静脉曲张出血及反复出血后使用大量止血药物的患者，其门静脉系统血栓发生率更高，另一因素是门腔静脉吻合及脾切除术后，原血小板计数正常的病例，易导致静脉血栓形成。脾静脉血栓引起脾静脉主干及其主要分支的梗阻。门静脉其他属支血栓阻塞可致第一肝门形成侧支循环，是否出现典型的门静脉海绵样变与门静脉阻塞时间长短有关。

CTA 不但能显示直接显示血栓的范围，而且能显示血栓的急、慢性期，以及机体代偿的情况。CTA 可以完整显示脾静脉血栓的范围、机体代偿程度以及继发改变如脾梗死等。

（二）脾静脉瘤

脾静脉瘤也称为脾静脉瘤样扩张，多数由于肝硬化门静脉高压而引起，由于脾静脉瘤壁受血流剪切力的作用容易引起瘤内血栓形成或瘤破裂等并发症。

脾静脉瘤 CTA 表现为脾静脉瘤样扩张。除观察其大小及与周围血管的关系外，还应注意瘤壁的情况及瘤内密度改变。

（三）门静脉高压脾静脉与左肾静脉自发交通

脾静脉、胃底静脉与左肾静脉之间有细小的交通支，在正常生理情况下几乎处于关闭状态，门静脉高压时，这些交通支开放，形成自发性脾静脉与左肾静脉交通。肝硬化门静脉高压患者，自发性脾-肾静脉交通发生率约为 15.7%，胃短静脉注入左肾静脉发生率约为 5.6%，能在一定程度上改善门静脉高压。由于交通支扩张、扭曲，血流缓慢，分流量小，因此常合并其他侧支循环开放。

CT 表现为脾门及左肾门之间团块状软组织密度影；增粗的脾静脉、左肾静脉及其交通支强化时相和强化程度与门静脉一致，且密度均匀，边缘光整、锐利。当脾静脉向左肾静脉分流量大时，由于门静脉血流量减少，肝脏血供相应减少，肝静脉变纤细。

（四）胰源性脾静脉阻塞侧支循环

1. 脾静脉阻塞后侧支循环的相关解剖学基础

脾静脉 (SV)、肠系膜上静脉 (SMV) 是汇合成门静脉 (PV) 的两个主要属支，且与同名动脉伴行，故门静脉循环实质上可分为两个流域，即脾 - 胃血流区和肠系膜血流区。脾 - 胃血流区的血管组成了门静脉系统小循环，脾动脉是其主要的血液流入通道，脾静脉是主要的血液回流通道，而胃短静脉、胃冠状静脉和胃网膜静脉是主要的两个侧支血液回流通道。由于门静脉系统静脉无静脉瓣，血液在血管中流动方向主要取决于血管两侧的压力差，当脾静脉阻塞时，脾静脉压增高，血流方向改变，上述两条侧支循环通路开放，其相应的血管增粗。

脾静脉阻塞后的侧支循环通路脾静脉阻塞后主要的侧支循环通路有两条。①脾门 - 胃底 - 胃小弯通路；②脾 - 胃大弯侧通路。

在孤立性脾静脉阻塞后，胃短静脉和胃冠状静脉是组成脾门 - 胃底 - 胃小弯侧支循环通道的侧支静脉血管，而食管下段黏膜下及食管周围的静脉曲张少见。

合并门静脉主干阻塞的非孤立性脾静脉阻塞特征表现包括孤立性脾静脉阻塞的表现和门静脉海绵样变性，即在肝门区及肝十二指肠韧带上由增粗的门静脉主干及其增粗，扭曲的侧支血管所组成的海绵状结构。

（五）脾血管淋巴管瘤

由脾血管及淋巴管先天性发育异常而形成，属良性肿瘤，主要以淋巴管成分为上，尚有少部分血管成分。

第五章 磁共振成像检查

磁共振成像设备种类很多，其操作方法、机器的性能、应用软件和参数的设定各不相同，不可能作出统一的规定，检查人员主要应按各生产厂家提供的操作应用说明书。但作为一名合格的 MRI 医、技人员，不仅要懂得按照操作指南对设备进行操作，更应该懂得所应用的各种扫描程序及其技术参数的内涵。只有弄清 MRI 设备的基本组成，MRI 成像的基本原理以及各种技术和参数的合理匹配，才能保证所获 MR 图像的优质率。在有些 MRI 设备中，其扫描程序有上百种，而每一程序的参数又是可以更改，合理地选择成像参数及各种扫描技术将有利于提高诊断效果、图像质量和节省成像时间。磁共振成像在我国临床的应用只有十几年时间，目前仍处于高速发展阶段，对各种成像的认识也在不断加深，由于各家医院的机型和性能不相同，我们在编写各部位的常规成像方法中，罗列了多种的方法供大家参考选用，编写的成像序列和参数的选择可能会有助于选定适合于自身ＭＲＩ机的成像序列。

第一节　MRI 检查

一、检查前准备

(1) 接诊时，核对患者一般资料，询问病史，明确检查目的和要求。对目的和要求不清的申请单，应请临床医师务必写清，以免检查部位出错。

(2) 询问患者是否属禁忌证范围。如未发现禁忌证，再发给患者"MRI 检查预约单"，预约单的内容应包括检查时间，各部位 MRI 检查前准备，禁忌证等。并嘱患者认真阅读，按要求准备。

(3) 对腹部及盆腔部位检查者，应向患者讲清胃肠道准备的方法。对宫腔内置有金属避孕环而又必须施行检查者，应嘱患者先取出避孕环再行 MRI 检查。

(4) 对预约就诊者，先核对一般资料，询问是否按要求准备，再进行登记，建档。对复诊患者，应查阅老片，以便对照。

(5) 进入检查室之前，应去除患者身上一切金属物品，磁性物品及电子器件，以免引起伪影及对物品的损坏。如：假牙、发卡、钥匙、小刀、钢笔、硬币、手表、耳环、项链、戒指、磁卡、照像机及手提电话等。

(6) 向患者认真讲述检查过程，以消除其恐惧心理，争取患者的合作。告诉患者所需检查的时间，扫描时射频脉冲的噪声，扫描过程中不得活动，平静呼吸，若有不适可通过话筒与工作人员联系。注意：不可向患者提示"幽闭恐惧症"，以免起到负作用。

(7) 婴幼儿、烦躁不安及幽闭恐惧症患者，应给适量的镇静剂或麻醉药物（由麻醉师用药并陪同），提高检查成功率。

(8) 急危重患者，必须做 MRI 检查时，应由临床医师陪同观察，所有抢救器械、药品必须齐备。

二、禁忌证

(1) 心脏起搏器携带者，人工金属瓣膜和角膜。

(2) 颅脑手术后颅脑动脉夹存留患者。

(3) 危重病员需心电监护和／或抢救。

(4) 体内有金属性药物泵，如糖尿病患者体内有胰岛素泵。

(5) 体内有金属异物或术后安置金属物（眼球异物、人工关节、金属固定器等）。

(6) 妊娠三个月以内的早期妊娠患者属相对禁忌证。

三、操作步骤

(1) 选择合适的检查线圈。

(2) 根据检查申请单的要求和检查部位确定线圈和磁体中心位置。

(3) 层厚应视检查脏器结构而定，例如脑垂体和肾上腺的检查宜取薄层 (3 ～ 5mm)，肝脏等较大脏器，可取 10 ～ 15mm 的较厚切层。一般脏器检查，通常 5 ～ 10mm。

(4) 层间距根据选择的射频脉冲序列而定，短 TE 的 SE 序列，层间距为层厚的 100%，长 TE 序列不受限制，但不宜超过 50％，以避免遗留病变。

(5) 切层方向包括横断面、冠状面和矢状面切层。一般情况下，多以横断面切层为基本方向，然后结合该受检部位的解剖特点和临床需要，酌情补加冠状或矢状面切层扫描。一些特殊部位，如脊髓，多先行矢状切面扫描，再追加横断面扫描；又如膝关节和脑垂体，则多以冠状面和矢状面为常规。

(6) 选定合适的射频脉冲序列和成像参数：射频脉冲序列和参数的选择更为复杂，以西门子 1.0T Impact MRI 机为例，有上百种扫描程序，每一程序中扫描参数均可以修改，并受扫描时间等诸多客观条件的制约。总的原则是：通过射频脉冲序列的选择，希望受检部位能得到全面的系统的检查。基本要求是：要有比较好的信噪比的解剖图像，多个成像参数的成像，特别是 T_1 和 T_2 的加权成像，以能更好地对照、比较和分析。此外，还应适当使用快速成像系列尽量节约扫描检查时间。一般按以下程序和组合进行。

1) 快速定位扫描 (Scout)。

2) 靶器官 SE 序列或 TSE 序列或 GRE 序列的 T_1 加权扫描。

3) 靶器官 SE 序列或 TSE 序列 T_2 加权扫描，也可采用 GRE 序列的准 T_2 加权扫描。

4) 具代表性的射频脉冲序列简述：①常规 SE 序列：a. T_1 加权：短 TR(400～700ms)；短 TE(15～20ms)。b. T_2 加权：长 TR(＞2000ms)；长 TR(＞80～90ms)。②梯度回波 (FLASH) 序列：a. T_1 加权：短 TR(＜300ms)，短 TE(＜18ms)，大翻转角 (45～90°)。b. 准 T_2 加权：长 TR(＞300ms)，长 TE(＞18ms)，小角度 (5～40°)。

第二节 成像序列和参数的选择

一、成像序列和参数选择的目的

尽可能在最短的时间内获得所有与诊断有关的信息，其先决条件是有满意的信噪比 (SNR)、良好的空间分辨率和良好的对比度 (C)。

二、各种参数的定义及其相互关系

1. 信号 (S)、信噪比 (SNR)、组织对比 (C) 和 CNR

(1) MRI 信号：MRI 信号与人体中每一部分的 H 质子有密切关系，每个组织的 H 质子是相同的，如骨皮质和空气的共振质子极少，故在所有程序中均呈"黑影"。MRI 的信号强度取决于不同的参数，在 SE 程序中信号的强度可用公式表示：$S = KN(N)f(V) \exp^{(-TE/T2)}[1 - \exp^{(-TR/T1)}]$。从公式可得出：信号强度 (S) 与质子成正比；TE/T2 的比值越小，相对信号强度越高；TR/T1 的比值越大，相对信号强度越高。

(2) SNR：信号强度 (S) 与体素成正比，但人体也产生散乱的 RF 发射波 (噪声 N)，N 影响 MRI 的图象质量，因此，SNR 是评价图象质量的一个方法。

(3) C 和 CNR：C 是二个不同组织 (A，B) 之间相对的差异，C=(Sa–Sb)/Sb。既要有高的 SNR，又要有满意的对比度 (C)，二者相结合即为 CNR，CNR=SNRa–SNRb。对比度取决于被检组织的固有特性，即质子密度、T1、T2 和血流，同时又取决于选择的参数和脉冲程序。

提高 SNR 的方法和缺点：增加 ACQ，扫描时间延长；增大体素，空间分辨率下降；TR、TE 与信号强度密切相关；选择合适的线圈。

(4) 分辨率：是发现微小病变的第三个重要因素。保留其他参数，特别是扫描时间。体素缩小，SNR 下降；补偿办法是增加 ACQ，延长扫描时间。

2. MRI 参数

MRI 参数有组织参数和生理参数二大组成部分。组织参数：T1、T2、质子、T2*，固定不变 (除用对比剂)；生理参数：呼吸，心跳，血和脑脊液的流动，不自主运动，影响信号及产生伪影。

(1) 质子是影响 S 的主要因素，但人体组织质子差异不大。

(2) T1 与 T1 有关的因素：分子重新定向速度与 Larmor 进动频率的差异，相近则快，T1 时间短；进动频率与外加磁场 (Bo) 成正比，因此，T1 有场强依赖性。

(3) T2：T2 指人体局部小磁场 Mxy 矢量丧失所需的时间，主要与人体组织固有的小磁场有关。大分子比小分子 Mxy 丧失快，另外对外磁场不如 T1 敏感。

(4) T2*(准 T2)：T2* 是主磁场不均匀的附加作用引起 Mxy 衰减，快于所预料的 T2，T2* 总是小于 T2，称之为自由诱导衰减 (FID)。在 SE 程序，T2 决定图象对比，在梯度回波 (GRE) 程序 T2* 决定图象对比。

(5) 生理参数：包括呼吸运动、心脏运动、血和脑脊液流动、不自主运动。

三、扫描参数与信号、图像对比的关系

1. 影响信号强度的参数

(1) 体素：由矩阵分隔的 FOV 和层厚决定。体素大，信号强；层厚薄，体素小，信号低；FOV：保持相同的矩阵，FOV 小，空间分辨率高，信号低。

(2) 矩阵 (MA)：分扫描矩阵和显示矩阵。扫描矩阵由读出 (频率) 方向的采样点和相位编码数组成。在特定 FOV 条件下，MA 大，空间分辨率高，SNR 低；增加相位编码数，扫描时间延长。频率编码数不增加扫描时间，但可防止卷褶伪影。与相位编码数有关的因素：扫描时间、空间分辨率、伪影 (运动、图象重叠)。

(3)ACQ(或 NEX)：ACQ 数增加，扫描时间成倍延长，SNR 提高。

(4) 线圈：线圈大，敏感容积大，噪声大，SNR 低；表面线圈，SNR 高，但降低容积的均匀性。

2. 影响图象对比的参数

(1) 参数：

TR：T1 的对比很大程度上取决于 TR。短 TR：T1-W 重，SNR 低；长 TR：质子加权重，SNR 大，T1-W 低。

TE：T2 对比很大程度上取决于 TE。长 TE T2-W 重，SNR 低。

结论：短 TR、短 TE 为 T1-W；长 TR、长 TE 为 T2-W；长 TR、短 TE 为质子加权像。

翻转角：小于 90 度的反转角减少信号饱和，反转角决定图像对比与采用的序列有关。SE 程序：长 TR 和长 TE 的 T2 加权，用小于 90 度的反转角 (63 度) 能使长 TR(CSF) 信号最大化。

四、MRI 成像序列

1. SE 序列

(1) T1 对比：T1 时间是指组织的最大纵向磁化恢复 63%，恢复快的组织 T1 时间短，反之则长。两个不同 T1 时间的组织对比取决于特定时间 (TR) 纵向磁化率，即 T1 短信号

高，因此，T1 的对比取决于 TR。

(2) 噪声：与 TR 无关。长 TR，SNR 高 (TR 长，纵向磁化恢复时间长，信号高)，相反，短 TR，SNR 低。

(3) 重复时间 (TR)：长 TR 提供高的 SNR，减少 T1 的对比，短 TR 可使 T1 对比最大化，但必需妥协 SNR(SNR 下降)，鉴于 SNR 的原因，用 TR = 400 ～ 700ms，目的是 T R 既要短到有好的 T1 对比，又要长到能保持相当的 SNR 和图象质量。T1 加权：用短 TR 使 T1 对比最大化，用短 TE 使 T2 对比最小化。

T2 对比：T2 时间是横向磁化逐渐丧失的时间，横向磁化丧失 63%，剩 37% 为 1 个 T2 时间。两个不同 T2 时间的组织对比取决于特定时间 (TE) 的磁化率。根据特定时间磁化率的曲线，长 TE 的 T2 对比远大于短 TE。

T2 加权：长 TE 使 T2 对比最大化，长 TR 使 T1 对比最小化。

质子密度 (PD) 加权：有高的 SNR，较低的组织对比，用长 TR 和短 TE。

(4) 回波时间 (TE)：短 TE，SNR 高，但 T2 对比小；长 TE，SNR 低，T2 对比好。回波时间 (TE)：用长 TE 可增加 T2 对比，减少 SNR，假如 T1 对比是很小，选择 TE=70 ～ 100ms 是可以产生好的 T2 对比，并保留高的 SNR 和图象质量 (小于 2 岁的儿童和肝肿瘤等除外)。

2. GRE(梯度回波) 序列

SE 程序的缺点是扫描时间太长，尤其是 T2-W 和 PD-W。GRE 的特点是使用小于 90 度的 RF 脉冲，横向磁化矢量部分仍有相当大，而纵向磁化矢量变化相对较小，故明显缩短扫描时间。GRE 序列的机理是在施加梯度磁场后造成质子自旋频率的互异，很快丧失相位一致，MRI 信号逐渐消失。如再加一个强度一样，时间相同，方向相反的梯度磁场，可使分散的相位重聚，趋向一致，原消失的信号又重现，在回波达到最高值时记录其信号，这种用一个方向相反的梯度磁场代替 180 度 RF 脉冲产生回波，称之为梯度回波技术 (GRE)。

梯度回波横向磁化衰减是由于 T2 或自旋－自旋驰豫、磁体不均匀性、磁性敏感性不同、化学位移、铁磁性物质的存在，局部磁场扭曲。上述复合去相位作用，自旋－自旋驰豫和磁场不均匀是 T2* 时间，而不是 T2 时间。

GRE 优点为：TR 短，成象时间短；每一单位时间高 SNR；3D 成为可能；由于消失了 180 度 RF，短 TE；低 SAR，对患者安全；强 T1 和 / 或 T2* 对比。GRE 常用的方法有二种：快速小角度激发 (FLASH) 和稳定进动快速成象 (FISP)。

FLASH 与 SE 比较：在一定条件下，FLASH 对比与 SE 相似 (反转角 =90 度)，因此，获得 SE 中的 T1 和 T2 加权规则相同，只是 T2 被 T2* 代替。FLASH 的对比不仅取决于组织的 T1 和 T2，也与装备的磁场不均匀性有关。在 FLASH 序列中，T1-W 为短 TE(5 ～ 10ms)，T2*-W 最小化。根据 Ernst 角规则，TR 和 FA 共同决定 T1 加权，T1 对比在特定的 TR 下，随反转角 (FA) 增大而 T1 权重加强。T2* 加权参数选择原则：是长 TR，最小的 T1 对比；长 TE 最大的 T2* 对比；小角度，最小的 T1 对比。需注意的是在 FLASH 中，由于磁场不均匀，信号衰减很快，TE 不能象 SE 那样长，因此，在 FLASH 中，TE > 18ms 是长的，TE < 5ms 是短的，TR(200 ～ 300ms) 影响不太大，FA 最重要。FISP 序列主要用于 3D，FISP 的信号是 T1/T2* 作用。

五、MRI 成像序列的临床应用

1. SE 序列

应用时间长，经验丰富，不太受某些物质影响 (如磁场不均匀或磁场敏感性物质)，应用范围广。主要用于脑、眼、头颈部、四肢、关节、肌肉的 2D，骨关节需 3D 可用 FISP；在脊柱、脊髓 方面除非考虑 T2-W，否则可用 FLASH；心、胸可用 SE 评价解剖，GRE 用于动态研究；腹部 由于运动伪影，目前趋向用 GRE 代替 SE，GRE 可屏气完成检查；3D 成象不用 SE。SE 序列的 T1 加权显示解剖结构和有较好的 SNR，注射 GD-DTPA 后许多病理组织强化 (肿瘤)；T2 加权其成像时间长，SNR 低，但对多数的病变组织的检出敏感性以 T2 为好，反映病理特征也更可靠，典型 TE 时间设定一般为 80 ～ 90ms，能提供强的 T2 对比，是重 T2 加权和 SNR 的最佳结合，如 TE 再延长，T2 权重只轻度增加，而付出 SNR 下降，运动和流动伪影增加；相反 TE 短，PD-W 增加，在腹部和盆腔等检查 TE 常设在 TE=80 ～ 90ms，肝脏和小儿脑除外。质子加权对解剖和 SNR 好，可用于椎管和椎间盘、四肢关节的检查。

2. GRE 序列 (FLASH 序列)

T1 加权用短 TE，以减少 T2* 成份；多层面成像用长 TR 大 FA；腹屏气 16 ～ 21 秒，产生 6 ～ 8 幅，可消除运动伪影，也可注射 GD-DTPA 增强。在 3D 成像，T1-W 用短 TR，低 - 中 FA。T2* 加权用长 TR，长 TE，低 FA。典型 T2*-W 其 TR=300ms，TE=18 ～ 30ms，FA+10-15 度；脊柱 T2*-W 比 SE 的 T2-W 更小的流动伪影。缺点是对磁化伪影敏感。利用此缺点可检查颅内出血。FISP：主要用于 3D，检查四肢关节，FA=40 度，以增强区分黑色的软骨、半月板和韧带。2D 主要用于心脏的动态观察，心脏电影。

3. 快速 SE 程序：

特点是有效地利用 K- 空间，使扫描时间成倍地缩短，优点是图象清晰、对比度增加、扫描时间短、运动伪影小和磁化伪影少。缺点是对短 T2 的物质不敏感。

第三节　颅脑 MRI 检查

一、适应症

(1) 脑肿瘤：胶质瘤、脑膜瘤等。

(2) 颅内感染：结核性、化脓性等。

(3) 脑血管疾病：脑出血、脑梗塞、血管畸形等。

(4) 脑白质病变：MS 等。

(5) 脑发育畸形。

(6) 脑退行性病变。

(7) 脑室及蛛网膜下腔病变。

(8) 脑挫伤及颅内亚急性血肿。

二、禁忌证

同基本常规。

三、操作步骤

1. 线圈选择

选用高分辨头颅专用线圈

2. 体位及采集中心

头先进、仰卧位，人体长轴与床面长轴一致。头颅正中矢状面与线圈纵轴尽量保持一致并垂直于床面，眉间线位于线圈横轴中心，在患者头颅两侧加固定软垫。

3. 扫描方位

常规为横断位，根据需要加扫冠状位或矢状位

4. 脉冲序列及扫描参数

(1) 脉冲序列：SE、TurboSE、IR、TGRE、GRE 等

(2) 采集模式：MS(多层)、2D、3D

(3) 采集矩阵：256×(80 ~ 256)、512×(160 ~ 512)

(4) 重建矩阵：256×256、512×512、1024×1024

(5) FOV：200 ~ 250mm

(6) NSA(信号平均次数)：1 ~ 4 次

(7) THK/Gap(层厚 / 间距)：4 ~ 8mm/(10 ~ 50)%

(8) TR/TE：(SE T1WI)300 ~ 600ms/10 ~ 30ms

(SE T2WI)1800 ~ 3000ms/80 ~ 100ms

(TSE T2WI)3000 ~ 5000ms/100 ~ 160ms/4 ~ 32

5. MRI 增强扫描

平扫如有阳性发现需进一步明确诊断时用 Gd-DTPA 按 0.2mg/kg(即 0.1mmol/kg) 静脉注射后用 T1-W 扫描。

四、注意事项

(1) 位于中线或中线附近的病变应行常规矢状位扫描。

(2) 位于垂体及下丘脑附近的病变常规行冠状位＋矢状位扫描。

(3) 天幕附近的病变应加扫冠状位及矢状位。

(4) 与脑室相关的疾病应加扫冠状位及矢状位。

(5) 脂肪抑制技术与增强检查 T1 加权像联合使用有助于颅神经病变的显示。

第四节　颅内 MRA 检查

一、适应症

(1) 脑梗塞。

(2) 脑动脉瘤。

(3) 脑动静脉畸形。

(4) 脑动脉炎。

(5) 矢状窦狭窄或血栓。

(6) 颈静脉球体瘤。

二、禁忌证

同基本常规。

三、操作步骤

1. 线圈选择

选用高分辨头颅专用线圈。

2. 体位及采集中心

头先进、仰卧位，人体长轴与床面长轴一致。头颅正中矢状面与线圈纵轴尽量保持一致并垂直于床面，眉间线位于线圈横轴中心，在患者头颅两侧加固定软垫。

3. 扫描方位

3D-TOF 使用横断方位，3D-PC 使用横断及冠状方法；根据病变性质选择预饱和静脉或动脉血流。

4. 脉冲序列及扫描参数

脉冲序列：Fisp 3D-TOF、Fisp 3D-PC、Fisp2D-PC 等

采集模式：3D、M2D

采集矩阵：256×(160 ～ 256)、512×(230 ～ 512)

重建矩阵：256×256、512×512

FOV：180 ～ 200mm

NSA(信号平均次数)：1 ～ 2 次

THK/Gap(层厚 / 间距)：0.75 ～ 4mm/(-50 ～ 0)%

TR/TE/Flip：32ms/12ms/20°(3D-PC)

50ms/7ms/25°(3D TOF)

40ms/13ms/20°(2D-PC)

40ms/9ms/25°(3D TOF FSPGR)

第五节　眼部 MRI 检查

一、适应症

1. 隔前病变

蜂窝织炎，基底细胞癌，肉芽肿。

2. 肌锥外病变

泪腺及软组织疾病，眶骨病变：骨瘤，成骨肉瘤，骨纤维结构不良，巨细胞瘤，软骨肉瘤及转移瘤。

3. 肌锥外病变

内分泌性眼病，眼眶肌炎，横纹肌肉瘤，淋巴瘤。

4. 肌锥内病变

海绵状血管瘤，炎性假瘤、血管畸形、淋巴管瘤、脂肪瘤、转移瘤等。

5. 视神经及其鞘病变

视神经胶质瘤、脑膜瘤、视神经炎等。

6. 眼球病变

视网膜母细胞瘤、黑色素瘤、转移瘤等。

二、禁忌证

(1) 眼眶和球内异物。

(2) 同基本常规。

三、操作步骤

1. 线圈选择

选用头部高分辨线圈、环形表面线圈或眼眶专用线圈。

2. 体位及采集中心

选用头线圈，体位同颅脑 MRI 体位。选用眼眶表面线圈，线圈中心置于两眼瞳间线中点。

3. 扫描方位

眼眶 MRI 常规扫描方位为横断位、矢状斜位、观察眼球的球壁肌肉常用冠状位序列。

4. 脉冲序列及扫描参数

脉冲序列：SE、TSE、STIR 等

采集模式：MS、2D、3D。

采集矩阵：256×(160～256)

重建矩阵：256×256、512×512

FOV：140～200mm

NSA：4～6 次

THK/Gap：2～5mm(10～20)%

TR/TE：400～500ms/20～30ms(SE T1WI)

1800～2000ms/80～100ms(SE T2WI)

TR/TE/ETL：3000～5000ms/100～120ms/8～32(TSE T2WI)

TR/TE/TI：1500～2000/20～30ms/100～140ms(STIR)

四、注意事项

(1) 同头颅 MRI 检查。

(2) 视神经检查矢状位应平行与视神经前后轴，冠状位应垂直于视神经。

第六节　鼻及鼻窦 MRI 检查

一、适应症

(1) 先天性异常：鼻腔闭塞，鼻中线囊肿和瘘管，脑膜或脑膜脑膨出。

(2) 外伤。

(3) 炎症：鼻窦炎，粘膜囊肿，鼻腔鼻窦息肉，肉芽肿性炎症，鼻窦炎并发症。

(4) 良性肿瘤和类肿瘤： 粘液囊肿、乳头状瘤、血管瘤、神经鞘瘤、脑膜瘤、骨瘤、骨化纤维瘤、骨纤维异常增殖症、软骨瘤、颅骨囊肿。

(5) 恶性肿瘤、鼻腔癌肿、上颌窦癌肿、筛窦癌肿、额窦癌肿、蝶窦癌肿、鼻腔鼻窦癌肿的复发和转移。

二、禁忌证

同基本常规。

三、操作步骤

1. 线圈选择

通常选头部线圈，对鼻腔、上颌窦病变可选用表面线圈。对筛窦、蝶窦等深层部位病变应选用头线圈为佳。

2. 体位及采集中心

头先进仰卧位，鼻根部对准线圈横轴中线。定位灯纵横轴线分别对准线圈纵横轴中线。

3. 扫描方位

鼻及鼻窦 MRI 常规扫描方位为横断位，配合冠状位及矢状位对鼻及鼻窦病变的显示更有帮助。

4. 脉冲序列及扫描参数：

脉冲序列：SE、TSE

采集模式：MS

采集矩阵：256×(80 ～ 256)

重建矩阵：256×256

FOV：180 ～ 250mm

NSA：1 ～ 4 次

THK/Gap：4 ～ 8mm/(10 ～ 20)%

TR/TE：400 ～ 600ms/10 ～ 30ms(SE T_1WI)

　　　　1800 ～ 2500ms/80 ～ 100ms(SE T_2WI)

TR/TE/ETL：2000 ～ 4000ms/100 ～ 120ms/4 ～ 16(TSE T_2WI)

四、注意事项

同头颅 MRI 检查。

第七节 颞颌关节 MRI 检查

一、适应症

颞颌关节 (TMJ)MRI 不仅对其器质性病变有重要的诊断价值，而且可通过电影显示方式，对其功能性改变作出正确的诊断。

(1) 颞颌关节功能紊乱和脱位。

(2) 外伤。

(3) 关节炎。

二、禁忌证

同头颅 MRI 检查。

三、操作步骤

1. 线圈选择

常规选用 7 ～ 8cm 环形 TMJ 表面线圈一对，一次固定，左右对比成像。

2. 体位及采集中心

患者仰卧头部置于 TMJ 专用头架上体位摆法同颅脑 MRI 技术。将环形 TMJ 线圈中心对准外耳孔前 1 ～ 2cm 处之颞颌关节，将定位灯纵轴线对头部中线，横轴线对准外耳孔。

3. 扫描方位

TMJ 常规磁共振扫描方位为冠状位和矢状斜位。矢状斜位主要用于单层多时相动态扫描，可以电影显示模式诊断其功能性病变。若需观察 TMJ 功能，使用单层多时相动态扫描序列。

4. TMJ 单层多时像 (SSMP) 扫描及电影显示

使用矢状斜位扫描，每侧颞颌关节设定一个采集包。颞颌关节处于不同的咬合位置时进行多次重复扫描。同一层面的 TMJ 在运动的不同时相的图像，用快速连续显示的方法，即可成为连续的运动画面 TMJ 电影。

5. 脉冲序列及扫描参数

脉冲序列：SE、TSE、GRE

采集模式：MS、2D

采集矩阵：256×(160 ～ 256)

重建矩阵：256×256

FOV：180 ～ 200mm

NSA：2 ～ 4 次

THK/Gap：2～4mm(10～20)%

TR/TE：400ms/20～30ms(SE T₁WI)

TR/TE/ETL：300～400ms/15～25ms/4(TSE T₁WI)

TR/TE/Flip：50ms/23ms/20°(GRE MOVIE)

四、注意事项

(1) 尽量使线圈平面与主磁场平行，用束带将线圈固定于 TMJ 头架上。线圈尽量贴近 TMJ。

(2) 给患者讲解辅助开口器的用法，嘱患者在动态扫描时，每作一次扫描，患者需根据辅助张口器的等高阶梯张开一个口形，依从小到大的顺序等速变化。每张大一级作一次扫描直至最大为止。

第八节　耳部 MRI 检查

一、适应症

(1) 正常变异和先天异常。

(2) 外伤。

(3) 良性肿瘤。

(4) 恶性肿瘤。

(5) 其他疾病：美尼氏综合征。

二、禁忌证

同基本常规。

三、操作步骤

1. 线圈选择

选用头部线圈或耳部环形表面线圈。

2. 体位及采集中心

采用头部线圈则体位同颅脑 MRI 技术。采用耳部环形表面线圈则体位同颞颌关节 MRI 技术。

3. 扫描方位

内耳半规管 MRI 通常采用横断位扫描。

4. 脉冲序列及扫描参数

脉冲序列：CISS

采集模式：3D

采集矩阵：512×(256 ～ 512)

重建矩阵：1024×1024、512×512

FOV：180 ～ 200mm

NSA：2 次

THK/Gap：0.75 ～ 1mm/0

四、注意事项

(1) 同头颅 MRI 检查。

(2) 中耳病变的诊断 MRI 不如 CT 检查。

第九节　鼻咽部 MRI 检查

一、适应症

(1) 先天异常。

(2) 良性肿瘤和类肿瘤：粘膜囊肿、增殖体肥大等。

(3) 恶性肿瘤：鼻咽癌、淋巴瘤等。

二、禁忌证

同基本常规。

三、操作步骤

1. 线圈选择

可选用头部线圈及表面线圈，以头部线圈最常用，如患者颈部太短或病变涉及鼻咽以下部分则应选颈部表面线圈。

2. 体位及采集中心

选用头部线圈时体位与颅脑 MRI 相同。选用表面线圈，环形表面线圈中心对准鼻尖。

3. 扫描方位

常规采用横断面、冠状面扫描，必要时加矢状面扫描。

4. 脉冲序列及扫描参数

脉冲序列：SE、TSE

采集模式：MS

采集矩阵：256×(80 ～ 256)

重建矩阵：256×256

FOV：180～230mm

NSA：1～4次

THK/Gap：4～6mm/(10～20)%

TR/TE：500～600ms/20～30ms(SE T_1WI)

　　　　1800～2000ms/80～100ms(SE T_2WI)

TR/TE/ETL：3000～4000ms/90～120ms/8～16(TSE T_2WI)

四、注意事项

(1) 线圈应尽量贴近面部，线圈平面尽量与磁场平行，头部正中矢状面置于床面中心并与床面垂直，两侧听眶线之平面与床面垂直。

(2) 注意环形表面线圈直径应有17～18cm，径线太小则深层组织信号显示不良。

(3) 对鼻咽患者疑有颅底内侵犯时，采用增强扫描、动态及延时 MRI 增强扫描有助于鼻咽癌的定性及侵犯深度的诊断。

第十节　口咽部 MRI 检查

一、适应症

1. 良性肿瘤和类肿瘤

舌甲状腺残留、鳃裂囊肿、恶性肿瘤、血管瘤、淋巴管瘤、脂肪瘤、表皮样囊肿和皮样囊肿、舌下囊肿、颌下腺和舌下腺混合瘤、舌下腺和颌下腺恶性肿瘤、颌下腺结石和感染。

2. 炎症性病变

蜂窝织炎和脓肿。

二、禁忌证

同基本常规。

三、操作步骤

1. 线圈选择

选用颈部环形表面线圈、鞍形线圈、颈部容积线圈。

2. 体位及采集中心

仰卧位，双侧听眦线平面与床面垂直，头颈部正中矢状面与床面正中线一致并垂直于床面。将环形表面线圈中心对准患者口部。

3.扫描方位

常规采用横断面、冠状面扫描，必要时加矢状面扫描。

4.脉冲序列及扫描参数

脉冲序列：SE、TSE

采集模式：MS

采集矩阵：256×(80 ~ 256)

重建矩阵：256×256

FOV：150 ~ 230mm

NSA：1 ~ 4 次

THK/Gap：5 ~ 8mm/(10 ~ 20)%

TR/TE：500 ~ 600ms/20 ~ 30ms(SE T_1WI)

　　　　1800 ~ 2000ms/80 ~ 90ms(SE T2WI)

TR/TE/ETL：3000 ~ 4000ms/100 ~ 120ms/8 ~ 16(TSE T_2WI)

四、注意事项

(1) 用束缚带将其固定于颈后或头托上，使线圈尽量贴近面部及颈部，线圈平面与磁场平行。

(2) 特别告知患者在数据采集时，不可运动舌、下颌，不可做吞咽动作。

(3) 同头颅 MRI 检查。

第十一节　喉及甲状腺 MRI 检查

一、适应症

1.喉

喉气囊肿、恶性肿瘤、良性肿瘤、外伤、肉芽肿。

2.甲状腺和甲状旁腺

恶性肿瘤、良性肿瘤、甲状旁腺肿瘤、甲状腺胶样囊肿和非胶样囊肿、结节性甲状腺肿、弥漫性甲状腺疾病、甲状舌骨导管囊肿。

二、禁忌证

同基本常规。

三、操作步骤

1. 线圈选择

选用颈部表面线圈或颈部容积线圈。

2. 体位及采集中心

仰卧位于检查床上，使听口线平面与床面垂直，正中矢状面与床面中线一致并与床面垂直。将环形表面线圈置于颈部前面，线圈中心对准甲状软骨，并固定线圈。

3. 扫描方位

喉及甲状腺 MRI 常规扫描方位为横断位及冠状位。必要时可加矢状位。

4. 脉冲序列及扫描参数

脉冲序列：SE、TSE

采集模式：MS

采集矩阵：256×(80 ～ 256)

重建矩阵：256×256

FOV：150 ～ 230mm

NSA：1 ～ 4 次

THK/Gap：3 ～ 6mm/(10 ～ 20)%

TR/TE：500 ～ 600ms/20 ～ 30ms(SE T_1WI)

　　　　1800 ～ 2000ms/80 ～ 90ms(SE T_2WI)

TR/TE/ETL：3000 ～ 4000ms/100 ～ 120ms/8 ～ 16(TSE T_2WI)

四、注意事项

(1) 使线圈与颈部尽量贴近。线圈面尽量与磁场平行。

(2) 特别告知患者在数据采集时，不可运动舌、下颌，不可做吞咽动作。

(2) 同头颅 MRI 检查。

第十二节　颅颈部 MRI 检查

一、适应症

(1) 颈部大血管病变。

(2) 血管源性肿瘤和富血管性肿瘤。

二、禁忌证

同基本常规。

三、操作步骤

1. 线圈选择

可选用颈部柔韧环形表面线圈、鞍形线圈、容积线圈、包裹线圈等。

2. 体位及采集中心

同颈髓、颈椎 MRI 技术。

3. 扫描方位

颅颈部 MRA 常规采用横断位、冠状位扫描。横断位扫描通常配合 TOF 技术。血流方向通常配合 PC 技术。

4. 脉冲序列及扫描参数

脉冲序列：Fisp2D-TOF、Fisp3D-PC、Fisp2D-PC 等

采集模式：3D、2D

采集矩阵：256×(128 ～ 256)

重建矩阵：256×256、512×512

FOV：200 ～ 250mm

NSA：2 ～ 4 次

THK/Gap：1 ～ 4mm/(-50 ～ 0)%

TR/TE/Flip：45ms/15ms/20°(3D-PC)

　　　　　　40ms/13ms/20°(2D-PC)

　　　　　　50ms/8ms/30°(2D-TOF)

四、注意事项

(1) 预饱和带的位置。

(2) TOF 和 PC 法的适应征。

(3) 同头颅 MRI 检查。

第十三节　纵隔、肺、胸膜 MRI 检查

一、适应症

(1) 鉴别肿瘤的来源。

(2) 纵隔增宽及肺门增大的诊断及鉴别诊断，尤其是含脂肪的肿瘤、囊肿性病变的识别。

(3) 血管生理性变异、动脉硬化、扭曲所致的"肿块"，以及动脉瘤、夹层动脉瘤的诊断。

(4) 肺部肿瘤侵犯肺门及纵隔，特别是对肺癌分期的评估。

(5) 肺内较大肿块内的血管结构、脂肪成份及血供的显示。

(6) 鉴别胸腔积液的性质。

二、禁忌证

同基本常规。

三、操作步骤

1. 线圈选择

选用包绕式矩形体部表面线圈或体线圈。

2. 体位及采集中心

仰卧位。心电门控导联安装于患者左胸前，方法同心脏 MRI 技术。也可用周围门控代替。将包绕式线圈置于患者背后，长轴与患者胸部 C～C 轴垂直，中心对准胸骨中点。呼吸补偿感应器置于患者上腹部。先在患者背部安装心电门控装置，使用体部线圈。

3. 扫描方位

以横断位与冠状位作常规方位，必要时加矢状位。

4. 脉冲序列及扫描参数：

脉冲序列：SE、TSE

采集模式：采用 SE 序列，T1，T2 加权，层厚 10 毫米，尽可能减少间距。

采集矩阵：矩阵为 256×256 或 256×128

重建矩阵：256×(128-256)

FOV：350～400mm

NSA：1～4 次

THK/Gap：8～10mm/(10～20)%

门控方式：心电或周围门控或 HB

TR=20-30ms、TE=70-90ms(T2WI)

TD=Shortest

四、注意事项

(1) 患者呼吸不稳可采用 FLASH 序列或加呼吸门控。

(2) 一般不需增强造影，在少数情况下如鉴别血管性疾病才采取 GD-DTPA 增强。

(3) 线圈两端向胸前包绕至胸骨处，若两端重叠太多，可在前胸壁加棉垫使重叠不超过 8cm。

(4) 气管、支气管冠状扫描：取主支气管平面的横断位图像作第一定位像。取正中矢状面作第二定位像。设定层厚、层面间距及扫描层数，使扫描范围达到所需范围。相位编码方向取 LR 向。

第十四节 心脏、大血管 MRI 检查

一、适应症

1. 后天性心脏病

心肌梗塞、心肌病、瓣膜病变、心包病变、心脏肿瘤。

2. 先天性心脏病

房间隔和房室间隔异常、室间隔缺损、动脉导管未闭、法乐氏四联症、右室双出口、永存动脉干、大动脉转位、单心室、三尖瓣异常、肺静脉畸形引流、主动脉缩窄、主动脉动脉瘤、主动脉夹层动脉瘤、复合性先天性心脏病、马凡氏综合征、腔静脉畸形、腔静脉血栓形成、腔静脉阻塞。

二、禁忌证

同基本常规。

三、操作步骤

1. 检查前准备。

2. 线圈选择

常规为体线圈，也可选用包裹式心脏表面线圈及相控阵线圈。

3. 体位及采集中心

头先进，仰卧位，身体长轴与床面长轴一致。或根据心电图情况左 (右) 侧身体抬高约 30° 角 (使室间隔呈水平方向)，中心置在两乳头连线处，两臂放于身体两侧，安放好心电门控电极，一般不使用呼吸门控。

4. 扫描方位

心脏扫描方位众多，一般以冠状方位定位先行横轴位扫描，再以横轴像设置冠、矢状位及任意角度的斜位扫描，有时还需做双斜位 (视患者情况，身体右侧抬高 15° ～ 30° 角，向头侧倾斜 15° 角左右) 扫描。多种特殊扫描方位简介如下。

平行于室间隔的心脏长轴位：显示左、右房室、二尖瓣及左室流出道。能准确测量心功能 (舒张末期与收缩末期容积、左心射血分数)，测量左心室长轴和短轴，可与左室造影相对照。

垂直于室间隔的心脏长轴位：显示 4 个心腔，它能很好地观察房间隔、室间隔、二尖瓣与三尖瓣口、左心室前壁、侧壁以及心尖与心底部心肌。此外能较好观察左右心室流出道、升主动脉与主肺动脉。

垂直于室间隔的心脏短轴像：显示左右心室或左右心房，能很好地观察房室间隔、

前壁、侧壁、下壁、后壁心肌、右室流出道等。这一扫描体位也是显示主动脉升、弓、降部及其分支的最佳体位。

四腔位设定：显示左右房室瓣及心肌、心腔。

左室流出道位：通过左心尖、主动脉瓣及升主动脉。主要显示主动脉瓣及左室流出道。

右室流出道：扫描层面通过右心室、右心室流出道及肺动脉干。显示肺动脉瓣及流出道。

左室两腔位：通过左心尖与二尖瓣中心。主要显示二尖瓣及左侧房室。

右室两腔位：通过右心室与三尖瓣。主要用于显示三尖瓣及右侧房室。

主动脉弓位：通过升主动脉、主动脉弓和降主动脉。主要用于显示主动脉弓、升主动脉及降主动脉。

5. 脉冲序列及扫描参数

脉冲序列：SE、TSE、GRE 等

采集模式：MS(多层)、2D

采集矩阵：256×(128 ～ 256)

重建矩阵：256×256

FOV：350 ～ 400mm

NSA (信号平均次数)：2 ～ 4 次

THK/ Gap(层厚 / 间距)：5 ～ 10mm/(10 ～ 50)%

常规使用的扫描参数：T_1 加权 TR ＝ 1R ～ R 间期 / TEl5，2 ～ 4 次收集信号。T_2 加权 TR ＝ lR ～ R 间期 /TEl5/90°，2 次收集信号。FISP 序列 TR ＝ lR ～ R 间期 /TEl2/FI 50°，收集信号 2 次。

ECGtrigger=Yes

TR：在多时相序列中为一个时相间隔时间 (HP!)。在单时相扫描序列为 1 个或数个 R ～ R 间期。

TE：＜ 30ms(SE)、＜ 15ms(GRE)

Flip：90°(SE)、20 ～ 40°(GRE T2WI)

TD(延迟时间)：可选择 shortest 或设定小于一个 RR 间期的特定时间，TD 延长则用于数据采集的时间相应减少。使用预饱和脉冲时最短 TD 值会相应增加。

门控不应期 (No trigger period)：其值的选择决定于 TR，且受心律的影响，如 TR 为 2(R ～ R 间期)，则门控不应期可选 (0.7 ～ 0.9)×2 ＝ 1.4 ～ 1.8，若心律整齐可选 1.8，反之则选 1.4 甚至更小。门控不应期减去 TD 即为可用于数据采集的时间。

6. MRI 增强扫描

一般不用。

四、注意事项

(1) 心脏、大血管扫描 以 T_1 加权为主，根据需要做梯度回波脉冲序列扫描，多采用 FISP。FISP 序列也常用于多相位动态扫描 (固定在一个层面，在一个心动周期内做 19 次不同相位的动态扫描)，还可做垂直于室间隔的心脏长轴像，平行于室间隔的心脏长轴像及心脏短轴像 T_1 加权。

(2) 心肌厚度测量 应以垂直于室间隔的长轴位、短轴位及平行于室间隔的长轴位为准，心功能测量也多用三者。

(3) 儿童需在扫描前肌注安定或口服水合氯醛，以取得患者配合。

(4) 心脏肿瘤与心旁、纵隔肿块的鉴别诊断作 T2 加权十分必要。鉴别肿块是实性还是囊性病变，除了做横轴、矢、冠状方位 Tl 加权外，至少要选择一个方位做 SE 序列 T2 加权或 FISP 准 T2 加权。

第六章　头颈部影像

第一节　诊断基础

一、检查技术及其价值

如 X 线平片、涎腺造影、计算机 X 线断层 (CT)、磁共振 (MRI)、超声 (BUS)。随着影像设备的不断更新,这些检查方法在头颈部的应用越来越广泛。常规 X 线检查是头颈部骨骼疾病诊断中的一种简捷、经济的检查方法,但对一些非骨骼性病变其只能显示一些病变的间接征象,很难对疾病作出定性诊断。B 超检查是一种经济、无辐射的检查方法,对一些表浅部位如颈部、眼眶、眼球等的病变具有很重要的价值,但对一些深部组织,尤其是被骨骼含气腔遮盖的部位具有一定的局限性,如鼻窦或喉腔内的病变等。CT 以较高的时间分辨率和较高的空间分辨率在头颈部疾病的诊断中具有特异的优越性,其不但能发现病变,同时可清晰地显示病灶与周围组织结构的关系,并能对颈部恶性肿瘤进行分期,在肿瘤的诊断和治疗中具有非常重要的意义。

二、正常影像解剖

眼和眼眶由眶骨和眼眶软组织组成。眼眶软组织包括眼球、视神经、眼外肌、泪腺和泪囊。眶骨是由额骨、蝶骨、颧骨、上颌骨、腭骨、肋骨和筛骨组成的四边锥形眶窝。眼球是一个前后和横径相仿的球形体,其直径约 24mm。视神经是一条走行弯曲自球壁段至视交叉约 25mm 的条状软组织结构,视神经外包的三层鞘膜与三层脑膜相延续。眼外肌包括上、下、外、内四条直肌、上和下两条斜肌和提上睑肌,在 CT 轴位图像上其表现为条状软组织密度影,在 CT 冠状图像上可清晰地显示各条肌肉,表现为类圆形的结节状横断面软组织密度影。泪腺位于眼眶外上方的泪腺窝内,CT 轴位图像上常表现为眼眶外上方的类梭形的软组织密度影。

鼻由外鼻和鼻腔组成,外鼻是由骨和软骨组成的支架,常规 X 线很难显示外鼻的结构,尤其是软骨部分,CT 检查尤其是螺旋 CT 检查可通过 MPR 重建直观地显示外鼻结构。鼻腔由上、中、下鼻甲分为上、中、下鼻腔。鼻窦是由上颌窦、筛窦、蝶窦和额窦四对组成的,鼻窦包括骨性窦壁和含气窦腔。在常规汤氏位或颅底位 X 线片上常可清晰地显示各鼻窦的结构。CT 轴位和冠状位图像上可清晰地显示各鼻窦的结构。鼻咽腔范围从后鼻孔开始,下至软腭水平。侧壁最显著的标志是咽鼓管隆突,B 超和 X 线在鼻咽部检查中具有一定的局限性，常规 X 线只能显示咽旁的骨质结构。CT 尤其是螺旋 CT 能清晰地显示鼻咽部的结构，显示咽鼓管、鼻咽部和咽旁脂肪间隙。同时螺旋 CT 可通过轴位图像和后处理图像清晰地显示喉腔、声带等结构。鼻咽腔：前界为鼻中隔和后鼻孔，顶为颅底及其被覆黏膜，后壁为第 1～2 颈椎椎前软组织，两旁为咽侧壁。咽侧壁内表面附有咽鼓管开口、圆枕和咽隐窝。喉：软骨支架和软组织构成的空腔器官，具通气和发音功能。以声带为界分声门上区、声门区和声门下区。

颞骨由鼓部、乳突部、岩骨锥体、鳞部和茎突组成。外耳道由外 1/3 的软骨部分和内 2/3 的骨性部分组成；中耳由上、中、下鼓室及鼓室内的听小骨组成。内耳位于鼓室与内耳道之间，由耳蜗、前庭和半规管组成。高档螺旋 CT(MSCT) 出现后，其在颞骨扫描中具有不可比拟的优越性，利用 MSCT 的高分辨率扫描技术可清晰地显示颞骨的正常结构，显示外耳、中耳及内耳的结构。

第二节　眼　眶

一、炎性假瘤

（一）概述

眼眶非特异性炎症又称炎性假瘤，其表现多种多样，可表现为眼肌肥厚，眼睑、眼球表面肿胀，泪腺炎，眼环和视神经炎性浸润等，其病理表现主要为眶内弥漫性淋巴细胞、浆细胞浸润，纤维结缔组织增生、血管增生常伴有管壁变性等改变，在眶内形成肉芽肿或纤维瘢痕。

（二）影像学表现

X 线正位片常可显示病变侧眼眶不同程度地扩大，骨性眶壁可显示轻度吸收变薄。CT 扫描可显示病变累及的范围。具体表现为：①眼肌不规则增大、增粗，边缘模糊。②急性期还可清晰地显示眼睑皮下软组织肿胀。③眼球可有不同程度的突出。④CT 强化扫描可显示病变的眼肌呈明显强化。

（三）诊断要点、鉴别诊断及检查方法的比较

1. 诊断要点

(1) 眼球突出。

(2) 眶内肿块。

(3) 眼肌肿胀。

(4) 边缘模糊。

2. 鉴别诊断

常须与眶内海绵状血管瘤、脑膜瘤等相鉴别。根据其各自 CT 强化特点比较容易鉴别。

3. 检查方法比较

CT 是眶内炎性假瘤的一种较为可靠的检查方法。常规 X 线只能显示眼眶扩大等一些间接征象，不能直接诊断炎性假瘤。

二、血管瘤

（一）概述

眶内血管瘤是眶内常见的良性肿瘤，其实际是一种先天性血管发育畸形，病理上分为多种类型，常见的有毛细血管瘤、海绵状血管瘤、淋巴管瘤等。眶内血管瘤和其他眶内肿瘤一样，临床上常表现突眼，在低头时突眼可加重。

（二）影像学表现

1. X 线

X 线表现可显示眼眶普遍性增大，当肿瘤伴有钙化时，平片可见眶内不规则的高密度钙化灶。

2. CT

CT 轴位扫描不同类型其表现不尽相同，毛细血管型血管瘤常表现为眶内不规则的条带状软组织肿块，无明显包膜；海绵状血管瘤常表现为肌内梭形、边缘规则的软组织肿块静脉型血管瘤常表现为肌内不规则的分叶型软组织肿块，其内常伴有高密度静脉石。不同类型的血管瘤常伴有不同程度的眼球突出。

CT 强化扫描不同类型的血管瘤均呈明显强化，延迟扫描可见病灶密度较动脉期明显增高。

3. B 超表现超声图 (USG)

眶内血管瘤常表现为眶内圆形或椭圆形实性回声区，边缘清楚，内部回声光点稀疏，内部透声较差，可见后界面。当用探头压迫眼球时表现为肿瘤的前后径减小且内回声光点更为密集。

（三）诊断要点、鉴别诊断及检查方法的比较

1. 诊断要点

(1) 眼球突出。

(2) 眶内肿块。

(3) 常伴有高密度静脉石。

(4) CT 强化，尤其是延迟扫描病灶明显强化。

2. 鉴别诊断

常须与眶内炎性假瘤、脑膜瘤等相鉴别。

3. 检查方法比较

CT 和 B 超为眶内血管瘤一种较为可靠的检查方法。常规 X 线只能显示眼眶扩大等一些间接征象，不能直接诊断。

三、视网膜母细胞瘤

(一) 概述

视网膜母细胞瘤是儿童常见的恶性肿瘤，常单侧发病，为常染色体显性遗传性疾病。其常发生于视网膜核心层，多中心性起源，迅速生长并向邻近组织浸润，因为肿瘤生长快于其血供，可以出现细胞坏死和 DNA 释放，有形成钙复合物的倾向。临床上常表现为瞳孔区有黄光或白光反射，斜视，眼球红痛，突眼等。肿瘤细胞常围绕血管生长，形成假菊花形，距离血管较远的肿瘤常因缺血坏死发生钙化，病理上肿瘤发生钙化率可高达 80%～90%。

(二) 影像学表现

1. X 线

X 线平片常可见眼球的钙化，肿块较大时，可显示患侧眼眶不同程度地扩大及突出眶外的软组织肿块。

2. CT

CT 平扫肿瘤表现为眼环不规则增厚，眼球内密度增高，其内可见不规则的高密度钙化。有时病变可累及整个眼球并向眶内外扩展，显示眶内外软组织肿块。CT 强化扫描可显示病变呈不均质强化。

3. B 超

B 超表现为眼球后部玻璃体暗区内可见不规则实性非均质性回声区，表面凹凸不平，其内常见点片状强回声，其后方有时伴有声影。

(三) 诊断要点、鉴别诊断及检查方法的比较

1. 诊断要点

(1) 婴幼儿 (常见于 3 岁以下)。

(2) 一般单眼发病。

(3) CT 扫描眼环不规则增厚，其内常见高密度钙化。

2. 鉴别诊断

本病常须与视网膜脱离 (视网膜剥离)、视网膜发育不良相鉴别，根据其发病年龄和典型的 CT 表现一般不难鉴别。

3. 检查方法比较

CT 和 B 超为眶内血管瘤一种较为可靠的检查方法。常规 X 线只能显示眼环的钙化，不能直接诊断。

四、外伤

（一）概述

眼部外伤是日常生活常见的外伤，常包括眼眶外伤及眼球外伤。眼眶外伤常表现骨性眶壁包括视神经管的骨折及眶周软组织的挫伤等，多数情况下可通过 X 线、CT 等检查设备进行诊断。眼球外伤包括眼球内异物、眼球破裂等，一般可通过 CT、MRI 及 B 超对其进行诊断。

（二）影像学表现

1. X 线

X 线表现可以显示眶壁的骨折线及眶内异物，尤其是高密度异物。

2. CT

CT 扫描不但可以显示眼眶骨折，而且还可显示眶内有无异物、出血等并发症，同时还可以清晰地显示眼球的情况，为临床治疗提供可靠的依据。具体表现为：CT 轴位图像可直接显示眶骨或视神经管的骨折线以及凹陷性骨折或游离骨片与周围组织结构的关系，螺旋 CT 能通过其高档的后处理软件进行二位或三位重建，立体直观地显示骨折及骨折与周围组织结构的关系。伴有并发症时 CT 常表现为：①因异物的密度不同其 CT 可分为高、低等不同表现，一般轴位图像可显示异物的位置，螺旋 CT 还可通过不同的重建图像立体、直观地显示异物。②眶内或球内出血常表现为眶内或球内略高密度灶，形态欠规整。③眶内或球内积气常表现为眶内或球内气体密度灶。

（三）诊断要点、鉴别诊断及检查方法的比较

1. 诊断要点

(1) 头面部外伤病史，常伴有眼球形态或视力的改变。

(2) 眶内或球内异常密度灶。

(3) CT 扫描可见不规则的骨折线。

2. 鉴别诊断

眶内血肿常须与眶内肿瘤相鉴别，根据其典型的临床病史，一般不难鉴别。

3. 检查方法比较

CT 检查尤其是 CT 高分辨率扫描为眼外伤一种较为可靠的检查方法。常规 X 线只能显示眶骨的骨折和眶内或球内高密度异物，不能显示血肿等低密度灶。

五、视网膜脱离

（一）概述

视网膜脱离分为原发性和继发性，其病理基础为视网膜的色素上皮层与神经上皮层分离。原发性视网膜脱离常因视网膜出现裂孔，变性液化的玻璃体液经裂孔进入视网膜层，

导致视网膜上皮层与神经层分离。继发性视网膜脱离常因肿瘤、炎症或外伤等不同原因引起视网膜上皮层与神经层分离。

（二）影像学表现

1. CT

CT 常表现为局限性或广泛视网膜增厚，有时可见视网膜下积液。CT 增强扫描可见增厚的视网膜无强化。

2. B 超

B 超表现为在玻璃体暗区内可见膜状断面的强回声光带，光带与球壁平行，光带后方可见无回声区，为视网膜下积液。

（三）诊断要点、鉴别诊断及检查方法的比较

1. 诊断要点

(1) 常有炎症或肿瘤病史。

(2) CT 扫描眼环不规则增厚，不伴有钙化，CT 强化扫描增厚的眼环无强化。

2. 鉴别诊断

常须与视网膜母细胞瘤、视网膜发育不良等相鉴别，一般视网膜脱离为视网膜肿瘤的常见并发症。

3. 检查方法比较

CT 和 B 超为视网膜脱离一种较为可靠的检查方法。常规 X 线不能直接诊断。

第三节　耳

一、中耳炎

（一）概述

中耳乳突炎分为急性中耳乳突炎和慢性中耳乳突炎，慢性中耳乳突炎常伴有胆脂瘤形成。急性化脓性中耳乳突炎为中耳黏膜的化脓性感染，多由上呼吸道感染引起，临床上常表现为发热、耳痛、外耳道流脓等。慢性中耳乳突炎常为中耳黏膜、骨膜的慢性感染，常为急性化脓性中耳乳突炎治疗不彻底引起。

（二）影像学表现

1. X 线

常规 X 线在汤氏位或颅底位上常表现为骨室和乳突密度增高，气体消失，有时其内可见气液平。

2. CT

急性化脓性中耳乳突炎 CT 扫描轴位图像表现为：乳突气房内密度增高，较大的气房内有时可见气液平，鼓室黏膜增厚。部分患者鼓室可表现为小脓肿形成。慢性中耳乳突炎 CT 扫描不但可以发现病变，还可观察中耳及内耳结构的情况。CT 扫描轴位图像常表现为：

(1) 乳突气房内密度增高，乳突软组织肿块并大面积骨质破坏，外耳道和鼓室内可见软组织密度影，鼓室黏膜增厚。

(2) 常伴有鼓窦、听小骨及周围骨质的破坏，部分患者伴有胆脂瘤形成。胆脂瘤 CT 轴位扫描常表现为：乳突或鼓室、鼓窦内不规则的软组织肿块，周围骨质吸收破坏。

(3) CT 强化扫描可显示病变有不规则的强化。

（三）诊断要点、鉴别诊断及检查方法的比较

1. 诊断要点

(1) 有耳部流脓病史。

(2) 乳突小房消失。

(3) CT 扫描中耳及乳突小房内黏膜不规则增厚，常见肉芽肿形成，可伴有听小骨的破坏。

2. 鉴别诊断

常须与肿瘤相鉴别，肿瘤常表现为颞骨不规则的骨质破坏伴有软组织肿块形成。

3. 检查方法比较

X 线和 CT 均能诊断中耳乳突炎，但 X 线不能显示细微结构的改变。

二、外伤

（一）概述

耳部外伤常因头部外伤引起，常表现为颞骨骨折，临床表现为外耳道出血、脑脊液耳漏、面瘫、耳聋等。

（二）影像学表现

1. X 线

常可显示颞骨的骨折线和中耳及乳突小房内积血。

2. CT

(1) CT 轴位扫描可直接显示骨折线。

(2) 螺旋 CT 可通过其 MPR 重建，从不同的层面和角度清晰地显示颞骨的横向骨折及各种复杂的颞骨骨折，包括听小骨的骨折及听骨链的错位。

(3) CT 扫描还可显示外耳道及乳突的积血及积液，表现为乳突下房透亮度减低或出现气液平。

（三）诊断要点、鉴别诊断及检查方法的比较

1. 诊断要点

(1) 有耳部外伤病史，常有外伤后外耳道流血史。

(2) 乳突小房消失。

(3) CT 扫描可见颞骨骨折线和中耳及乳突小房内积血，可伴有听骨链的脱位等。

2. 鉴别诊断

常须与发育异常相鉴别。

3. 检查方法比较

CT 扫描尤其是高分辨率扫描能清晰地显示颞骨骨折及其并发症，并能显示细微结构的改变，如面神经管的骨折等。

第四节　鼻和鼻窦

一、鼻窦炎

（一）概述

鼻窦炎为鼻旁窦（副鼻窦）常见的感染性疾病，可单鼻窦或多鼻窦发病。严重的鼻窦炎可通过 X 线平片诊断，但其常不能显示组织结构及病灶的密度及鼻窦周围组织结构的关系。

（二）影像学表现

1. X 线

常规 X 线片可显示窦腔内密度增高影，有时可显示窦腔内气液平。

2. CT

CT 扫描可观察鼻窦炎的直接征象，显示鼻窦内的病变。具体表现为：

(1) 慢性鼻窦炎 CT 轴位图像可显示病变的鼻窦黏膜增厚或其内充满液性密度灶，急性鼻窦炎一般表现为病变的窦腔内出现气液平，少部分慢性鼻窦炎亦可出现此种表现。

(2) CT 强化扫描可显示增厚的黏膜明显强化，窦腔内的液性灶无明显强化。

(3) 慢性鼻窦炎由于病程较长，可表现为窦腔扩大或骨性窦壁增厚，部分病例可并发鼻窦囊肿或炎性息肉等。

（三）诊断要点、鉴别诊断及检查方法的比较

1. 诊断要点

(1) 鼻息肉史。

(2) 鼻窦内密度增高。

(3) CT 扫描可见窦腔黏膜增厚，部分病例窦腔内可见气液平，一般不伴有骨壁的破坏。

2. 鉴别诊断

常须与鼻窦肿瘤相鉴别，后者窦腔内为软组织密度灶，一般伴有明显的骨性窦壁的破坏。

3. 检查方法比较

常规 X 线和 CT 检查一般能显示窦腔内的病变，对该病作出正确的诊断。

二、鼻窦囊肿

(一) 概述

鼻窦囊肿分为黏液性囊肿和黏膜下囊肿。黏液性囊肿一般是由于不同原因引起的鼻旁窦口堵塞，导致大量黏液潴留在窦腔内，黏液性囊肿 66% 发生在额窦，25% 发生在筛窦，10% 发生在上颌窦，累及蝶窦最少见。黏膜下囊肿是一种潴留性囊肿，一般是由于窦腔黏液腺分泌梗阻而形成的，上颌窦内多见。

(二) 影像学表现

1. X 线

黏液性囊肿 X 线常表现为额窦或筛窦窦腔扩大，窦腔内气体密度影消失，有时可见窦腔呈气球样变，骨性窦壁变薄。黏膜下囊肿常表现为窦腔内可见圆形或类圆形的实变区，边缘光滑。

2. CT

黏液性囊肿 CT 表现为：

(1) CT 平扫病变窦腔内充满低密度肿块，密度可为液性，亦可由于其内含蛋白较高而使其 CT 值略高。

(2) CT 强化扫描可见窦腔内低密度灶无明显强化，部分病例囊壁可有强化。

(3) 由于囊性肿块张力较大，常导致窦腔骨壁吸收变薄。黏膜下囊肿好发于上颌窦底部，具体表现为：①窦腔内单个或多个边缘清晰的液性密度灶，密度一般均质。②CT 强化扫描病变一般无强化。③常伴有窦腔内炎症，表现为窦腔黏膜增厚。

(三) 诊断要点、鉴别诊断及检查方法的比较

1. 诊断要点

(1) 窦腔内圆形或椭圆形边缘光滑的密度增高影。

(2) 一般不伴有骨壁的破坏。

2. 鉴别诊断

常须与鼻窦炎、鼻窦肿瘤等相鉴别，根据其典型的表现一般不难鉴别。

3. 检查方法比较

常规 X 线和 CT 检查一般能显示窦腔内的病变，对该病作出正确的诊断。

三、鼻旁窦恶性肿瘤

（一）概述

鼻旁窦的恶性肿瘤以鼻旁窦癌（副鼻窦癌）常见，上颌窦癌最常见，其他恶性肿瘤如恶性纤维组织细胞瘤、软骨肉瘤等比较少见。上颌窦癌主要包括鳞状细胞癌和涎腺上皮癌，其中鳞状细胞癌多见。

（二）影像学表现

1. X 线

X 线华特位上常表现为病变鼻旁窦的透光区消失、软组织肿块形成和骨性窦壁不规则吸收破坏。

2. CT

CT 扫描可清晰地显示病变及其与周围组织结构的关系。CT 平扫表现为窦腔不规则扩大，窦腔内可见不规则的软组织肿块，形态欠规整，密度欠均质，骨性窦壁不规则的破坏。早期病变较小时应注意与上颌窦炎症的鉴别，前者一般肿块不规则，密度较均，后者形态较规则。CT 强化扫描表现为肿块明显不均质强化，其内有不规则的无强化坏死区。晚期病变常突破窦壁向周围组织侵犯，可伴有颈部淋巴结或远处组织脏器转移，表现为被转移脏器单发或多发大小不一的软组织密度灶。

（三）诊断要点、鉴别诊断及检查方法的比较

1. 诊断要点

(1) 窦腔内密度增高影。

(2) 软组织肿块和不规则的窦壁骨质破坏。

2. 鉴别诊断

常须与鼻窦炎、鼻窦囊肿等相鉴别，根据其典型的表现一般不难鉴别，鼻旁窦癌常表现为不规则的软组织肿块伴有不同程度骨性窦壁的破坏。

3. 检查方法比较

常规 X 线和 CT 检查一般均能显示窦腔内的病变，对该病作出正确的诊断，但 X 线检查对病变的大小和范围的显示作用有限。

第五节 咽

一、咽部脓肿

(一) 概述

咽部脓肿常发生于咽后及咽旁,患者有发热、咽喉部疼痛等临床症状,常为细菌感染所致。

(二) 影像学表现

1. X 线

X 线检查一般无明显的阳性发现。

2. CT

CT 平扫轴位图像可显示咽部脓肿,常可见咽后或咽旁单发或多发软组织肿块,密度欠均,其内见更低密度的液性密度灶,边缘欠清。CT 强化扫描图像可清晰地显示明显的环状强化,边缘欠清。

(三) 诊断要点、鉴别诊断及检查方法的比较

1. 诊断要点

(1) 常有咽部肿痛和发热病史。

(2) CT 平扫单侧或双侧咽旁囊实性肿块,强化扫描病变呈环状强化。

2. 鉴别诊断

常需与咽旁肿瘤相鉴别,后者一般为软组织肿块,咽旁脂肪间隙消失。

3. 检查方法比较

X 线和 B 超一般不能对该病做出正确诊断,CT 为本病的首选检查方法。

二、鼻咽癌

(一) 概述

鼻咽癌常以鳞状上皮癌多见,腺癌或囊腺癌少见。早期临床上常因肿瘤累及咽鼓管口以急性中耳炎为首发症状,还可表现为鼻阻、鼻出血、张口困难等。

(二) 影像学表现

1. X 线

X 线表现常能显示颅底骨质的破坏,很难直接显示病变。

2. CT

CT 平扫轴位图像常可显示鼻咽部软组织肿块(常以侧壁多见),肿块密度较均,形

态欠规则，边缘欠清，早期咽旁间隙存在，但肿块常挤压咽鼓管造成同侧咽鼓管狭窄；中、晚期较典型的表现是咽旁脂肪间隙消失，常伴有颅底骨质破坏及颈部淋巴结转移。CT 强化扫描图像可清晰地显示肿块呈不均质强化，并可显示呈中等强化的颈部淋巴结。

（三）诊断要点、鉴别诊断及检查方法的比较

1. 诊断要点

(1) 咽旁软组织肿块。

(2) CT 强化病变呈不均质强化。

(3) 咽旁脂肪间隙消失，常伴有颅底骨质破坏和颈部淋巴结转移。

2. 鉴别诊断

常需与咽旁脓肿、咽旁纤维血管瘤等相鉴别，根据其各自的典型特点一般不难鉴别。

3. 检查方法比较

CT 检查一般能对该病做出正确的诊断。X 线检查不能显示病变本身，有时能显示颅底骨质破坏等征象。

第六节 喉 癌

一、概述

喉癌大多数为鳞状上皮癌，腺癌很少见。喉癌的好发部位依次为声门区、声门上区和梨状窝，声门下区最少见。以其发病部位可分为声门区癌、声门上区癌、声门下区癌、梨状窝癌等。

二、影像学表现

1. X 线

常能显示颅底骨质的破坏，很难直接显示病变。

2. CT

CT 平扫轴位图像喉癌常表现为喉腔内不规则的软组织肿块，其中声门癌常表现为声带不规则增厚，声门上区癌常表现为发生于会厌或会厌皱襞的菜花样肿块，常侵及喉腔和梨状窝，肿块密度欠均，边缘欠清，晚期患者肿块常向周围组织侵犯，伴有周围骨质（如甲状软骨）的破坏及颈部淋巴结的转移。CT 强化扫描肿块呈不均质强化，其内可有不规则无强化低密度坏死区。部分患者可在持续发音时进行 CT 扫描以观察声带的动度，尤其是对声门癌，此方法有利于对声门癌的诊断，声门癌常表现为声带动度差，呈固定状。

三、诊断要点、鉴别诊断及检查方法的比较

1. 诊断要点

(1) 喉腔软组织肿块。

(2) CT 强化病变呈不均质强化。

(3) 常伴有颅底骨质破坏和颈部淋巴结转移。

2. 鉴别诊断

常须与喉腔息肉等相鉴别，根据其各自的典型特点一般不难鉴别。

3. 检查方法比较

CT 检查为该病的首选检查方法；X 线检查只能显示颅底骨质破坏等征象；B 超检查一般不能显示该病。

第七节 口腔颌面

一、造釉细胞瘤

（一）概述

造釉细胞瘤为常见的牙源性良性肿瘤，主要来源于残余的牙板、造釉器，好发于青壮年，80％发生于下颌骨，肿瘤常呈侵蚀性生长。临床上常表现为肿瘤局部隆起、疼痛等。按影像学表现常分为多囊型、单囊型及局部恶性征型四型，以多囊型多见。早期可无明显的症状，肿瘤长大后颌骨骨质受压变薄，扣之有乒乓球感。

（二）影像学表现

1. X 线

多囊型 X 线常表现为颌骨内大小不一，成群排列，有时呈蜂窝状或肥皂泡状，多囊的囊隔可以是高密度的骨嵴，亦可是密度较低的纤维条隔，局部骨质可有硬化表现。单囊型常表现为下颌骨局限性膨隆，可伴有局部骨质破坏，肿瘤内可含有或无牙齿，肿瘤边缘骨质常见增生硬化，牙根呈锯齿状改变，边缘可有分叶，有切迹。局部恶性征型 X 线主要表现为颌骨不规则的骨质破坏，颌骨轮廓消失，周围软组织肿胀。

2. CT

CT 轴位图像常表现为病变区域（常见于下颌骨内）囊性肿块，其内无钙化，常呈多房型，病变局部骨质呈膨胀性改变，囊实性肿块周围可见骨壳样改变。CT 强化扫描囊性部分无明显强化，实性部分呈不均质强化。

（三）诊断要点、鉴别诊断及检查方法的比较

1. 诊断要点

(1) 多囊性软组织肿块，一般边缘欠清。

(2) 常伴有周围骨质的吸收破坏。

2. 鉴别诊断

本病常须与牙源性角化囊肿、根侧囊肿和牙源性黏液瘤等相鉴别，根据其各自的典型特点一般不难鉴别。

3. 检查方法比较

X 线和 CT 检查一般能对该病作出正确的诊断。

二、腮腺肿瘤

（一）概述

腮腺肿瘤占全部唾液腺肿瘤的 70%～80%，80% 的腮腺肿瘤为良性肿瘤。腮腺肿瘤常无明显的临床症状，常在查体中发现，无论是良、恶性腮腺肿瘤手术切除效果均较好，其 20 年生存率较高。腮腺混合瘤一般临床表现为无痛性肿块。

（二）影像学表现

1. X 线

X 线检查一般很难发现本病。

2. CT

腮腺肿瘤常以腮腺混合瘤多见。CT 轴位图像常表现为腮腺区内边缘清、大小不一的软组织密度灶，密度欠均质，周围脂肪间隙清。CT 强化扫描可见病灶呈不均质强化。

3. B 超

B 超上多呈一个或多个类圆形、不规则形或分叶状肿瘤，多数肿瘤呈实质性低回声，分布欠均匀。

（三）诊断要点、鉴别诊断及检查方法的比较

1. 诊断要点

(1) 腮腺区无痛性软组织肿块，一般边缘清。

(2) CT 扫描可见较小的肿块密度均质，较大的肿块一般密度欠均，CT 强化呈不均质强化。

2. 鉴别诊断

常须与沃辛瘤、神经鞘瘤等相鉴别。

3. 检查方法比较

CT 和 B 超检查一般能对该病作出正确的诊断，X 线很难诊断本病。

第八节　颈

一、结节性甲状腺肿

（一）概述

结节性甲状腺肿常表现为甲状腺结节样肿大，临床上常表现为甲状腺功能亢进，主要症状有甲状腺肿大、心动过速及体重减轻等，当甲状腺体积增大压迫周围组织时常可伴有呼吸困难、上腔静脉综合征等。

（二）影像学表现

1. X 线

X 线有时只能显示肿瘤内的钙化，不能直接显示肿瘤本身。

2. CT

CT 平扫可见甲状腺体积增大，其内可见多个大小不一的低密度结节灶，病变边缘清，密度欠均。

常可见周围气管、血管受压移位。CT 强化扫描常可见正常甲状腺明显均质强化，低密度结节呈不均质强化。

3. B 超

B 超表现为双侧甲状腺多发圆形或椭圆形，内部呈实质性等、低、强回声或混合性囊实性回声，境界欠清晰，周围甲状腺组织粗糙，有纤维光带。

（三）诊断要点、鉴别诊断及检查方法的比较

1. 诊断要点

(1) 双侧甲状腺多发结节，一般边缘清。

(2) CT 强化呈不均质强化，一般无钙化。

2. 鉴别诊断

常须与甲状腺瘤、甲状腺癌等相鉴别。

3. 检查方法比较

CT 和 B 超检查一般能对该病作出正确的诊断。

二、甲状腺肿瘤

（一）概述

常见的甲状腺肿瘤有甲状腺腺瘤、甲状腺癌等。两者常在查体中发现。当肿瘤较大时可压迫周围组织产生呼吸困难、上腔静脉综合征等临床症状。过去临床常用核医学对

甲状腺结节进行检查，评价结节的生物学活性。随着 CT 设备的出现和不断完善，其不但能发现甲状腺内的结节灶，同时可清晰地显示病灶与周围组织结构的关系，并能对甲状腺癌的患者进行分期。

（二）影像学表现

1. X 线

X 线有时只能显示肿瘤内的钙化，不能直接显示肿瘤本身。

2. CT

甲状腺瘤 CT 平扫可见甲状腺体积增大，其内可见单个或多个边缘清的圆形或类圆形低密度结节灶，其密度欠均，一般无钙化。CT 强化扫描病变呈轻、中度不均质强化，其内可见不规则低密度无强化坏死区。

3. B 超

B 超表现为圆形或椭圆形内部回声呈实质性等、低、强回声或混合性囊实性回声的结节灶，边缘清晰。

（三）诊断要点、鉴别诊断及检查方法的比较

1. 诊断要点

(1) 甲状腺内一般为单发结节，边缘清。

(2) CT 强化呈不均质强化，一般无钙化。

2. 鉴别诊断

常须与结节性甲状腺肿、甲状腺癌等相鉴别，根据病灶的数量及有无钙化、包膜等一般较易鉴别。

3. 检查方法比较

CT 和 B 超检查一般能对该病作出正确的诊断。

三、甲状腺癌

（一）概述

以其病理类型可分为乳头状、滤泡状、髓样癌、巨细胞和许特耳细胞五种类型，其中以甲状腺乳头状癌最多见，其预后较好，其他类型癌预后较差。

（二）影像学表现

1. X 线

X 线有时只能显示肿瘤内的钙化，不能直接显示肿瘤本身。

2. CT

甲状腺癌 CT 平扫可见甲状腺体积增大，其内可见圆形或类圆形低密度结节灶，其密度欠均，边缘欠清，其内常可见钙化。CT 强化扫描病变呈不均质强化，其内可见不规则低密度无强化坏死区。颈部常见不规则的肿大淋巴结。

3. B 超

B 超表现为甲状腺癌多呈圆形或椭圆形结节灶，内部回声呈实质性等、低、强回声，边界不清，周围常可见纤维光带。

(三) 诊断要点、鉴别诊断及检查方法的比较

1. 诊断要点

(1) 甲状腺内一般为单发混杂密度灶，边缘欠清、密度欠均，其内常见高密度钙化。

(2) CT 强化呈不均质强化。

2. 鉴别诊断

常须与结节性甲状腺肿、甲状腺腺瘤等相鉴别。

3. 检查方法比较

CT 和 USG 检查一般能对该病作出正确的诊断。

第七章　心脏影像

第一节　心脏X线平片

一、心脏X线平片的常规投照体位

心脏X线平片检查要求立位吸气下屏气摄片，X线球管焦点至胶片距离为1.8～2米，心影放大率不超过5%。常规投照体位有：

1. 后前位

观察心脏大血管疾病的基本体位，除了能显示心脏和人血管整体形态、大小和位置外，还可了解胸部包括双肺尤其肺循环的改变。

2. 左前斜位 (常规 60°)

观察胸主动脉和分析左、右房室增大的重要体位。

3. 右前斜位 (常规 45°)

食管服钡摄片，主要用于观察左房增大对食管的压移情况，也有助于观察肺动脉段突出和右室漏斗部增大等征象。

4. 侧位

一般采用左侧位食管服钡摄片，兼有左、右斜位的作用，还可用于测量心脏和胸廓前后径。

二、心脏X线平片检查的组合方式

心脏X线平片检查一般采用两种组合方式：

(1) 后前位和左、右前斜位。

(2) 后前位和左侧位。

三、心血管造影适用的范围

X线平片结合临床检查和心电图、超声、CT、MRI以及核医学成像等技术难以诊断的心血管疾病，例如，心脏复杂及复合畸形，特别是外科治疗适应证的选择而要求显示病变细节的病例，同时可实施心导管检查 (如心脏和大血管各部位测压以及血氧分析等)，为某些心血管疾病诊断以及复杂先天性心脏病手术适应证选择提供重要诊断信息。

四、心血管造影设备

1. X线电影摄影

使用大功率X线机，采用单相或双相电影摄影，配以影像增强器与高分辨率电视监视和录像系统以保证导管定位和图像回放。目前，X线电影摄影已逐步被数字化成像系统替代。

2. 数字化成像系统

使用全数字化平板X线机，其具有数字减影血管造影(DSA)、数字化存储和图像后处理功能。DSA可减掉重叠的骨骼和软组织影，清晰显示含有对比剂的血管和组织，减少了对比剂用量，降低了X线剂量。

五、右心房、右心室（包括肺动脉）系统心血管造影的投照体位

右心房、右心室（包括肺动脉）系统进行心血管造影一般采用的投照体位是前后位＋足头位20°与侧位，可较全面地显示心脏各房室以及主动脉、肺动脉（肺动脉主干及分支）的大小、形态、位置排列和连接关系、体－肺动脉侧支血管以及动脉导管未闭的部位。

六、左心房、左心室系统心血管造影的投照体位

左心房、左心室系统一般采用前后位＋足头位20°与侧位，在心脏复杂畸形（如大动脉错位）用于显示心房、心室及两大动脉的连接和空间排列关系。长轴斜位（左前斜位60°～70°＋足头轴位20°～30°）用于显示室间隔前部和左心室流出道，适用于观察前部室间隔缺损、左侧心室流出道狭窄以及二尖瓣病变等。四腔位（左前斜45°＋足头轴位30°＋体轴向右15°）使房间隔、室间隔膜部和肌部（后部）、房室瓣环处于切线位，用于观察室间隔缺损、主动脉窦脱垂、二尖瓣和主动脉瓣的连接关系以及房间隔缺损部位等。

七、肺动脉造影的投照体位

肺动脉造影采取的投照体位是前后位＋足头位20°，适用于显示主动脉与肺动脉、分叉部以及左右分支，用于肺动脉及分支病变诊断。观察一侧肺叶、段肺动脉病变时可辅以左、右前斜位或侧位。

八、主动脉造影的投照体位

主动脉造影采取的投照体位是左前斜位45°～60°或侧位，用于显示胸主动脉包括主动脉弓部的分支血管近段。前后位也适用于显示主动脉弓部的分支血管以及乳内动脉。前后位可观察腹主动脉及其分支血管，若供应主要脏器的分支血管开口部或近端因重叠观察不清，应附加左、右前斜位。

九、冠状动脉造影的投照体位

左、右冠状动脉分别发自主动脉的左冠状窦和右冠状窦。左冠状动脉分为前降支和回旋支，前者沿前室间沟下行至心尖，后者走行于左房室沟；右冠状动脉走行于右房室沟。冠状动脉走行特点要求多角度投照以避免血管重叠影响诊断。左冠状动脉的常用投照体位有左前斜50°～60°、左前斜50°～60°＋足头10°～20°、左前斜50°～60°＋头足10°～20°、右前斜20°～30°、右前斜20°～30°＋头足10°～20°、右前斜20°～30°＋足头10°～20°；右冠状动脉的常用投照体位有左前斜50°～60°、左前斜50°～60°＋

足头 10° ～ 20°、右前斜 30° ～ 45°。

十、左室造影的投照体位

左室造影主要用于冠心病尤其怀疑室壁瘤形成者。多采用右前斜 30° 和左前斜 60°，观察左室壁运动情况以及二尖瓣功能，为手术适应证以及术式选择提供依据。

十一、心血管造影对比剂的使用

心血管造影一般要求使用非离子型碘对比剂。选择性心房、心室以及大血管造影时，对比剂用量较大，注射速率较快，须使用高压注射器。冠状动脉以及相对细小的动脉造影时，对比剂用量较小，注射速率较慢，一般采用手推注射方式。

选择性心房、心室或大血管造影时，成人每次注射对比剂 30 ～ 45mL，注射速率为 15 ～ 18mL/s；婴幼儿和儿童每次注射对比剂 1 ～ 2mL/kg，1.5 ～ 2 秒内注入。冠状动脉造影时，左冠状动脉每次注射对比剂 6 ～ 8mL，右冠状动脉每次注射对比剂 4 ～ 6mL。成人单次检查的对比剂总量≤ 200mL；婴幼儿和儿童单次检查的对比剂总量≤ 7mL/kg。

十二、显影顺序异常的分析

分析显影顺序异常用于评价心脏血液循环方向的改变。正常显影顺序为体静脉 → 腔静脉 → 右心房 → 右心室 → 肺动脉 → 肺静脉 → 左心房 → 左心室 → 主动脉。异常改变包括早期或短路显影、延迟显影、不显影、再显影和反向显影等。右心室和肺动脉显影时，主动脉早期显影提示主动脉骑跨。左心室造影时，右心室同时显影 (短路显影) 提示心室水平左向右分流，右心室流出道和肺动脉狭窄可使肺动脉分支延迟显影。三尖瓣闭锁时，右心室无顺向显影 (不显影)；肺动脉闭锁时，肺动脉无顺向显影 (不显影)。静脉 - 右心造影时，右心房、右心室和肺动脉在左心显影期再显影，提示相应部位从左向右分流。升主动脉造影显示对比剂向左心室逆流或者左心室造影显示对比剂向左心房逆流为反向显影，提示瓣膜反流。

十三、解剖结构异常的分析

分析解剖结构异常用于评价心脏各房室和大血管大小、形态、位置改变及其相互关系，尤其对先心病诊断至关重要。例如，单心室泛指心室区仅有一个解剖学心室，应分析心室肌小梁形态结构以明确左心室或右心室；大动脉错位为主动脉、肺动脉与左心室、右心室的异位连接；对于肺动脉闭锁应评价体肺侧支血管来源、供血以及左、右肺动脉是否融合。心腔内、心房或室壁以及心包肿块为心脏占位性病变的主要表现。

冠状动脉以及心脏以外的血管造影时，除了分析血管本身改变 [如狭窄、闭塞和 (或) 扩张] 外，还应观察侧支循环情况。对于实质性脏器 (如肾脏等) 应观察实质期、静脉期以及有无新生血管和脏器内外的侧支血管等异常。

十四、显影密度异常的分析

在右侧心腔显影早期，左向右分流 (不含对比剂的血液流入) 可使其腔内产生显影密

度减低区 (又称显影缺损)，依其大小可粗略评估分流程度。在主动脉瓣或二尖瓣关闭不全时，依据左心室或左心房显影密度变化可粗略估计反流程度。在法洛四联症，根据早期显影的升主动脉密度可大致估计主动脉骑跨程度。

第二节　心脏 CT 检查

一、CT 的基本原理

CT 的基本原理是 X 线以多角度穿过人体并由探测器阵列检测，由探测器阵列检测的信号经数字化转变为象素图像 (薄层横断面图像)。与象素对应的灰阶值以水的灰阶值作为参照并定义为 HU 或 CT 值。空气吸收的 X 线比水少，骨骼吸收的 X 线比水多。人体的 CT 值范围为 -1000HU(空气) ～ 0HU(水) ～＋ 1000HU(骨骼)，代表了人体各种组织的 CT 密度值。

二、多层螺旋 CT(MSCT) 的层级选择

对冠状动脉检查而言，4 或 8 层螺旋 CT 检查的成功率以及图像质量满足影像学评价的比例很低，其临床应用受限；16 层螺旋 CT 基本能够满足冠状动脉成像的临床应用，但要求使用者具有丰富的操作和诊断经验；32、40、64 层螺旋 CT 以及双源 CT 冠状动脉检查的成功率以及图像质量满足影像学评价的比例很高。由于 MSCT 的时间分辨力偏低，冠状动脉检查对被检者的心率和心律有一定要求。

三、CT 图像后处理

CT 获得数百至数千幅横断面图像，原始图像的阅读和分析很重要。多平面重组在二维平面 (如心室短轴和长轴) 上显示心脏解剖结构；曲面重组沿血管轴线在二维平面上显示血管，对血管腔评价很有用；最大密度投影重组显示最大 CT 密度的象素，可获得类似于传统血管造影的图像；容积再现重组以二维模式直观和整体显示心脏和血管。

四、CT 对比剂的使用

除冠状动脉钙化积分测量外，心脏 CT 检查须使用 (经外周静脉注射) 非离子型碘对比剂。对比剂用量和注射速率主要取决于检查部位和目的以及对比剂碘浓度和 CT 扫描时间。糖尿病、肾衰竭以及充血性心力衰竭增加了对比剂肾病的危险性。对比剂轻度过敏反应常见，对比剂严重过敏反应罕见。对有严重过敏反应史的患者应考虑替代性检查方法。

五、CT 射线剂量

CT 利用 X 线，即电离辐射产生信息并获得图像。医生应权衡 X 线的益处和潜在的危害。

患者在 CT 检查过程中接受的射线剂量应是获得满意图像质量的最小剂量。心脏 (包括冠状动脉)CT 检查通过使用前瞻性心电门控、心电门控射线剂量调节以及解剖学的球管电流调节等技术,其射线剂量已接近导管法冠状动脉造影。

六、冠心病冠状动脉钙化的检测

冠状动脉钙化是血管粥样硬化的标志。CT 显示钙化的敏感度高,依据 CT 上测得的冠状动脉钙化积分能提供不依赖于常规心血管危险因素并具有个性化的冠心病危险性评估。随着 MSCT 冠状动脉成像技术逐渐成熟,该项检查的应用逐年减少。

七、冠心病心脏形态结构和功能的评价

MSCT 有时可以显示心肌缺血或急性心肌梗死所致的低灌注区,但一般不能鉴别二者。MSCT 能显示陈旧性心肌梗死所致的心室壁变薄和密度减低,还可显示心室壁向外扩张形成的室壁瘤及其附壁血栓形成。多相位 CT(可以电影模式显示) 可以显示受累部位心肌收缩增厚率降低或消失、局部运动功能异常以及射血分数降低。由于 MSCT 的时间分辨力偏低,在左心室和右心室肌块、容积和射血分数定量评价方面不如 MRI。

八、冠心病的冠状动脉成像

MSCT 能显示冠状动脉及主要分支,对其有临床意义的狭窄诊断具有较高敏感度和特异度,基本满足冠心病初步诊断的需要。MSCT 对冠状动脉狭窄诊断的阴性预测值很高,有助于避免冠状动脉正常或不须介入治疗 (指无临床意义的狭窄) 的患者做有创性的导管法造影,基本满足冠心病介入治疗筛选的需要。MSCT 对冠状动脉其他疾病,如动脉瘤、肌桥以及变异或畸形等的诊断具有优良价值。但 MSCT 不能动态显示和定量评价冠状动脉血流,不易区分局限性重度狭窄 (狭窄程度 90% ~ 99%) 与完全闭塞。快心率、心律失常和血管壁钙化影响血管腔评价。MSCT 可以显示冠状动脉主干以及较粗大分支血管近段有一定体积的斑块,根据斑块 CT 密度值可初步判断其类型,但其空间分辨力不满足斑块组织结构的细微观察。

九、CT 在心脏瓣膜病的应用

心脏瓣膜病主要有风湿性心脏瓣膜病和退行性主动脉瓣膜病等。超声是评价心脏瓣膜形态学和功能的首选检查方法。近年来,MSCT 用于该疾病评价有增多趋势。CT 能用于显示心脏各房室包括瓣膜形态学 (如瓣叶增厚、钙化及程度) 以及左心房血栓形成,对左心房血栓尤其左心房耳血栓的检出率高于超声,其特异度也较高。另外,在横断面 CT 图像上可大致评价冠状动脉及主要分支是否有病变以便了解是否并发冠心病。

十、CT 在原发性心肌病的应用

MSCT 是诊断肥厚性心肌病的优良方法,能准确显示心肌肥厚的部位和程度,可显示心肌肥厚所致的心室腔变形和心室流出道狭窄,能对心肌重量 (肌块) 增加、心肌收缩

期增厚率下降以及射血分数等心功能指标进行定量评价，还能以电影方式动态观察心室壁运动情况。MSCT能用于评价扩张性心肌病患者的心脏各房室大小、形态尤其心室扩张程度，也可用于监测心室容积和射血分数等变化。在限制性心肌病诊断及其与缩窄性心包炎鉴别方面，MSCT通过显示心包改变(后者的心包增厚、钙化)有很大帮助。

十一、CT在先心病的应用范围

对先心病诊断而言，MSCT能准确评价心脏各房室和大血管大小、形态，结构(如房间隔、室间隔以及心脏瓣膜等异常)、位置改变以及相互关系，能为临床提供丰富的诊断信息，主要用于心脏复杂畸形诊断和鉴别，包括：

(1) 分析心室肌小梁形态结构以确定左或右心室。

(2) 心房-心室-大血管连接关系异常(如大动脉错位为主动脉、肺动脉与左、右心室异位连接)以及位置和排列关系。

(3) 肺静脉或体静脉与左心房或右心房连接关系异常(如肺静脉异位引流入右心房)。

(4) 肺动脉发育不良、肺血管畸形以及体肺侧支血管的来源和供血情况。

(5) 主动脉发育异常(主动脉缩窄或闭锁以及侧支循环情况)及其分支血管畸形。

(6) 冠状动脉变异和畸形。

(7) 肝、脾和胃腔位置以及肺和支气管形态，有助于内脏和心房位置判断。对于小儿先心病患者，若CT获得的诊断信息满足临床应用，就不必冒全身麻醉或使用镇静药的危险进行心脏MRI检查。对于年轻患者须考虑电离辐射和碘对比剂的影响。

十二、CT在心脏肿瘤与心包疾病的应用

MSCT能准确评价心脏肿瘤的发生部位、大小、形态、密度以及与心脏各结构包括心包的关系。对于部分心脏肿瘤(如心房黏液瘤、脂肪瘤)，依其发生部位或CT密度等征象可做出明确诊断。CT适用于诊断心包积液，还可对心包积液量做出定量评估，依其CT密度值可大致判断其性质。CT是诊断缩窄性心包炎的优良方法，能准确显示直接征象，即心包增厚、钙化，还可显示间接征象，如心腔变形、心房和上腔静脉扩张以及心室舒张受限等。

十三、CT在心脏以外的血管疾病的应用

MSCT能准确评价体循环和肺循环各部位血管疾病的形态学改变，如主动脉瘤大小、部位及其与分支血管和周围脏器的关系；主动脉夹层类型和范围、分支血管受累情况、内膜破口大小及部位、心包和(或)胸腔积血等；大动脉炎累及的血管[主动脉及其分支血管(如头臂动脉和肾动脉等)]以及管性改变的程度。MSCT通过显示肺动脉管腔内低密度充盈缺损影诊断肺动脉栓塞，对段以上肺动脉栓塞(包括肺动脉主干和叶、段动脉分支)的诊断敏感度和特异度很高，有时也可显示部分亚段及以下的肺动脉栓塞。目前，MSCT是诊断主动脉疾病和肺动脉栓塞的一线影像学检查方法。

第三节　心脏 MRI 检查

一、MRI 的基本原理

磁共振成像 (MRI) 是 20 世纪 80 年代初应用于临床的影像诊断新技术，是利用体内质子 (主要是 H) 在静磁场中受到一定强度和频率的脉冲激发后产生共振现象，并由此产生回波信号经特殊的线圈接收后由计算机重建而获得的图像。目前已发展成为与超声和 CT 相鼎立的一种新兴的诊断方法。

二、心脏 MRI 的主要优点和缺点

(一)优点

(1) 无放射性和无须使用含碘对比剂。

(2) MRI 可以任意方位断层，包括冠状位和矢状位断层，而 CT 为横轴位断层，心脏超声则受声窗限制。

(3) MRI 空间分辨率明显高于心脏超声，尽管尚低于心脏 CT，但随着图像重建技术的进步，MRI 的空间分辨率已逐渐接近 CT。

(4) MRI 可以多参数成像，尤其是在诊断心肌病、确定纤维化或脂肪变等组织病理学特征方面具有独特优势。无须使用造影剂，利用"流空效应"，心脏和大血管显示为低信号，利用"流入增强效应"和流动引起的相位改变，MRI 能无创进行心脏动态和血流速度分析。此外，MRI 尚能评价心肌代谢、心肌灌注和确定冠状动脉起源和路径。

(二)缺点

(1) 耗时较长。

(2) 对钙化灶信号不敏感。

(3) 体内有金属异物和金属假体者检查相对受限制。

三、缺血性心脏病心室形态结构和功能的评价

平扫结合对比增强 MRI 可评估心肌梗死范围，还能显示室壁瘤部位、大小和评价有无附壁血栓形成，电影 MRI 能显示受累心肌收缩增厚率降低或消失、局部运动功能异常，如运动减弱、消失或矛盾运动以及左心室功能下降 (左心室收缩末容积增加、左心室每搏量和射血分数降低)。

四、缺血性心脏病心肌灌注的评价

采用 β1 受体激动药 (如多巴酚丁胺)、血管扩张药 (如腺苷) 负荷 MRI 追踪针对比剂在心脏的首次通过效应可以评价心肌灌注情况，对局部心肌血流评估有一定价值，心

肌信号强度在一定程度上反映了心肌血流量变化，有助于低灌注（缺血）心肌与正常心肌的鉴别。因患者心电图 ST 段在磁场环境中会失真，故要求对患者进行严密监测。

五、缺血性心脏病心肌活力的评价

心脏 MRI 是评价心肌存活的一项有效技术。反转恢复梯度回波序列通过显示继发于心肌坏死的高强化区而能辨别微血管阻塞所致的灌注异常。对比剂增强 MRI 已用于急性心肌梗死患者的预后评估。对比剂延迟增强反转恢复序列对急、慢性心肌梗死的显示具有很高准确度和敏感度。小剂量多巴酚丁胺与延迟增强技术结合应用在评价血管重建患者的心肌活力方面有一定价值。

六、缺血性心脏病的 MRI 冠状动脉成像

MRI 冠状动脉成像可用于评价三支冠状动脉近、中段，但由于其血管细小、迂曲以及心脏和呼吸运动伪影影响等因素，对冠状动脉远段以及分支血管的显示在技术上还面临困难，其临床应用价值有限。目前的冠状动脉支架对于 MRI 检查是安全的，但伪影干扰影像学评价。

七、心脏瓣膜病的心脏 MRI 检测

尽管超声是心脏瓣膜形态学和血流异常评价的首选方法，但 MRI 能用于评价心脏瓣膜反流。电影 MRI 通过动态显示心脏瓣膜反流所致的血液涡流区（流空无信号）可做出诊断，根据涡流区大小可大致评估反流程度，还能评价瓣膜形态学（如瓣叶增厚及程度）和动态显示瓣膜运动情况，有时也可显示瓣膜赘生物。根据右心室和左心室每搏量差异或者主动脉和肺动脉相位 - 流速数据能计算反流量，以此实现单个瓣膜病变的定量评价。MRI 还能定量评价二尖瓣或主动脉瓣狭窄的跨瓣压差和瓣膜口面积。

八、原发性心肌病的心脏 MRI 检测

MRI 在该类疾病评价方面具有很高应用价值。对于肥厚性心肌病，MRI 能准确显示心肌肥厚部位、程度，并确定其类型，电影序列可动态显示心肌肥厚所致的心室腔变形和流出道狭窄情况，同时还能定量评价心肌重量（肌块）增加和心肌收缩期增厚率下降及其程度。MRI 能用于致心律失常性右心室发育不良患者的心肌被脂肪或纤维组织替代以及心肌炎的评价。MRI 能评价扩张性心肌病的心室扩张程度以及心室壁变薄等表现，尤其对心室容积监测很有价值。

九、先心病的心脏 MRI 检测

先心病是心脏 MRI 的主要适应证之一。尽管超声通常是该类疾病诊断的首选方法，但 MRI 能提供准确和全面的心脏解剖、功能和血流信息，尤其对超声显示窗不理想的患者更有价值。MRI 在先心病诊断方面主要用于心脏复杂畸形的评价。与 CT 相比，MRI 的优势是能提供心脏和血管血流动力学信息（如主动脉缩窄的压力梯度测量，通过显示缺损形成的涡流诊断房间隔或室间隔小缺损），无放射损伤，适用于先心病术后随访。但对

小儿先心病患者，应权衡 MRI 的益处和偶尔须高度镇静或全身麻醉下实施检查的危险性。

十、心脏肿瘤的心脏 MRI 检测

MRI 能准确评价心脏肿瘤的发生部位、大小、形态以及与心脏各结构的关系，结合肿瘤在多种 MR 序列（如 T1、T2 自旋回波以及对比增强序列）上的信号变化有助于某些类型肿瘤的定性诊断以及与附壁血栓的鉴别。梯度回波序列能以电影方式动态显示心脏肿瘤运动情况和定量评价心功能。

十一、心包疾病的心脏 MRI 检测

MRI 对心包积液的显示非常敏感，尤其能检出心包少量积液，积液在多种 MR 序列上的信号特点有助于确定其性质以及与心包增厚鉴别。MRI 可用于诊断缩窄性心包炎，能显示心包增厚以及心腔变形、心房和上腔静脉扩张以及心室舒张受限等征象。尽管 MRI 不能显示心包钙化，但其优点是定量评价缩窄性心包炎所致心脏功能异常和血流异常。另外，MRI 有助于心包囊肿以及心包肿瘤的显示、诊断及其与心脏、纵隔各结构关系的评价。

十二、心脏以外的血管疾病的心脏 MRI 检测

MRI 在提供体循环和肺循环各部位血管疾病（如主动脉瘤或夹层以及大动脉炎等）解剖形态学信息方面的价值与 CT 类似。与 CT 相比，MRI 的优势是能定量评价血流，而且 MRI（质子密度，T1、T2 自旋回波以及脂肪抑制序列）的软组织对比优良，能用于血管壁病变（如血肿或血栓、炎症和粥样硬化斑块）的评价。另外，MRI 适用于因碘对比剂过敏或肾功能不全而禁忌血管 CT 检查的患者。

第四节　心血管核医学检查

一、心血管核医学的内容

(1) 心肌显像，包括心肌灌注显像、心肌代谢显像、急性心肌梗死显像和心脏神经受体显像等。

(2) 心脏、大血管血池显像及心室功能测定等。目前以心肌灌注显像和心肌代谢显像最常用。

二、心肌灌注显像的基本原理

心肌灌注显像是利用正常或有功能的心肌细胞选择性摄取某些碱性阳离子或放射性核素标记化合物（如 ^{201}TI、^{99}mTc-MIBI、^{13}N-NH$_3$、^{15}O-H$_2$O、^{82}Rb 等）的作用，静脉注射后应用 γ 照相机、SPECT 或 PET/CT 进行心肌平面或断层显像，可使正常或有功能的心

肌显影，而坏死的心肌以及缺血心肌则不显影（缺损）或影像变淡（稀疏），从而达到诊断心肌疾病和了解心肌供血情况的目的。

三、心肌灌注显像的适应证

(1) 冠心病的诊断。

(2) 冠状动脉病变范围和程度的评估。

(3) 心肌活力的评估。

(4) 冠状动脉再血管化适应证的筛选及术后疗效的评估。

(5) 急性心肌缺血的诊断和溶栓治疗的疗效评估。

(6) 预后的评估或危险分级。

(7) 心肌病的鉴别诊断。

四、心肌灌注显像的常见异常类型

根据放射性分布缺损的类型不同，心肌灌注显像在临床上常分为可逆性缺损、部分可逆性缺损、固定缺损、反向再分布和其他异常表现（如负荷后肺摄取增加、暂时性左室扩张）等几种类型。

五、可逆性缺损

可逆性缺损是指在负荷影像存在有缺损，而静息或延迟显像又出现显像剂分布或充填（恢复到正常）。应用 ^{201}TI 显像时，这种随时间的改善称为"再分布"，常提示心肌可逆性缺血。

六、部分可逆性缺损

部分可逆性缺损在负荷试验显像中呈现放射性缺损，而静息或再分布显像时心肌缺损区明显缩小或显像剂摄取有增加，但没有完全恢复到正常。提示存在部分心肌可逆性缺血或心肌梗死伴有缺血。

七、固定缺损

固定缺损是指在运动和静息（或延迟）影像都存在缺损而没有变化，通常提示心肌梗死或瘢痕组织。但是在部分患者 ^{201}TI 显像 2～4 小时延迟影像有固定缺损，而 24 小时再分布显像或静息时再次注射显像剂后，其病灶区心肌摄取有改善，提示心肌仍然存活。

八、反向再分布

心肌负荷显像为正常分布，而静息或延迟显像显示出新的放射性减低；或者负荷心肌显像出现放射性分布减低，静息或再分布显像时更严重。这种情况常见于严重的冠状动脉狭窄、稳定性冠心病以及急性心肌梗死接受溶栓治疗或经皮冠状动脉成形术治疗的患者，也可出现在个别的正常人，出现此种现象被认为是瘢痕组织和存活的心肌细胞的混合再灌注区初期过剩的显像剂摄取所致，而初期聚集的显像剂随后迅速从瘢痕组织中清除。但目前对于反向再分布的意义还有争议，有作者应用 18F-FDGPET 显像以及再次注射法 ^{201}TI 心肌显像等证实，多数反向再分布的区域为存活心肌。但须注意排除由于显像剂用量过低所导致的静息或延迟显像的分布差异。

九、心肌灌注显像的其他异常表现副高

（一）负荷后肺摄取增加

正常肺与心肌摄取比值＜ 0.5(^{201}TI) 和＜ 0.45(^{99}mTc-MIBI)，摄取比值增高反映运动诱发左室功能障碍。

（二）暂时性左室扩张

左心室在运动负荷后较静息时明显增大也提示运动诱发心室功能障碍或存在大量危险心肌的标志，其比值与同期的左心室射血分数存在负相关关系。

十、心肌显像定量分析—缺血程度分级

(1) 临床最常用的是根据放射性缺损 (放射性计数减低) 的严重程度不同，采用肉眼记分法进行半定量估计 (0 ＝正常，1 ＝轻度或可疑减低，2 ＝中度减低，3 ＝严重减低，4 ＝没有摄取)，最后将不同心室壁节段缺损的积分相加获得总积分，该法常用于不同治疗方法的疗效比较或疗效评估，也可分别评价负荷状态或静息状态的缺血程度等。

(2) 根据显像剂分布缺损的大小不同，将缺损分为大、中、小缺损，如果在一个以上断层面上出现大于两个心肌节段的较大范围受损则为大的缺损；而中度缺损是指在一个以上的断层面上出现一个心肌壁的受损；小缺损是指小于一个心肌节段的受损。

十一、心肌计数密度测定法

心肌计数密度测定法是指应用勾画感兴趣区法 (ROI) 获得整个左心室心肌中最大计数区作为正常参考区，其他任何心肌节段的计数与正常参考区相比，其计数密度相当于 85% ～ 100% 时为衰减等因素所致的非病理性改变；计数密度为 60% ～ 85% 时为轻度缺损；50% ～ 60% 的相对减低为中度缺损，而计数密度低于 50% 的为严重减低。一般来讲，计数密度大于 50% 的轻度或中度缺损被认为是存活的心肌。

十二、极坐标靶心图分析

（一）原理

根据圆周剖面分析法的原理将短轴断层影像以及坐标展开成二维图像，并以不同的颜色显示心肌各壁相对计数值的定量分析法。

（二）方法

以影像的中心为心尖，周边为基底，上部为前壁，下部为下壁和后壁，左侧为前、后间壁，右侧为前、后侧壁。通常可将负荷影像与静息或再分布影像同时显示在一个画面上进行比较，并进行影像相减处理，则可对可逆性缺损进行量化显示，也可将相对计

数值与建立的正常参考值比较，将低于正常下限（均值 -2.5 标准差）的病变区域用黑色显示，使阅片者更容易观察病变的程度与范围，称为变黑靶心图。也可将治疗前后两次心肌显像的靶心图相减，获得相减靶心图，以定量估计治疗后心肌血流改善的情况。

十三、冠心病心肌缺血的早期诊断

心肌灌注显像是早期诊断冠心病心肌缺血简便、准确、无创伤性的方法，其灵敏度和特异性可达到 90% 以上。心肌缺血的典型表现是负荷试验心肌灌注影像出现显像剂分布稀疏或缺损，而静息或再分布影像呈正常或明显充填，提示为可逆性心肌缺血。负荷试验心肌灌注显像诊断冠状动脉狭窄的敏感性和特异性明显高于静息显像，而且敏感性随着病变血管的数目增加而提高，但有时也可因为三支冠状动脉病变而导致心肌的显像剂呈均匀性分布降低而出现假阴性结果。

十四、高危冠心病的心肌灌注影像特征

(1) 在两支以上冠状动脉供血区出现多发性可逆性缺损或出现较大范围的不可逆性灌注缺损。

(2) 定量或半定量分析有较大范围的可逆性灌注缺损。

(3) 运动负荷后心肌显像剂肺摄取增加。

(4) 运动后左心室立即呈暂时性扩大或右心室暂时性显影。

(5) 左冠状动脉主干分布区的可逆性灌注缺损。

(6) 休息时 LVEF 降低。

十五、心肌灌注影像对急性心肌梗死的诊断

心肌灌注显像对急性心肌梗死 (AMI) 的早期诊断是极其敏感而可靠的方法，通常在急性胸痛发作后几小时即可表现为局部灌注缺损。然而，某些患者在胸痛后有一段时间内可呈正常灌注影像；也有一些急性心肌梗死的患者，梗死灶大小随着时间延长而变小，这种现象的发生可以解释为自发性溶栓的结果，约有 20% 的急性心肌梗死患者有自发性溶栓发生。心肌灌注显像对急性心肌梗死诊断的阳性率及特异性均在 90% 以上。

十六、心肌灌注影像对急性胸痛的评估

(1) 静息心肌灌注显像的应用为急性胸痛患者发现心肌缺血和梗死提供了一种有效的手段，可作为急诊的首选检测方法。通常在患者到达急诊室后先经过必要的临床处理，然后注射 ^{99}mTc-MIBI370MBq，待病情稳定后再行心肌显像。在急性心肌梗死的患者，一般静息心肌显像时都会发现有灌注缺损，在胸痛发生后的前 24 小时其可靠性极好。

(2) 静息心肌灌注显像还有助于鉴别不稳定型心绞痛与急性心肌梗死，如果静息心肌显像是在胸痛的过程中进行，约有一半的不稳定型心绞痛患者在初期的显像都有灌注缺损，而胸痛消退后的延迟显像 (^{201}TI 的再分布显像或 ^{99}mTc-MIBI 再注射显像剂后显像）可证明其缺损通常为可逆性的，与完全的梗死形成鲜明对比。如果在胸痛过程中显像结

果为正常，则有力地证明其胸痛与心肌缺血无关。

十七、心肌显像的独特价值及不足

（一）独特价值

(1) 可为疾病的诊断提供胜过解剖学信息的生理学意义认识。

(2) 能够提供独立的预后信息，其价值优于其他临床资料和对比血管造影。

(3) 其影像是以计数值为基础，可方便地行定量分析，定量分析结果具有高度的可重复性。

(4) 只要患者能合作，几乎所有患者均可得到高质量图像，且安全无创伤。

（二）不足之处

心肌灌注的不足主要是由于心肌血流灌注减低可以是冠心病原因，也可以是其他非冠心病因素所致。因此，心肌灌注显像显示的心肌缺血并非冠心病所特有。

十八、心肌灌注显像与冠状动脉造影的比较

冠状动脉造影与心肌灌注显像分别反映了解剖学和血流动力学的两种不同参数。根据临床经验，在动脉血管造影时，冠状动脉的直径狭窄大于 50% 就提示有血流动力学意义，但在许多情况下，通过常规的血管造影有时很难确定狭窄的精确百分率。而对于造影证实有冠状动脉狭窄的患者，负荷心肌显像有助于确定血流动力学的意义，因为血管造影估计狭窄程度的准确性高低取决于操作技术以及所应用方法。而且血管造影所确定的狭窄，其重要性可能随着血管痉挛加重或小血管病变出现而增加，当然也可能随着较完善且有功能的侧支血管的建立而减低。尽管是一个亚临界的病灶，但如果其狭窄的范围很大或发生在直径已经很小的某支血管以及多支低度狭窄的血管，则仍然有其血流动力学意义。

十九、心肌灌注显像与负荷超声心动图对心肌缺血诊断的比较

从理论上说，负荷超声心动图类似于负荷放射性核素心血池显像。当患者的左心室射血分数及室壁运动无明显异常者，多巴酚丁胺超声心动图显像也如心肌灌注显像一样有用，但是在有较大范围的室壁运动异常或左心室功能障碍时，负荷超声心动图难以准确诊断心肌缺血。多巴酚丁胺超声心动图结果对于确定低危或高危的冠心病患者还没有像心肌灌注显像那样得到认同。

二十、心肌血流灌注显像和葡萄糖代谢显像中基本的血流-代谢显像模型

在心肌血流灌注显像和葡萄糖代谢显像中，其基本的血流-代谢显像模型有 3 种：

(1) 血流与代谢显像二者的心肌显像剂分布均匀，提示为正常心肌。

(2) 血流灌注减低，而葡萄糖摄取正常或相对增加。这种血流-代谢不匹配模型在有

心室功能障碍的患者，是心肌存活的有力证据，施行血管再通治疗是最佳的选择。

（3）局部心肌血流与葡萄糖代谢呈一致性减低或缺损，呈匹配图像，为心肌瘢痕和心肌坏死的特征，这类患者施行再通手术治疗与药物保守治疗的效果及预后没有明显差别。

二十一、平衡门电路法

平衡门电路法是利用心电图的信号来确定放射性信息的采集与心动周期的容积组分之间的关系。目前常用多门电路技术。给患者静脉注射 ^{99}mTc 标记红细胞或人血清白蛋白等血池显像剂并在血池内达到平衡后，以受检患者自身的心电 R 波等为 γ 照相机或 SPECT 门控装置的触发信号，按设定的时间间隔连续采集心血池的影像，通过多个心动周期影像的叠加，获得 R-R 间期内一系列的图像。通常一个心动周期采集 16 ～ 32 帧图像，每帧图像相当于心动周期的不同部分；由于一个心动周期的信息量很低，获得的图像质量差，则须连续采集 300 ～ 400 个心动周期按对应的时间进行数据叠加，使之达到足够的计数密度要求，最后显示出反映心动周期中不同时间的系列影像，将此系列影像进行重放即可以心动电影方式观察心脏局部室壁运动情况，通过左、右心室的容积曲线还可计算出心室收缩与舒张期功能的指标。常规显像应进行多体位采集。

二十二、首次通过法

首次通过法是将显像剂作"弹丸"式静脉注射后，立即启动具有高灵敏的 γ 照相机进行快速心血管动态照相，然后通过专用软件和感兴趣区 (ROI) 勾画出左或右心室，获得显像剂首次通过左、右心室的系列影像及心室容积曲线，由此可以得到有关心功能的参数。

（一）优点

首次通过法从时间上可以将左、右心室短暂分开，不存在相互重叠因素的影像，其结果应该更可靠，尤其是对于右心室功能的测定，优于 X 线心血管造影。

（二）缺点

"弹丸"注射技术及仪器的灵敏度要求较高，注射显像剂的剂量也较大，而且不能进行多体位的显像。

二十三、心功能负荷试验

为了了解心脏的储备功能，提高诊断缺血性心脏疾病的敏感性，必要时可进行心功能负荷试验，方法为在心血管医师或有经验的医师指导下，给患者加以次极量运动或药物负荷试验。与心肌灌注显像负荷试验不同的是显像须在负荷试验过程中进行，即达到预计心率或其他参数时即刻进行采集，以反映负荷状态下的心功能。

二十四、心室功能常用指标

（一）反映心室收缩功能的参数

左或右心室射血分数 (EF)、心排血量 (CO)、每搏量 (SV)、高峰射血率 (PER)、1/3 射

血分数 (1/3EF) 等。

(二) 心室舒张功能参数

高峰充盈率 (PFR)、高峰充盈率时间 (TPFR)、1/3 充盈率 (1/3FR) 和 1/3 充盈分数 (1/3FF) 等。

(三) 反映心室容量负荷的参数

收缩末期容积 (ESV) 和舒张末期容积 (EDV)，有助于评价心力衰竭和严重的收缩功能减低患者合理治疗后心室大小的变化。

二十五、心脏局部室壁运动

通过电影显示可以直观地了解心室各壁的运动情况，临床上一般将心室壁的运动分为正常、运动减低、无运动和反向运动 4 种类型。平衡法适用于定量测定左心室局部功能，为了对心室局部的功能进行定量分析，通常可利用计算机软件将心室分为 5 ～ 8 个扇形区域，并分别计算出各个区域的局部射血分数 (REF) 和室壁轴缩短率，其原理与测定整体心室功能相同。正常情况下，各个节段的轴缩短率均 > 20%、左室的 REF > 50%，但相当于间壁的节段可以略低。

二十六、心脏功能时相分析

心血池影像的每一个象素都可以生成一条时间 - 放射性曲线，由于心室的运动呈周期性变化，因而所得的时间 - 放射性曲线也呈周期性变化，通过对曲线进行正弦或余弦拟合 (即傅里叶转换) 可以获得心室局部 (每个象素) 开始收缩的时间 (即时相) 以及收缩幅度 (振幅) 两个参数。用这两个参数进行影像重建可以获得心室的时相图、振幅图和时相电影 3 种功能影像及时相直方图。

二十七、心脏功能影像及时相直方图

1. 时相图

时相图是以不同的灰度或颜色反映心肌壁发生收缩的时间，灰度越高表示时相度数越大，即开始收缩的时间越晚。心房与心室开始收缩的时间相差甚远，故表现为完全不同的灰度或颜色，而左、右心室各壁的收缩基本同步，故表现为相同的灰度或颜色，无明显的分界线。

2. 振幅图

振幅图是以不同颜色反映心脏各部位收缩幅度的大小，灰度高提示幅度大，正常左心室收缩幅度明显大于右心室、心房、大血管，局部室壁运动障碍时则表现为病变处灰度减低。

3. 时相电影

将心脏各部位开始收缩的时间以一种显著标志 (如黑色或白色) 依次进行动态显示，即可直观地观察心肌激动传导的过程。正常时，电影显示可见室壁收缩的兴奋点起源于室间壁基底右侧，然后沿间壁下行，迅速传导至整个心室，最后消失于左、右心室的后基底部，右室的收缩略早于左室；如果有传导异常或室壁运动障碍，则其收缩的顺序和颜色就会发生改变。

4.时相直方图

时相直方图为心室时相度数的频率分布图，纵坐标代表分布的频率，横坐标为时相度数 (0° ~ 360°)；正常情况下，心室峰高而窄，心房及大血管峰低且较宽，两峰的时相度数相差近180°，心室峰底的宽度称为相角程，反映心室最早收缩与最晚收缩时间之差，其参数是反映心室协调性的重要指标，正常的心室相角程 < 65°。

二十八、室壁瘤放射性核素心脏功能显像诊断

室壁瘤可见心室影像形态失常，室壁瘤部位呈局限性向外膨出，心动电影显示有反向运动，局部射血分数减低，心室轴缩短率呈负值；时相分析见局部时相延迟，时相直方图上可见房、室峰之间出现附加的"室壁瘤"峰，相角程明显增宽。本法对心尖及前壁室壁瘤的诊断符合率达95%，亦可用于判断手术后疗效和鉴别左心室真性与假性室壁瘤。

二十九、心脏传导异常的时相分析

心脏传导异常时相分析可以显示心肌激动的起点和传导的途径，对判断其传导异常有重要价值。当束支传导阻滞时，表现为阻滞的心室时相延迟，时相图上色阶发生改变，相角程增宽，左、右心室峰分界清楚，甚至心室峰出现双峰。预激综合征时表现为预激的起点和旁路部位时相提前，时相图色阶改变，相角程有不同程度的增宽，其诊断符合率约为90%。通过时相电影显示能更直观地显示传导异常的部位、范围及程度。

三十、扩张型心肌病放射性核素心脏功能显像诊断

心血池显像表现为整个心腔明显扩大，形态失常，室壁运动呈广泛性减低，心室整体功能不同程度下降，在时相图或振幅图上呈现"补丁"样或"花斑"样改变，对本病的诊断有一定价值。一般情况下，有整体功能障碍的双心室增大患者多为非缺血性心脏病，而节段性室壁运动异常且右心室功能相对完好者支持缺血性心肌病的诊断。

三十一、肥厚型心肌病放射性核素心脏功能显像诊断

典型改变为左心室腔变小变形，肥厚的心肌壁影使左心室血池周围形成一圈显像剂分布空白区，尤其是左、右心室之间更明显，但 LVEF 正常或增高，呈高动力收缩功能，特别是 1/3EF 增高，射血期延长，80% 以上的患者舒张期快速充盈功能受损，顺应性降低。PFR 和 1/3FR 下降。门电路心血池断层显像还可见左心房扩大。

三十二、化疗对心脏毒性作用的监测

许多化学药物尤其是抗肿瘤药物，对心脏具有严重的不良反应，引起充血性心力衰竭和心室功能紊乱，最终导致患者死亡。核医学方法已经成为评估和监测左心室功能的

重要手段。最常用的监测指标为静息 LVEF 变化，但舒张期功能障碍的监测可能是反映心脏毒性作用更灵敏的指标，动态监测化疗过程中心脏损害情况以指导停药时间和用药累积剂量，避免造成心脏不可逆性损伤甚至死亡，通常可以在临床症状出现之前发现心脏中毒的征象，且心脏功能损害程度与使用药物的累计剂量密切相关。如果 LVEF 绝对值下降≥ 10% 和 (或) 最后的 LVEF ≤ 30% 时，应终止化疗。

第五节 超声心动图

一、超声心动图的基本工作原理

当超声波在均一介质中传播时，在保持初始方向的同时，逐渐被吸收和散射。当其遇到两个不同介质的界面时，部分超声波信号则被反射回来。不同的组织或者界面对于超声波的反射强度不同，如肌肉、骨组织或钙化组织比血液反射能力更强。发射脉冲和接收反射信号之间的时间延迟，反射信号的强度，提示该组织反射回声的特性或组织间的界面反射。返回探头的信号可以提示超声波穿透的深度和反射的强度。这些信号传送到显示器上或打印纸上的灰阶图像 -- 强回声显示为白色，低回声显示为灰色，无回声显示为黑色。超声心动图就是利用超声波的穿透性和反射性，通过计算机技术处理和成像。

二、经胸和经食管超声心动图检查常规技术

目前，经胸和经食管超声心动图检查常规技术包括：

(一) M 型超声心动图

只在一条线上发射超声波信号，接收时沿时间轴线展开，对于记录组织的运动具有高度敏感性 (大于二维超声心动图)。其提供一个随时间变化的图像深度和回声强度信息，直接观察运动组织的变化 (如瓣膜的开放和关闭，心室壁的运动)。超声波声束必须尽量与观察组织垂直。可以手动或自动测量心腔的大小，室壁的厚度。

(二) 二维超声心动图

可以显示心脏的切面图像，初步快速判断组织结构。如果进行连续成像，则在显示器上可以观察到心腔、瓣膜和血管的实时情况。

(三) 多普勒超声心动图

包括脉冲多普勒和连续多普勒，脉冲多普勒能够对紊乱的血流进行定位，或可测量局部血流的速度。而连续多普勒则可以对心内的血流进行定量分析。彩色血流成像是一种自动化的脉冲波多普勒二维图像。它沿着二维图像的扫描线计算血流的速度和方向，并对其进行彩色编码。背离探头的血流标记为蓝色，朝向探头运动的血流标记为红色。

流速越高彩色越鲜亮。超过速度极限，出现色彩翻转。高速湍流和局部加速血流通常标记为绿色。

三、完整的经胸超声心动图检查

完整的经胸超声心动图检查，应该完成下列基本切面图像扫查：

(1) 胸骨旁长轴切面。

(2) 胸骨旁心底短轴切面。

(3) 二尖瓣水平短轴切面。

(4) 乳头肌水平短轴切面。

(5) 心尖水平短轴切面。

(6) 心尖四腔切面。

(7) 心尖二腔切面。

(8) 心尖长轴切面。

(9) 心尖五腔切面。

(10) 剑突下多切面。

(11) 胸骨上窝切面和胸骨旁右室切面。

四、超声心动图临床适应证的选择

临床认为有必要或需要进行超声心动图检查的患者，都应是超声心动图检查的适应证。但下列情况需要结合临床，考虑是否进行必要的超声心动图检查：

(1) 房间隔缺损、室间隔缺损，或动脉导管未闭修补术后 1 年以上无症状的常规检查。

(2) 无心脏病证据但有孤立的房性和室性期前收缩的患者。

(3) 对几年内曾进行过左室功能的检查(包括超声心动图，左室质量，单光子发射计算机体层摄影，心脏磁共振)正常且临床情况没有发生任何改变的患者进行左室功能评价。

(4) 对二尖瓣脱垂无二尖瓣反流或有轻度反流，且临床情况没有变化的患者进行常规复查。

(5) 对无症状的轻度主动脉狭窄或者轻到中度的二尖瓣狭窄，且临床情况没有任何改变的患者进行再评估。

(6) 对无症状的轻度反流，临床情况无变化，左室内径正常的患者进行常规复查。

(7) 对人工瓣膜没有瓣膜功能异常证据且临床情况无改变的患者进行常规复查。

(8) 对出现短暂发热，但无细菌学证据或新出现杂音的自身或人工瓣膜的患者进行评估。

(9) 对于高血压而无心脏损害证据的患者进行评估。

(10) 已知有心脏损害的高血压患者临床情况无变化时进行复查。

(11) 对临床情况无变化的心力衰竭(包括收缩期和舒张期心力衰竭)患者进行常规复查。

(12) 对于临床情况无变化的肥厚型心肌病患者进行常规复查。

(13) 确定心房颤动或心房扑动患者左房内是否有血栓，以决定进行抗凝治疗，而不是进行电复律治疗。

五、M 超声检查 / 二维超声检查对左心室收缩功能进行评价

(1) 从多个不同切面，经验性直观定性估测左心室整体收缩功能。

(2) 是否存在节段性室壁运动异常。

(3) M 超声或二维超声测量 (通常采用胸骨左缘长轴切面) 左心室舒张末期内径 (LVIDd)、左心室收缩末期内径 (LVIDs)、舒张末期室间隔和左心室后壁厚度、收缩末期室间隔和左心室后壁厚度，计算室间隔和左心室后壁增厚率 (正常 25% 以上)、短轴缩短率、每搏量、心排血量、心脏指数和射血分数 (EF%，正常 $\geq$ 55%)。

(4) 采用 SimpsOn 法 (心尖四腔和心尖二腔切面) 进行二维超声测量，手动轨迹法描记左心室收缩末期和舒张末期心室内腔，计算左心室收缩和舒张末期容积、每搏量、心排血量、心脏指数和射血分数。

(5) M 超声二尖瓣波形 E 点至室间隔的距离 (EPSS) 正常为 2 ~ 7mm，EPSS 增加提示左心室收缩功能下降，EPSS > 20mm 提示 EF 值 < 30%。

六、多普勒检查对左心室收缩功能进行评价

(1) 频谱多普勒 (PW) 测量左心室流出道血流速度时间积分 (LVOTVT1)，同时测量 LV0T 直径，经计算得到每搏量、心排血量、心脏指数。

(2) 连续多普勒 (CW) 得到二尖瓣反流频谱，测量 dp/dt 值，此值 < 1000mmHg/s 提示左心室收缩功能减低。

(3) 二尖瓣瓣环组织多普勒，S 波峰值正常 > 9cm/s。

七、心内杂音产生的因素

由于心内血流的湍流导致杂音产生，主要与以下因素有关：

(1) 正常瓣膜的血流速度高或流量较大。

(2) 通过病变瓣膜的前向血流。

(3) 瓣膜的反流。

(4) 血流分流 (心腔或血管之间存在异常交通)。

(5) 通过狭窄血管的血流。

八、超声心动图评价心脏杂音时的检查目的

(1) 确定病变的部位、病因及其严重程度。

(2) 确定血流动力学变化。

(3) 了解并发症。

(4) 了解继发性改变。

(5) 评价心脏大小和功能。

(6) 为将来随访建立参考资料。

(7) 治疗后的再评估。

九、超声心动图的适应证

(1) 有杂音，同时伴有循环和呼吸系统症状。

(2) 有杂音，无症状，但临床上强烈提示可能伴有结构性心脏病。

(3) 有杂音，无症状，但临床上难以除外心脏疾病。

十、急性持续性胸痛患者超声心动图的适应证

(1) 急性胸痛时，提供心脏疾病的诊断，并提供瓣膜、心包或原发性心肌疾病的依据。

(2) 心电图尚未证实，临床怀疑急性心肌梗死的患者。

(3) 临床怀疑主动脉夹层的患者。

(4) 血流动力学不稳定的患者。

十一、急性冠脉综合征患者超声心动图的适应证

(1) 怀疑急性缺血或用标准方法没有证实的梗死。

(2) 左心室功能的评估。

(3) 下壁梗死并发右心室梗死的患者。

(4) 机械并发症和附壁血栓的检测。

(5) 缺血的定位和严重程度的评估。

十二、慢性缺血性心脏病患者超声心动图的适应证

(1) 有症状的患者心肌缺血的诊断。

(2) 静息状态下，整体心功能的评估。

(3) 再血管化前，存活心肌的评估。

(4) 再血管化后，伴典型症状患者的再狭窄的评价。

十三、引起心力衰竭水肿的疾病

水肿可以由多种原因引起，心力衰竭是其常见原因之一，超声心动图可以帮助诊断引起心力衰竭的原因，包括：

(1) 风湿性心脏病严重二尖瓣狭窄。

(2) 慢性阻塞性肺疾病。

(3) 右室心肌病，如致心律失常右室发育不良心肌病，右室致密化不全心肌病等。

(4) 成人先天性心脏病，如房间隔缺损。

(5) 缩窄性心包炎。

十四、左心室舒张功能障碍

Ⅰ，正常；Ⅱ，舒张功能轻度受损；Ⅲ，舒张功能中度受损；Ⅳ，舒张功能重度受损，又分为可逆限制性舒张功能障碍和固定限制性舒张功能障碍。

十五、心腔内压力测定

(1) 右心房压力 (RAP)：根据 IVC 内径和吸气塌陷程度估测。

(2) 右心室收缩期压力 (RVSP)：RVSP(mmHg) = 4×(TR 峰值速度)2 + RAP。

(3) 收缩期肺动脉压力 (SPAP)：在没有右心室流出道梗阻的情况下，SPAP 等于 RVSP。

(4) 肺动脉舒张末期压力 (PAEDP)：在没有肺高压的情况下，PAEDP 等于左心房压 (LAP) 或肺毛细血管楔压 (PCWP)，需在有 PR 的条件下测定。PAEDP(mmIIg) = 4×(PR 舒张末期速度)2 + RAP。

十六、瓣膜狭窄时超声心动图的作用

(1) 评价血流动力学改变的严重程度。

(2) 评价心室腔的大小、功能和 (或) 血流动力学的变化。

(3) 原有瓣膜狭窄，现在症状和体征发生改变时的重新评估。

(4) 原有瓣膜狭窄，在妊娠期间，血流动力学改变的严重程度和对心室代偿功能的评估。

(5) 有严重狭窄，但临床无症状患者的重新评估。

(6) 对轻至中度无症状的主动脉瓣狭窄，并伴有左心室功能不全或肥厚的患者的再评估。

(7) 对介入治疗效果的评价。

十七、瓣膜关闭不全时超声心动图的作用

(1) 评价血流动力学改变的严重程度。

(2) 评价心室腔的大小、功能和 (或) 血流动力学的变化。

(3) 对轻至中度关闭不全，并伴有症状变化的患者的再评估。

(4) 对严重关闭不全，无症状患者的再评估。

(5) 原有关闭不全，在妊娠期间血流动力学改变的严重程度和心室代偿功能的评估。

(6) 对无症状的轻至中度关闭不全患者，伴有心室扩张的评估。

(7) 对严重关闭不全和心功能代偿期，药物治疗效果的评估。

十八、感染性心内膜炎患者超声心动图的临床价值

对临床疑诊或确诊感染性心内膜炎的患者，超声心动图的临床价值有：

(1) 血培养阴性，临床高度怀疑心内膜炎患者赘生物的检测。

(2) 怀疑有感染性心内膜炎的先心病患者，赘生物的检测。

(3) 明确感染性心内膜炎瓣膜损害的特征和检测，心脏代偿情况和对血流动力学的影响。

(4) 并发症的检测，如脓肿、穿孔等。

(5) 严重心内膜炎的重新评估，如血流动力学改变的严重程度、主动脉瓣受累、持续的发热和菌血症、临床症状变化等。

十九、人工瓣膜置换术后超声心动图的适应证

(1) 人工瓣膜置换术后，临床症状和体征发生改变的患者。

(2) 临床症状和体征没有变化，轻至中度心功能不全的患者。

(3) 临床症状和体征没有变化，瓣膜功能正常患者的常规评估。

二十、扩张型心肌病中超声心动图的作用

(1) 临床诊断心力衰竭或怀疑心肌病患者的左心室大小和功能的评估。

(2) 中心静脉压升高，临床高度怀疑由心脏病所致的患者。

(3) 呼吸困难，伴有心脏疾病的临床体征。

(4) 不能解释的低血压患者。

(5) 已经诊断心肌病，临床体征有变化患者的左室功能的再评价。

(6) 药物治疗心功能的评估与随访。

二十一、心包疾病的超声心动图的临床价值

(1) 怀疑心包疾病的患者。

(2) 怀疑有心包出血的患者，如创伤、介入治疗及外科手术后等。

(3) 难治性心包积液或诊断早期缩窄的随访。

(4) 急性心肌梗死伴有持续性胸痛、低血压，并发现心包摩擦音的患者。

(5) 有心脏压塞征象的患者。

二十二、心脏肿物和肿瘤超声心动图的指征

(1) 心脏肿物所致的临床事件或临床综合征患者。

(2) 心脏疾病所致的肿物，需要根据超声心动图进行抗凝或外科治疗的患者。

(3) 心脏肿瘤切除术后以及术后复发的随访。

(4) 心脏转移瘤的随访与监测。

二十三、大血管疾病超声心动图的作用

(1) 明确主动脉夹层的诊断、分型以及并发症，帮助临床治疗决策。

(2) 明确主动脉瘤的部位，大小。

(3) 明确主动脉破裂的部位。

(4) 马方综合征或其他结缔组织疾病所致的主动脉根部扩张。

(5) 主动脉夹层修补术后的随访。

二十四、肺部疾病患者的超声心动图指征

(1) 怀疑肺动脉高压的患者。

(2) 肺栓塞并怀疑在肺动脉、右心房、右心室有血栓者。

(3) 肺动脉高压患者治疗后的随访。

(4) 心源性与非心源性呼吸困难病因的鉴别。

(5) 肺部疾病伴有心脏受累患者。

二十五、临床诊断高血压病超声心动图的作用

(1) 静息状态下左心室功能，左心室肥厚，或向心性重构对临床决策非常重要的患者。

(2) 并发冠心病的患者。

(3) 左心室功能不全患者，临床症状和体征有变化时左心室大小和功能的随访。

(4) 左心室舒张功能异常伴有或不伴有左心室收缩功能异常。

(5) ECG 无左心室肥厚的临界高血压患者决策时，左心室肥厚的评估。

二十六、心律失常患者的超声心动图适应证

(1) 临床怀疑有结构性心脏病的心律失常患者。

(2) 家族史伴有遗传性心脏疾病的心律失常患者。

(3) 射频消融前总体评估。

(4) 需要治疗的心律失常患者。

(5) 心脏转复的患者。

(6) 以前有脑栓塞事件考虑与心房内血栓有关的患者。

(7) 抗凝是禁忌证，但根据超声心动图结果决定转复的患者。

(8) 以前证实有心房内血栓患者。

(9) 根据预后的因素而考虑转复的患者。

二十七、严重外伤患者的超声心动图适应证

(1) 血流动力学不稳定患者。

(2) 严重挤压伤和胸腔穿透伤。

(3) 机械性通气的多发性外伤和胸腔外伤患者。

(4) 血流动力学不稳定的多发性损伤。

(5) 怀疑主动脉损伤的患者。

(6) 潜在的导管、导引钢丝、起搏电极或心包穿刺针损伤伴有或不伴有心脏压塞的患者。

二十八、成人先天性心脏病超声心动图的适应证

(1) 临床怀疑先天性心脏病。

(2) 已知先心病，临床特征有变化。

(3) 已知有先心病，但诊断不明确。

(4) 已知有先心病，心室功能和房室瓣反流需要随访。

(5) 已知有先心病，必须进行肺动脉压随访。

(6) 手术修补后随访。

(7) 瓣膜成形术或换瓣后患者的随访。

二十九、成人先天性心脏病超声心动图的作用

(1) 确定静脉、心房、心室和动脉之间的关系。

(2) 评价腔室大小及心室功能。

(3) 对心内及心外分流的定性、定位及定量诊断。

(4) 确定左心室和右心室流出道、瓣膜狭窄的部位和程度。

(5) 评价瓣膜反流。

(6) 估测肺动脉压。

(7) 显示主动脉缩窄和估计梗阻的程度。

(8) 证实心内和 (或) 中心血管附壁血栓。

(9) 房室瓣解剖和功能的评价。

(10) 幼年接受复杂先天性心脏病外科手术成长至成人过程中定期随访。

三十、新生儿超声心动图检查指征

(1) 发绀、呼吸窘迫、充血性心力衰竭或动脉搏动异常。

(2) 染色体畸形或主要心血管畸形者。

(3) 早产儿心肺功能改善不明显者。

(4) 与心脏遗传疾病有关的综合征。

(5) 心脏杂音和心脏体征异常者。

(6) 一级亲属 (父母，兄弟，姐妹) 有先天性心脏病，或胎儿心脏超声心动图怀疑有先天性心脏病。

三十一、婴幼儿、青少年超声心动图检查指征

(1) 婴幼儿典型的或病理性杂音。

(2) X 线胸片显示心脏扩大或心影异常者。

(3) 临床提示右位心者。

(4) 有已知心脏缺陷，需确定药物或手术和介入治疗时间者。

(5) 有已知心脏缺陷，术前评估。

(6) 有已知心脏缺陷，物理体征有改变。

(7) 获得性或先天性心脏病术后随访，临床怀疑有残余漏、心室功能不全、肺动脉高压、血栓、脓肿或心包积液等评估。

(8) 心血管疾病伴有显性遗传综合征者。

(9) 马方综合征的诊断和随访。

(10) 神经肌肉疾病伴有心肌受累者的随访。

(11) 运动诱发心前区疼痛或晕厥者。

(12) 有高血压和晕厥病史者。

(13) 持续发热，临床怀疑心肌炎、风湿热或川崎病者。

(14) 血液病或肿瘤患儿应用细胞毒性药物心肌受损的诊断和随访。

(15) 心脏移植后随访者。

三十二、经食管超声心动图的适应证

(1) 可疑的急性主动脉病变包括分离和破裂的评估。

(2) 对于非冠脉的介入手术中进行指导，包括肥厚型心肌病的室间隔切除、二尖瓣球囊扩张、卵圆孔或房间隔缺损以及室间隔缺损的封堵、射频消融术。

(3) 确定反流的机制和评价是否适合瓣膜修补。

(4) 二尖瓣或主动脉瓣机械瓣置换后，怀疑瓣周漏。

(5) 对中度或高概率的感染性心内膜炎患者进－行诊断和处理 (如菌血症，尤其是葡萄球菌菌血症和真菌菌血症)。

(6) 有心内装置的患者持续发热。

(7) 评价房扑 / 房颤患者是否需要抗凝和 (或) 电复律和 (或) 射频消融治疗。

(8) 确定房颤或房扑患者左房内是否存在血栓，以决定抗凝治疗或电复律。

(9) 对于经胸超声心动图、心电图均正常且无房颤 / 房扑病史的患者确定其栓子来源是否为心源性的。

(10) 心外科手术中指导瓣膜修补或成形术效果，复杂先天性心脏病矫正治疗后血流动力学状况，有无残余分流和梗阻。

三十三、负荷超声心动图的适应证

(1) 胸痛综合征或心绞痛的患者，中度或高度怀疑冠心病或幼年曾患川崎病患者，ECG 不能提供确切信息，能够运动者可以进行运动负荷超声心动图，不能运动者行药物负荷超声心动图。

(2) 心导管检查已知冠心病有再血管化适应证患者，缺血性心肌病存活 / 缺血心肌的评估。

(3) 可疑主动脉瓣狭窄伴有低心排血量的证据，常规经胸超声心动图可能低估瓣膜狭窄的程度，应用多巴酚丁胺负荷超声心动图评价瓣膜狭窄程度。

三十四、右心室声学造影的适应证

经周围静脉注射过氧化氢溶液或其他方法产生的微泡，当这些微泡通过心脏和血管系统遇到超声波时，由于血液与微泡界面之间声阻的差异而出现强回声，超声心动图能够显示这些强回声的运动与行走方向，由于用于右心室声学造影的微泡平均直径通常＞5μm，使其难以通过肺循环，因此可以用于下列心血管疾病的诊断：

(1) 先天性心脏病房间隔缺损，室间隔缺损轻度的右向左分流的诊断。

(2) 右心室心内膜边界的确定。

三十五、左心室声学造影的适应证

经肺声学造影剂微泡平均直径通常为 4 ~ 6μm，经周围静脉注射后，右心系统显影后数个心动周期后，造影剂可以到达左心系统，进行左心室显影。左心室造影适用于下列情况：

(1) 确定心内膜边界。

(2) 判断室壁瘤的大小和范围。

(3) 鉴别心内的附壁血栓。

(4) 增加负荷超声心动图的敏感性 (美国超声心动图学会建议负荷超声心动图在非造影剂影像条件下，多 2 个连续心肌节段显示不清者，可以进行左室声学造影)。

(5) 选择性心肌声学造影有助于指导肥厚性梗阻型心肌病的介入治疗。

三十六、组织多普勒成像的临床应用价值

组织多普勒成像是以低速运动的心肌组织为研究对象，其衍生的相关技术，如速度、位移、应变、应变率以及组织同步化成像等，可定量评价局部心肌的机械做功以及心脏收缩和舒张运动的同步与协调性。其临床应用价值主要体现为：

(1) 能够有效评价心脏运动的协调性 (心室内和心室间)，可以帮助心脏再同步化治疗选择患者，优化治疗效果。

(2) 能够准确区分和测量心脏时间间期，为研究病理和病理生理状态下心脏时间间期的再分布提供了可靠的手段。

(3) 能够定量评价静息和负荷状态局部心肌的机械做功。可以无创地评价心肌梗死后局部心肌功能恢复。

(4) 能够定量评价局部心肌功能的早期损害。

三十七、斑点追踪超声心动图的适应证

斑点追踪技术主要是通过对高帧频二维超声图像中的天然声学标记点，即斑点回声进行逐帧追踪，从而对心肌的运动和形变进行重建，故又称为斑点追踪超声心动图。目前斑点追踪超声心动图主要适用于：

(1) 冠心病或其他影响心肌疾病的局部和整体心肌功能的评价。

(2) 心力衰竭患者心室内同步性的评价。

三十八、经食管实时三维超声心动图的适应证

实时三维超声心动图能够立体显示心脏的三维结构，清晰显示心脏结构毗邻组织之间的关系和心内血流状态，目前实时三维超声心动图有经胸实时三维超声心动图和经食管实时三维超声心动图两种模式，经胸实时三维超声心动图由于成像范围、成像角度和图像质量等因素，还不足以应用到临床诊断，经食管实时三维超声心动图能够对心脏进行全方位成像，主要应用于下列情况：

(1) 心内结构的三维显示，有助于结构性心脏病的诊断和治疗。

(2) 心腔容量的三维计算，有助于心腔容量的准确测量。

(3) 术中监测可提供清晰的解剖方位图像，为术中治疗决策提供重要的信息。

三十九、心肌声学造影

心肌声学造影目前的研究和潜在的应用前景包括：

(1) 从心肌微循环水平评价冠状动脉狭窄程度。

(2) 心肌声学造影估测冠脉微循环储备能力。

(3) 心肌声学造影判断缺血心肌和测定"危险区"心肌。

(4) 心肌声学造影判定心肌梗死后的存活心肌。

(5) 新型的载体性造影剂将具备可携带药物、基因、单克隆抗体等物质的功能。可载血管新生基因或血管内皮生长因子的微泡，经静脉进行心肌靶向治疗。

四十、超声心动图的局限性

(一) 图像质量对结果的影响

多数患者的超声心动图检查都可以获得清晰的图像，但是在下列情况下进行超声心动图检查，难以获得清晰和标准的图像，进而直接影响超声心动图临床诊断结果：

(1) 非常肥胖的患者。

(2) 胸壁畸形患者。

(3) 慢性肺部疾病 (如低通气或者肺纤维化的慢性气道阻塞性肺疾病)。

(4) 机械通气患者。

(二) 难以明确诊断

(1) 新鲜血栓。

(2) 2mm 的肿物，如肿瘤、血栓和赘生物等。对心腔内的肿物有时难以明确诊断。

第八章 肝、胆、胰腺、脾影像

肝、胆和胰腺是重要的消化腺器官，脾为网状内皮系统器官，因同位于上腹部且与肝脏关系密切，故在本章一并叙述。

第一节 诊断基础

一、检查技术及其价值

(一)X线检查

1. X线平片及透视

X线平片及透视对腹腔内游离气体，肝、脾等的轮廓，钙化的结石或组织，以及腹腔积液的观察有所帮助，但诊断价值有限。胃肠道钡剂检查可用于观察上腹部占位性病变与胃肠道的关系，对肝硬化患者也可观察食管和胃底部有无静脉曲张及其程度。

2. 数字减影血管造影(DSA)

采用 Seldinger 插管技术，经股动脉等血管把导管插至腹腔动脉、肝动脉等处，注射对比剂后使相应血管显影，主要包括选择性腹腔动脉造影、超选择性肝段动脉造影和脾动脉造影、间接门静脉造影等，可显示肝、脾、胰等血管，对诊断肝内占位性病变特别是肝癌有较大价值，对胰腺病变则主要用于胰岛细胞瘤的诊断。但 DSA 检查是一种侵入性的检查方法，有一定风险，一般多用于 CT 和超声检查难以确诊的患者。

(二)超声

超声检查简便、价格低廉，特别适合对疾病的普查、筛选和追踪观察，是肝、胆、胰、脾的重要的影像学检查方法，尤其对肝、胆疾患，已成为首选的影像学检查方法。对肝、脾疾患，检查前一般无需特殊准备，对胆和胰腺疾患，检查前须禁食 8 小时以上，以利于胆囊处于充盈状态，同时避免胃内容物对胆、胰的观察产生干扰。检查时一般取仰卧位，根据脏器或部位的需要可适当改变体位，在鉴别胆囊占位性病变和可移动结构(如结石等)也常须改变体位。

超声检查可用于肝脏局灶性和弥漫性病变的诊断和介入性治疗，用 CDFI 测定门静脉和脾静脉血流动力学参数可以为肝硬化和门脉高压症的严重程度提供诊断依据；胆囊结石、胆囊壁息肉及隆起性病变在声像图上都能清楚地显示，有利于早期胆囊癌的诊断；

超声能准确地发现肝内、外胆管扩张，有助于阻塞性黄疸的诊断与鉴别诊断；对胰腺癌的诊断，虽不如 CT 等检查方法，但对显示胰管扩张比 CT 简便、有效，有助于早期检出胰头癌；另外，还可对急性胰腺炎的声像图变化进行动态观察，并能了解有无合并积液、假性囊肿及胆道结石；对脾的实质性和囊性占位性病变比较敏感、准确，CDFI 能准确地诊断脾血管疾病。

（三）CT

CT 检查具有优良的组织分辨率和清晰的解剖学图像，使其在肝、胆、胰、脾疾病的诊断与鉴别诊断中起主导作用，常作为基本检查和进一步检查的方法，尤其对肝、胰疾病有进一步确诊的价值。检查前 8 小时禁食，扫描前 30 分钟口服 1％～ 3％的泛影葡胺500ml，检查前即刻再口服 500ml，充分充盈胃及十二指肠。对怀疑肝左叶病变及胆系结石的患者，可口服水作为对比剂以减少伪影和避免肠道高密度对比剂影响结石的显示。检查时患者取仰卧位，层厚和间距通常为 10mm，胆囊和胰腺扫描为 3 ～ 5mm，检查范围从膈顶至十二指肠水平部。常规平扫对诊断脂肪肝、胆系结石、钙化及外伤出血疾患具确诊价值，其他疾病一般须做增强扫描。增强扫描目的：

(1) 增加正常组织与病灶之间的密度差，更清楚地显示平扫不能发现或可疑病灶。

(2) 帮助鉴别病灶的性质。

(3) 显示肝、胰血管。增强扫描一般分双期扫描或三期扫描，使用螺旋 CT 分别在肝动脉期 (静脉注射对比剂后 20 ～ 25 秒)、门静脉期 (静脉注射对比剂后 60 秒) 进行全肝扫描，称双期扫描，双期扫描后再加做延迟 (肝实质期) 扫描，则称为三期扫描。

（四）MRI

MRI 除可提供优异的解剖学图像外，还可根据信号特征分析病变性质，用于超声和 CT 鉴别诊断有困难的病例，在显示胆管、胰管梗阻性病变时，MRI 优于超声和 CT。MRI 检查常规取仰卧位，使用自旋回波 (SE) 序列，先做横断面和冠状面的 T1WI 和T2WI，必要时加做矢状面成像。T1WI 利于观察解剖结构，T2WI 对显示病变敏感性高。使用 Gd-DTPA 进行 MRI 增强扫描，其作用与 CT 增强扫描相似。利用 MR 水成像技术可在不使用对比剂的情况下使胆道及胰管显影，即 MR 胆胰管造影，其效果可与内镜逆行胆囊—胰腺造影 ERCP 相媲美，且该检查无创伤性，方法简便，已逐渐成为胆系疾病的主要检查手段之一。

二、正常影像解剖

（一）超声

正常肝脏呈楔形，表面光滑锐利，包膜线清晰，膈顶部呈圆弧形，右叶厚而大，左叶渐小而薄，其大小、形态因体形、身长而异，肝右叶厚度为 12 ～ 14cm，左叶厚度通常小于 5cm。在锁骨中线，肝下缘不超过肋下 1cm，剑突下，肝下缘不超过 5cm。肝实质为均匀分布的细小光点，中等回声。肝内管道结构呈树状分布，根据清晰显示的三支肝静脉、门静脉的走向，按 Couinaud 法将肝脏划分 8 个功能段，尾叶为 S1，左外上段为 S2，左外下段为 S3，左内段为 S4，右前下段为 S5，右后下段为 S6，右后上段为 S7，右前上段为 S8。肝内门静脉管壁厚，回声较强，肝静脉壁薄回声弱，血管腔无回声，肝内胆管与门静脉伴行，管径较细，约为伴行门静脉的 1/3，肝内动脉一般较难显示。

胆囊在肝右叶下方，呈圆形或类圆形，表现为均匀的液性暗区，囊壁较薄，为边缘光滑的强回声，厚度 2～3mm。高分辨超声可显示肝内胆管，内径多在 2mm 以内。肝外胆管位于门静脉前方，管壁薄而光滑，纵切面呈无回声长管状影，横切面呈小圆形无回声影，肝总管内径不超过 6mm，胆总管内径不超过 8mm。

正常胰腺胰头略显膨大，向左后突出部为钩突，胰头向左前移行经较窄的胰颈达胰体，胰体位于腹主动脉前方，向左后方延伸至脾门的胰尾，整个胰腺呈带状结构，轮廓光滑整齐，内部呈均匀细小光点回声，多数回声稍强于肝实质。胰头厚度通常小于 25mm，胰体、尾厚度在 1mm 左右，主胰管直径为 1～2mm。

脾脏的肋间斜切面略呈半月形，长轴与左侧第 10 肋平行，外侧缘呈弧形，内侧缘内陷为脾门，脾门处脾动、静脉为无回声平行管状结构，脾门处脾静脉内径小于 8mm，脾实质呈均匀中等回声，光点细密，脾包膜呈光滑的细带状回声。脾厚度（前后径）：左侧肋间斜切显示脾门及脾静脉，从此处至外侧缘弧形切线的连线，正常不超过 4cm；脾长径（上下径）：脾下极最低点至脾上极最高点之间的距离，正常小于 11cm。

（二）CT

正常肝脏轮廓光滑，CT 自上而下逐层连续扫描，不同层面显示的肝脏形态不同。平扫时肝实质呈均匀的软组织密度，CT 值为 50～60HU，高于脾、胰等脏器。肝叶、肝段的显示与超声检查相同。CT 可通过肝叶径线的测量对肝脏的大小作出估计，取门静脉主干层面，分别测量左、右叶最大前后径和右、尾叶最大横径进行相应比较。正常肝右/左叶前后径比例为 1.2～1.9，肝右/尾叶横径比例为 2～3。肝门区脂肪组织呈不规则形低密度影，其内有肝动脉、门静脉和胆管进出。门静脉较粗居后，肝动脉位于其前内，胆管主要是肝总管位于前外方。肝内门静脉和肝静脉为低密度的管道状或圆形影，越近肝门或下腔静脉越粗大。下腔静脉为圆形或卵圆形低密度影。肝内动脉和胆管分支细小，通常不能见到。增强后扫描，肝实质和肝内血管均有强化，CT 值较平扫升高。动脉期，肝内动脉明显强化，肝实质无强化。门静脉期，门静脉和肝静脉强化明显，肝实质开始强化，CT 值逐渐升高，但静脉血管的密度仍高于肝实质。门静脉晚期或肝实质期，门静脉和肝静脉内对比剂浓度迅速下降，肝实质达到强化的峰值，此时静脉血管的密度与肝实质相当或低于后者。肝内胆管分支于增强时也不易显示。

胆囊位于肝门下方，肝右叶内侧。CT 横断面上表现为圆形或卵圆形，直径 4～5cm，胆囊腔呈均匀水样低密度，CT 值 0～20HU。胆囊壁光滑，厚度均匀一致，2～3mm。

增强扫描时，胆囊壁表现为均匀一致的强化，胆囊腔内无强化。正常肝内胆管和左、右肝管多不显示，薄层扫描少数可能显示，平扫时表现为小圆形或管状低密度影，与血管影表现相同，对比增强后血管强化而胆管无强化可以鉴别。胆总管约在 1/3 的人中显示，其直径 6～8mm。

胰腺在 CT 断面上呈凸向腹侧的带状影，外形轮廓大多光滑连续，自胰头至胰尾逐渐变细。胰腺实质密度均匀，稍低于脾，CT 值在 35～45HU，增强扫描密度均匀增高。老年人胰腺萎缩，由脂肪取代，可呈羽毛状，且较中年人细小。钩突是胰头部最低的部分，表现为胰头部向肠系膜上静脉后方的楔形突出。脾静脉沿胰腺后缘走行，是识别胰腺的重要标志。胰管通常不能显示或小于 4mm，胆总管胰头段呈圆形低密度影，直径小于 1cm 为正常范围。

脾脏位于左上腹，胰尾与左肾之间，CT 图像上近似于新月形或内缘凹陷半圆形，实质密度均匀，略低于肝脏，前后径平均为 10cm、宽为 6cm、上下径为 15cm，一般横断面上正常脾外缘最长不超过 5 个肋单元 (1 个肋骨或肋间隙断面为 1 个肋单元)。增强扫描动脉期脾强化密度不均匀，静脉期和实质期脾的密度逐渐均匀一致。

(三) MRI

在横断面图像上，肝、胆、胰、脾的形态和解剖结构与 CT 图像相似，结合冠状面图像能更好地显示其大小、形态及其与邻近器官的关系。正常肝实质在 T1WI 上呈均匀的中等信号，较脾信号稍高，T2WI 上信号强度明显低于脾。肝内血管在 T1WI 及 T2WI 均为黑色流空信号，与肝实质对比明显。肝内外胆管因含胆汁，表现为长 T1、长 T2 的圆点状或长条状信号。肝门区及肝裂因含较多脂肪，故在 T1WI 呈不规则高信号，T2WI 上信号稍降低。胆囊在 T1WI 上呈低于肝的信号强度，在 T2WI 上信号强度高于肝。近几年开展的 MRcP 能够很好地显示肝内外胆道系统，作为一项无侵袭的检查方法，日益被临床所认识。

脾脏因含有大量血液，其 T1 及 T2 弛豫时间均较长，故 T1WI 上脾信号低于肝，T2WI 上信号强度高于肝，脾门血管呈黑色流空信号。胰腺在 T1WI 和 T2WI 上表现为均匀的较低信号结构，与肝的信号相似，其背侧的脾静脉由于"流空效应"呈无信号血管影，可作为识别胰腺的标志。

三、基本病变的影像学表现

(一) 形态的异常

肝体积增大，影像学表现为肝边缘变钝，肝叶厚度和长度超过正常范围，肝叶形态饱满；肝萎缩则表现为肝叶缩小，变形，各叶大小不成比例，肝缘凹凸不平，肝外缘与腹壁距离增宽，肝裂增宽。

胆系的梗阻性病变可致胆囊体积明显增大，梗阻程度越重，胆囊及胆管扩张越明显。

胆囊缩小则常伴有胆囊壁增厚。

胰腺形态异常可表现为局部或全胰体积增大，外形改变。急性水肿性胰腺炎常呈胰腺弥漫性肿大，边缘模糊；慢性胰腺炎则由于纤维增生，胰腺萎缩变细；胰腺肿瘤表现为胰腺局限性隆起，肿瘤较小者胰腺形态可正常。

脾形态异常常表现为脾大，脾外缘超过5个肋单元。

（二）密度、信号、回声的异常

根据病灶与所在的正常器官的实质比较，可分为低等或高密度（信号、回声）病灶，一个病灶内兼有两种或两种以上密度（信号、回声）者，称为混杂密度（信号、回声）病灶。大多数病灶表现为低密度（低回声）病灶或长 T1、长 T2 信号病灶。恶性病变多数表现为密度（信号、回声）不均。良性病变则多表现为密度（信号、回声）均匀，但较大的血管瘤内有血栓形成时，其密度（信号、回声）不均。病灶内出现液气平面，为脓肿或感染的典型表现。囊肿表现为水样密度（信号、回声），钙化或结石在 MRI 表现为低 T1、低 T2 信号，CT 或超声则表现为高密度或高回声。血肿在 CT 表现为高密度，MRI 则根据时间的不同，其信号表现也不同。

（三）胆管扩张

胆管结石或肿瘤可致梗阻近段的胆管全程扩张，肝内胆管扩张表现为肝内增宽、纡曲的条状、树枝状管状结构，与门静脉伴行，由粗到细，从肝门向外周延伸。胆总管扩张时直径超过 1cm。先天性胆管扩张表现为单发或多发的局部胆管梭形或囊形扩大。

（四）主胰管扩张

胰腺癌、慢性胰腺炎易导致主胰管扩张，胰头—壶腹区肿瘤可致胰管和胆总管同时扩张，称"双管征"。

（五）血管的异常

增强扫描可显示病灶引起的血管异常，恶性病变常表现为侵蚀、破坏邻近血管，以及血管内癌栓形成引起的管腔内充盈缺损等征象，良性占位性病变则推移邻近血管。

第二节　肝脓肿

一、概述

肝脓肿为肝组织局限性化脓性炎症，分为细菌性肝脓肿和阿米巴性肝脓肿，以细菌性肝脓肿常见，致病菌多为大肠杆菌、金黄色葡萄球菌等。

二、病因病理

全身细菌性感染，特别是腹腔内感染，均可导致肝脓肿。细菌通过血液循环或胆道等途径到达肝脏，导致局部肝组织充血、水肿，然后液化、坏死形成脓腔，周围肉芽组织增生形成脓肿壁。脓肿壁周围肝组织多伴水肿。肝脓肿多为单发脓肿，少数为多发，可单房或多房。

三、临床表现

典型表现为寒战、高热、肝区疼痛及全身炎症反应，血白细胞计数升高。

四、影像学表现

1. 超声表现

在脓肿形成之前，表现为肝实质内出现边缘模糊的低回声影。脓肿形成之后，表现为单发或多发的低回声或无回声肿块，脓肿壁表现为强回声，厚薄不等，外壁光滑，内壁不光整，脓肿后壁回声增强。急性期脓肿周围组织水肿可产生较宽的声圈。脓腔内部回声依液化程度形成不同的回声表现，脓肿液化充分、脓液稀薄时，呈典型的圆形或类圆形无回声区，边界清楚，伴后方回声增强效应；脓液较稠，含有坏死组织时，则无回声区内出现密集的细点状回声，其间有散在的片状或条索状高回声，可随活动出现变化。脓肿内出现气体，后方出现狭长带状强回声。

2. CT

平扫表现为圆形或类圆形低密度肿块，中央脓腔密度均匀或不均匀，CT 值高于水而低于正常肝组织，可有间隔，部分脓肿内出现气泡或气液平面。脓肿壁为脓腔周围的一环形带，密度高于脓腔而低于正常肝。增强扫描脓腔不强化，脓肿壁出现环状强化，密度高于邻近正常肝实质，其外可有稍低密度的水肿带环绕，呈所谓"双靶征"。

3. MRI

平扫脓腔在 T1WI 呈均匀或不均匀低信号，T2WI 呈高信号，即长 T1 长 T2 信号改变，脓肿壁的信号强度 T1WI 高于脓腔而低于肝实质。Gd-DTPA 增强后脓肿壁呈环形强化。

五、诊断要点、鉴别诊断及检查方法的比较

1. 诊断要点

(1) 患者有感染病史。

(2) 影像学检查显示肝内厚壁囊性肿块，出现典型的环状强化。

(3) 若出现气体或气液平面，则具确诊价值。

2. 鉴别诊断

影像学表现不能鉴别细菌性肝脓肿和阿米巴性肝脓肿，须结合临床病史和病原学检查，脓腔抽液中发现咖啡样坏死液或粪便找到阿米巴滋养体有助于阿米巴性脓肿的诊断。早期肝脓肿未出现液化须与肝癌鉴别，结合临床有无炎症反应，血甲胎蛋白 (AFP) 是否

升高，抗感染治疗后复查脓肿吸收可资鉴别。

3. 检查方法比较

超声是诊断肝脓肿首选的检查方法，CT 和 MRI 有助于鉴别诊断。

第三节　海绵状血管瘤

一、概述

海绵状血管瘤为肝内最常见的良性肿瘤，大小不一，以单发多见。

二、病理表现

海绵状血管瘤外观呈紫红色，表面光滑，质地柔软，一般无包膜，肿瘤内由异常扩张的大小血腔和血腔间隙间的纤维组织组成，形成海绵状结构，血腔内衬扁平内皮细胞，充满新鲜血液，管壁厚薄不同，偶可见肿瘤内血栓形成，并可见钙化。

三、临床表现

绝大多数肝血管瘤无任何临床症状，少数较大血管瘤可出现上腹部不适、胀痛，有时可触及肿块。

四、影像学表现

1. 超声表现

肝内圆形或类圆形肿块，边界清晰。小的血管瘤，多呈均匀低回声，内可见血管断面回声；大于3cm 以上血管瘤，呈高回声或混合性回声，内可见血窦形成的无回声区，钙化则为强回声伴有声影。瘤体内血流缓慢，多普勒血流信号不丰富。大的血管瘤可致肝轮廓改变，肝内结构受压、变形、移位。

2. CT

平扫表现为肝实质内圆形或类圆形低密度肿块，边界清楚，较小血管瘤密度均匀，大的血管瘤，瘤体内有时可见不规则形更低密度影或小钙化影。增强扫描病灶于动脉期出现周边结节状高密度强化，密度与腹主动脉接近，并一直持续到门脉期和平衡期仍为高密度，强化从周边向中心逐渐扩大充填病灶，延迟扫描可完全充填病灶，较大的病灶中心可见裂隙状、星形或不规则形低密度区，为瘢痕组织、血栓形成或出血灶。血管瘤强化过程表现为"快进慢出"特征。

3. MRI

血管瘤在 T1WI 像呈边缘光滑的均匀稍低信号，T2WI 像呈均匀高信号，且随回波时间延长其信号逐渐升高，呈所谓"灯泡征"。Gd-DTPA 对比增强后动态扫描，肿瘤亦从边缘开始强化，逐渐向中央扩展，最后充盈整个肿瘤。

五、诊断要点、鉴别诊断及检查方法的比较

1. 诊断要点

(1) 肝海绵状血管瘤境界清楚，超声表现为强回声影，CT 平扫呈低密度肿块，MRI 呈长 T1、长 T2 信号肿块，具"灯泡征"。

(2) 增强扫描动脉期呈周边结节状强化，强化程度同大血管。

(3) 门脉期及延迟扫描，强化不断向中央扩大，最后充盈整个肿瘤。

2. 鉴别诊断

肝海绵状血管瘤须与多血供的肝细胞癌或转移瘤鉴别。肝癌也出现早期明显对比增强，但持续时间短，多数在门脉期出现明显消退，接近平扫密度，呈"快进快出"特征。转移瘤多数无明显强化。

3. 检查方法比

肝海绵状血管瘤首选超声检查，鉴别困难时选择 CT 或 MRI 检查。

第四节　原发性肝癌

一、概述

原发性肝癌指自肝细胞或肝内胆管细胞发生的癌肿，是我国常见恶性肿瘤之一。

二、病因病理

原发性肝癌的病因和发病机制尚未完全肯定，目前认为与肝硬化、病毒性肝炎、黄曲霉素等某些化学致癌物质和水土因素有关。

(1) 大体类型分为三型：结节型、巨块型和弥漫型。结节型肝癌表现为大小和数目不等的癌结节，一般直径在 5cm 左右，常伴肝硬化；巨块型肝癌表现为单发大块状，直径大于 10cm，也可为多个结节融合成块，较少伴肝硬化或硬化程度较轻；弥漫型肝癌少见，表现为全肝散布米粒至黄豆大小的癌结节，肉眼难以与肝硬化区别。

(2) 细胞分型为肝细胞型、胆管细胞型和混合型。肝细胞型肝癌为癌细胞由肝细胞发展而来，此型约占肝癌的 90%；胆管细胞型肝癌为癌细胞由胆管细胞发展而来，此型少见；混合型肝癌为前两型同时存在。

肝细胞癌主要由肝动脉供血，绝大多数为血供丰富的肿瘤，易侵犯门静脉和肝静脉引起血管内癌栓或肝内外血行转移。

三、临床表现

原发性肝癌早期一般无症状，中晚期表现为肝区疼痛，消瘦乏力，腹部包块，大多

数患者甲胎蛋白 (AFP) 阳性。

四、影像学表现

1. 超声

肝实质内单发或多发的圆形或类圆形肿块，多数呈膨胀性生长，局部肝表面膨隆，瘤内表现为均匀或不均匀弱回声、强回声或混杂回声，肿瘤周围可见完整或不完整的低回声包膜，外周常有声晕。超声易发现静脉内癌栓、肝内管道推压移位、胆管阻塞扩张等征象，同时可显示肝门、腹主动脉旁肿大淋巴结。

2. CT 平扫常见肝硬化，肿瘤表现为肝实质内单发或多发低密度肿块，可造成肝局部膨隆，肝内管道和肝门推移，较大的肿瘤密度多不均匀，瘤体内可有坏死、钙化或出血，多数边界不清，少数有边界清楚的包膜。增强扫描绝大多数肝癌动脉期明显增强，密度高于正常肝实质，部分肝癌如见到瘤体内或邻近门静脉高密度显影提示有动静脉分流的存在，门静脉期和肝实质期病灶密度迅速下降，低于正常肝实质，对比剂呈"快进快出"的特征表现。肝癌侵犯血管或癌栓形成，可见门静脉、肝静脉或下腔静脉扩张，血管内出现充盈缺损和管壁强化。侵犯胆道系统，引起胆管扩张。肝门、腹主动脉旁淋巴结增大提示淋巴结转移。

3. MRI

肝癌在 T1WI 像上呈边界不清的稍低信号，T2WI 呈略高于肝实质的高信号，如肿瘤内有脂肪变性、出血、坏死囊变等，可呈不均匀混杂信号。假包膜在 T1WI 像上表现为环绕肿瘤的低信号环。Gd-DTPA 对比增强扫描，肿块表现与 CT 相同。

五、诊断要点、鉴别诊断及检查方法的比较

1. 诊断要点

(1) 肝细胞癌常有肝硬化背景，AFP 检查阳性。

(2) 瘤体周围可见假包膜，外周常有声晕。

(3) CT、MRI 增强扫描动脉期明显强化，门脉期及延迟扫描对比剂迅速下降，强化过程呈"快进快出"特征。

2. 鉴别诊断

不典型肝细胞癌须与血管瘤、肝硬化再生结节、转移瘤等鉴别。CT 和 MRI 多期增强扫描，发现"快进快出"征象，肿瘤假包膜，血管受侵，临床检查有肝硬化、AFP 阳性等表现，有助于肝癌诊断。

3. 检查方法比较

超声和 CT 检查诊断肝癌具重要价值，超声更适合于肝癌的普查筛选和动态观察，当鉴别困难时，可考虑 MRI 和血管造影帮助诊断。

第五节　转移性肝癌

一、概述

转移性肝癌指人体其他部位的恶性肿瘤经门静脉、肝动脉及淋巴途径转移到肝脏所致。

二、病理表现

肝内多发结节，大小不一，可形成巨块。以胃、结肠、直肠、胰腺及乳腺、肺癌转移到肝脏多见。

三、临床表现

除原发肿瘤症状外，出现肝大、肝区疼痛、消瘦、黄疸及腹水，AFP 多为阴性。

四、影像学表现

1. 超声

肝内多发强回声或低回声结节，大小不一，部分出现"牛眼症"或"靶症"，表现为肿瘤周围有较宽的低回声晕，内部呈高回声或等回声。部分肿瘤内出现坏死类似肝囊肿，但多数边界不清，壁厚且厚薄不均。

2. CT

平扫可见肝内多发、大小不等的圆形或类圆形低密度肿块，可有囊变、出血或钙化。增强扫描多数呈不均匀边缘强化，典型表现为病灶中心为低密度，边缘呈环形强化，外周有一稍低于肝密度的水肿带，构成所谓的"牛眼症"。

3. MRI

表现为肝内多发肿块，T1WI 像上多数呈边界较清楚的均匀稍低信号，T2WI 上多呈高信号，部分肿瘤中央可见小圆形 T1 低信号，T2 高信号区，称为"靶症"，有的转移瘤周围 T2WI 可见高信号带，称为"晕症"。增强扫描可提高肿瘤的检出率，多数呈不均匀或环状强化。

五、诊断要点、鉴别诊断及检查方法的比较

1. 诊断要点

(1) 原发肿瘤病史。

(2) 肝内多发病灶，典型的呈"牛眼症"或"靶症"。

(3) AFP 检查阴性。

2. 鉴别诊断

原发肿瘤不明或单发转移瘤须与肝脓肿、原发性肝癌鉴别。根据多期增强扫描特点，结合 AFF 检查、有无感染、短期内变化明显等病史，多数可明确诊断。

3. 检查方法比较

转移瘤在超声和 CT 检查多可明确诊断，一般无需 MRI。

第六节　肝囊肿

一、概述

肝囊肿为肝内小胆管丛异常扩张，逐渐融合形成的囊性病变。

二、病理表现

分为孤立性和多发性囊肿，囊肿大小不等，囊壁很薄，囊内充满澄清液体。

三、临床表现

无明显临床症状，巨大囊肿可有上腹胀痛。

四、影像学表现

1. 超声表现

肝内圆形或椭圆形均匀无回声区，囊壁厚薄一致、光整，呈菲薄的高回声带，囊肿后方回声增强。

2. CT

平扫表现为单个或多个的圆形或椭圆形低密度影，呈水样均匀密度，边缘光滑、锐利。对比增强扫描，境界更加清晰，囊内无强化。

3. MRI

病灶表现边缘光滑、锐利，T1WI 像呈均匀低信号，T2WI 呈高信号，增强扫描囊肿轮廓更清楚，囊内无强化。

五、诊断要点、鉴别诊断及检查方法的比较

1. 诊断要点

(1) 囊肿边界光滑锐利。

(2) 囊内均匀一致呈水样。

(3) 增强扫描无强化。

2. 鉴别诊断

肝脓肿及囊性转移瘤有时易与肝囊肿混淆，鉴别诊断有赖于病史或增强扫描。

3. 检查方法比较

肝囊肿的诊断首选超声检查，对极少数鉴别困难病例，可选用 CT 或 MRI 检查。

第七节　肝硬化

一、概述

肝硬化是以广泛结缔组织增生为特征的慢性、进行性、弥漫性肝病。

二、病因病理

病因很多，如肝炎、酒精和药物中毒、胆汁淤积等，国内以乙型肝炎为主要病因。病理组织学上有广泛肝细胞变性、坏死，肝细胞结节性再生，结缔组织增生及纤维化，导致正常肝小叶结构破坏和假小叶形成，肝逐渐变形、变硬而发展为肝硬化。

三、临床表现

早期可无症状，以后逐渐出现恶心、呕吐、消化不良、乏力等，中晚期可出现不同程度的门静脉高压、低蛋白血症和黄疸。

四、影像学表现

1. 超声表现

肝表面不光滑，呈波浪状或锯齿状改变，肝内回声弥漫性增粗、增强，深部回声衰减，可见低回声再生结节，肝静脉变细，走向显示不清，肝动脉可扩张和再生，肝缘变钝，肝叶比例失调，门静脉流速减慢，开放的侧支循环血管显影。脾体积增大。

2. CT

早期肝硬化肝脏呈正常表现或略增大，中晚期肝脏缩小，肝表面凹凸不平，肝叶比例失调，多表现为尾叶、左外侧叶增大，右叶萎缩，肝门、肝裂增宽，脾增大，可伴有腹水，增强扫描可显示条索状曲张的食管胃底静脉。

3. MRI

肝硬化表现与 CT 相同。肝再生结节 T1WI 像上一般呈等信号，T2WI 上呈低信号，当结节信号发生改变，应注意癌变可能。

五、诊断要点、鉴别诊断及检查方法的比较

1. 诊断要点

(1) 肝实质不均匀，表面凹凸不平，肝叶比例失调。

(2) 脾大并有侧支循环形成。

2. 鉴别诊断

肝硬化再生结节须与早期原发性肝癌鉴别，再生结节为门静脉供血，肝癌主要为肝动脉供血，故增强扫描动脉期再生结节无强化，门脉期轻度强化呈低密度，边界较平扫更加模糊。

3.检查方法比较

超声检查发现肝硬化较 CI、和 MRI 早，但 CT 和 MRI 有利于发现肝硬化合并的肝癌，并与肝硬化再生结节鉴别。

第八节 胆石症与胆囊炎

一、概述

胆石症是胆道系统，包括胆囊和胆管内发生结石的疾病。

二、病因病理

在胆汁淤滞和胆道感染等因素影响下，胆汁内胆色素、胆固醇、黏液物质和钙盐物质析出、凝集而形成胆结石。结石分为胆固醇性、胆色素性和混合性结石，依结石发生部位不同分别称为胆管结石和胆囊结石。胆结石在胆囊或胆管内引起胆汁淤滞，易诱发胆囊、胆道梗阻和炎症，继而又促进结石形成和发展。

三、临床表现

胆石症和慢性胆囊炎常见症状为反复、突然发作的右上腹绞痛，并放射至后背和右肩胛下部。急性胆囊炎常表现为持续性疼痛、阵发性绞痛，伴畏寒、高热、呕吐。检查有右上腹压痛，墨菲 (Murphy) 征阳性。

四、影像学表现

1.超声表现

肝内外胆管结石表现为胆管内强回声光团，后方伴声影，结石部位以上胆管扩张，有时管壁增厚。胆囊结石表现为胆囊腔内一个或多个强回声光团，后方伴声影，强回声光团可随体位改变而移位。泥沙样结石表现为胆囊内细小的强回声光点群，后方伴声影。急性胆囊炎表现为胆囊增大，轮廓不光滑，胆囊壁弥漫性增厚，呈强回声。慢性胆囊炎胆囊多缩小，胆囊壁增厚，回声增强，边缘毛糙。

2.CT

胆系结石的化学成分不同，可表现为高密度、低密度或等密度，单发或多发，胆囊内结石位置随体位变换而改变。胆管内结石发生梗阻，梗阻以上胆管扩张。急性胆囊炎平扫时胆囊增大，囊壁增厚，胆囊周围水肿；慢性胆囊炎则表现为胆囊缩小，囊壁均匀增厚，可见囊壁钙化。增强扫描可见增厚的胆囊壁均匀强化，囊腔和结石无强化。

3.MRI

胆系结石在 T1WI、T2WI 像上均为无信号或低信号影，在 T2WI 上表现为高信号胆系内出现低信号充盈缺损。MRCP 是诊断胆系结石的有效方法，可清楚显示结石的部位、大小、形态和数目以及梗阻部位和程度。胆囊炎在 MRI 也表现为胆囊增大或缩小，胆囊壁增厚，如有囊壁水肿，则表现为 T1WI 低信号，T2WI 高信号。

五、诊断要点、鉴别诊断及检查方法的比较

1. 诊断要点

(1) 胆系结石超声表现强回声光团，CT 为高密度，MRI、T1WI、T2WI 均为低或无信号影，如有梗阻，则梗阻部位以上胆管扩张。

(2) 胆囊内结石则随体位变化而改变。

(3) 急性胆囊炎表现为胆囊扩大，囊壁水肿。

(4) 慢性胆囊炎多数胆囊缩小，囊壁无水肿。

2. 鉴别诊断

胆系结石表现典型，一般可明确诊断，如结石或炎症引发梗阻，须与胆管肿瘤鉴别，胆管肿瘤一般为低或中等回声，后方无声影，可见胆管壁受侵征象。慢性胆囊炎须与胆囊癌鉴别，胆囊癌引起的囊壁增厚显著且不均匀，同时胆囊内可见软组织肿块，如有邻近肝实质侵犯则诊断更明确。

3. 检查方法比较

超声检查是诊断胆石症和胆囊炎的首选方法，CT 和 MRI 仅用于少数鉴别诊断困难者。

第九节　胆囊癌

一、概述

胆囊癌是胆道系统最常见的恶性肿瘤，常发生在 50 ～ 70 岁老年人，女性多见。

二、病因病理

胆囊癌的发病与胆囊结石长期刺激致胆囊黏膜发生慢性炎症有关，胆囊的腺瘤性息肉也有发展成癌的倾向。胆囊癌多发生在胆囊体部和底部，80％为腺癌，其次为鳞癌。胆囊癌的转移以淋巴道转移多见。

三、临床表现

早期无特殊临床表现，仅有右上腹痛，食欲不振，恶心，呕吐等胆石症和胆囊炎的症状，后期可出现黄疸、发热、右上腹肿块和腹水等。

四、影像学表现

1. 超声表现

根据胆囊癌形态表现，分为隆起型、厚壁型、混合型、实块型。隆起型表现为结节状或蕈伞状的低回声或等回声肿块突入胆囊腔内，肿块基底宽，表面凹凸不平；厚壁型表现为胆囊壁不均匀增厚，内侧表面不规则；混合型多见，同时具有隆起型和厚壁型的声像表现；实块型表现为胆囊增大，形态失常，胆囊腔充满不均匀低回声的实性肿块，常伴有结石强回声光团及声影，为胆囊癌的晚期表现。胆囊癌容易侵及肝脏，出现胆囊周围的异常回声。

2. CT

表现为胆囊壁不规则增厚，单发或多发宽基底结节突入腔内，肿块充满整个胆囊，周围肝实质受侵，呈边界不清的低密度影。增强扫描，不规则增厚的胆囊壁或结节及肿块有明显强化。

3. MRI

胆囊癌表现与 CT 相似，肿瘤组织在 T1WI 呈不均匀低信号，T2WI 呈不均匀高信号，增强后出现不均匀强化。T2WI 像上肿瘤周围的肝实质多形成不规则高信号带，提示肿瘤侵犯肝脏。

五、诊断要点、鉴别诊断及检查方法的比较

1. 诊断要点

(1) 胆囊癌表现为胆囊壁不规则增厚，胆囊腔内大小不等的宽基底肿块。

(2) 增强后不均匀强化。

2. 鉴别诊断

侵及肝脏的胆囊癌易与肝癌混淆，胆囊癌累及胆道引起的胆道扩张明显，而肝癌侵及胆道扩张较轻，同时容易发生门静脉癌栓。厚壁型胆囊癌须与胆囊炎鉴别，胆囊壁明显不规则增厚，多数超过 1cm，对比增强明显强化，侵犯周围肝实质支持胆囊癌诊断。

3. 检查方法比较

超声和 CT 是诊断胆囊癌最常用的影像学方法，在评价胆囊癌侵犯邻近器官及转移方面，MRI 优于超声和 CT。

第十节 胆管癌

一、概述

胆管癌指发生左、右肝管至胆总管下端的肝外胆管癌，不包括肝内胆管细胞癌和壶

腹部癌。

二、病因病理

胆管癌发病原因不明，原发性硬化性胆管炎和胆石病与本病的发病有一定关系。先天性胆管扩张症发生癌变的机会较高。胆管癌多为腺癌，少数为未分化癌、乳头状癌和鳞癌。大体标本有乳头状和扁平状之分。生长方式以局限型较多，也有弥漫性生长者。胆管癌生长较慢，主要转移方式是淋巴转移，个别可血行转移至肺。

三、临床表现

主要症状为进行性加重的梗阻性黄疸，伴上腹部胀痛、恶心、呕吐、体重减轻等。体检肝大，质硬，胆囊不易触及。晚期可出现腹水和门脉高压症状。

四、影像学表现

1. 超声表现

扩张的胆管突然狭窄或截断，远端显示边缘不整的软组织肿块影，呈低回声或稍强回声，无声影，与胆管壁分界不清。

2. CT

肝内外胆管向心性扩张，扩张的胆管突然变小或截断，末端可见局部胆管壁增厚或形成软组织肿块，增强扫描轻度强化。

(1) 超声表现为扩张的胆管突然截断，管内显示低回声软组织肿块。

(2) CT 扫描示左、右肝管汇合部软组织影，远端肝内胆管向心性扩张。

3. MRI

表现与 CT 相似，扩张胆管表现为 T1WI 低信号、T2WI 明显高信号，于胆管狭窄或截断部位可见 T1WI 低信号、T2WI 呈不均匀高信号的软组织肿块。

五、诊断要点、鉴别诊断及检查方法的比较

1. 诊断要点

(1) 扩张胆管突然狭窄或中断。

(2) 胆管狭窄或截断处胆管壁增厚或出现软组织肿块。

2. 鉴别诊断

主要排除扩张胆管末端的引起梗阻的结石。慢性胆管炎表现为长范围的胆管鼠尾状狭窄，末端无阳性结石，也不显示软组织肿块影。

3. 检查方法比较

超声检查可明确胆道有无扩张，胆道梗阻及梗阻原因，CT 和 MRI 可作为补充手段进一步明确梗阻的部位及病因。

第十一节　胰腺炎

一、急性胰腺炎

(一) 概述

急性胰腺炎指胰腺及其周围组织被胰腺分泌的消化酶自身消化的化学性炎症。

(二) 病因病理

急性胰腺炎的病因复杂,一般认为,胆汁和胰液逆流及胰酶损害胰腺组织在发病中起着重要作用,常见发病原因有胰胆管梗阻、酒精中毒、暴饮暴食、感染及外伤和手术。出血和坏死是急性胰腺炎的基本病理改变,分为以下几种。

1. 水肿性胰腺炎

胰腺呈局限性或弥漫性水肿,腺体增大变硬,被膜紧张充血。显微镜下见腺泡和间质水肿,炎性细胞浸润,伴有轻度出血及局灶性坏死。

2. 出血性和坏死性胰腺炎

胰腺发生严重的自身消化,导致胰腺出血和坏死。胰腺除有水肿外,被膜下有出血斑或血肿,腺体可见大片出血、坏死灶,腹腔内有血性腹水或浑浊渗液。

(三) 临床表现

急性胰腺炎发病急,主要表现剧烈腹痛、恶心、呕吐、腹胀、体温升高及腹膜炎体征。腹痛位置与病变部位有关,腹痛为持续性并阵发性加重,严重的胰腺坏死伴有休克。

(四) 影像学表现

1. 超声表现

胰腺弥漫或局限性肿大,边缘模糊,内回声强度减低,呈均匀低回声或混杂回声,胰周积液或腹水则在相应部位出现液性暗区。

2. CT

平扫表现为胰腺弥漫或局限性肿大,密度不均匀减低,胰周常有炎性渗出致边缘模糊,与周围器官分界不清,邻近肾前筋膜增厚,胰腺内坏死出现更低密度区,出血呈高密度影,并可见胰周积液和腹水,液体可进入小网膜囊或肾周间隙等部位。增强扫描胰腺均匀强化,如有坏死,则坏死区无强化。

3. MRI

胰腺肿大,形态不规则,边缘模糊不清,T1WI像表现为胰腺信号减低,T2WI呈高信号,腺体内如有出血,T1WI上表现为高信号。Gd-DTPA增强扫描呈不均匀强化,坏死组织区不强化。

（五）诊断要点、鉴别诊断及检查方法的比较

1. 诊断要点

(1) 临床症状典型，血、尿淀粉酶显著升高。

(2) 影像学表现为腺体弥漫或局部水肿增大，边缘模糊，回声或密度不均匀降低，多累及邻近结构。

(3) CT 或 MRI 增强扫描呈不均匀强化。

2. 鉴别诊断

急性胰腺炎若主要引起胰头局部肿大，须与胰头肿瘤鉴别，随访检查十分重要，抗感染治疗后，炎症消退，形态恢复正常，有助于胰腺炎诊断。

3. 检查方法比较

超声检查对急性胰腺炎多可明确诊断，可作为首选检查方法。急性胰腺炎常出现肠腔充气扩张，影响超声检查诊断效果，可选择 CT 检查，MRI 对急性胰腺炎诊断价值有限。

二、慢性胰腺炎

（一）概述

慢性胰腺炎是由多种原因引起的胰腺持续的炎性病变，呈坏死与纤维化，伴有疼痛和内、外分泌功能减退、丧失的疾病。

（二）病因病理

常见病因与急性胰腺炎相同，即由于诱发炎症的病因未能消除，使胰腺炎反复发作所致，如胆石症、胆道蛔虫症等。另一部分是由于邻近脏器炎症侵入胰腺，如胆总管炎。由于持续的炎症使胰腺缩小、变硬，呈结节状。表面腹膜增厚，与周围器官粘连。有的可形成囊肿。胰管有狭窄和扩张，胰石形成。当有急性炎症发作时，胰腺有水肿、脂肪坏死和出血。

（三）临床表现

由于胰腺病理改变的差异，临床经过、症状、体征表现也不同。

腹痛是最常见的症状，呈反复发作，常因饮酒、劳累、饱食诱发。腹痛多位于剑突下、中上腹部，向肩背部放射；有时呈顽固性剧烈疼痛，仰卧时加重。上腹部有深压痛。复发性胰腺炎急性发作时，呈急性胰腺炎表现。

（四）影像学表现

1. 超声表现

胰腺轻度增大或萎缩变小，轮廓不清，边缘多不规则，常呈锯齿状，胰腺实质内回声增强，分布不均，主胰管呈囊性或串珠样扩张，有时胰管内可见呈强回声光斑的结石影，部分慢性胰腺炎可伴假囊肿形成，表现为腺体内或周围局部出现无回声区。

2. CT

较轻的慢性胰腺炎 CT 表现可完全正常。异常表现为胰腺局部增大或萎缩，主胰管呈

管状或串珠样扩张，常见胰腺内钙化或结石形成，表现为沿胰管分布的斑点状高密度影，合并假囊肿形成则表现为胰内或胰外边界清楚的囊性低密度影，呈水样密度。部分慢性胰腺炎可见肾前筋膜增厚。

3. MRI

表现为胰腺正常、增大或缩小，腺体内信号不均匀，主胰管扩张及胰腺周围筋膜增厚，钙化在 MRI 上难以识别。合并假囊肿形成表现为局部圆形 T1WI 低信号，T2WI 高信号区，Gd–DTPA 增强扫描囊肿边缘更清楚，囊内无强化。

（五）诊断要点、鉴别诊断及检查方法的比较

1. 诊断要点

(1) 反复发作的病史。

(2) 影像学表现为胰腺增大或萎缩，边缘呈锯齿状改变。

(3) 主胰管扩张并伴钙化或假囊肿形成。

2. 鉴别诊断

慢性胰腺炎表现为局部增大时，须与胰腺癌鉴别。

3. 检查方法比较

慢性胰腺炎首选超声检查，CT 和 MRI 检查并无优越之处。

第十二节 胰腺癌

一、病因病理

胰腺癌多发生于胰头部，其次是体尾部。全胰癌较少。组织学类型以胰管上皮细胞发生的胰管癌最多，其次是腺泡细胞癌、胰岛细胞癌，未分化癌少见。胰腺癌转移和扩散途径最多见为淋巴转移和癌浸润。淋巴转移多见于胰头部前后、幽门上下等处。在胰内转移可发生跳跃性、多发性癌灶。胰腺癌可直接浸润到邻近的门静脉、肠系膜上动静脉以及胃、十二指肠等处。少数患者血行转移至肝、肺、骨等。

二、临床表现

胰腺癌无特异症状，最常见的首发症状是上腹痛和饱胀不适，胰头癌多为黄疸，以及食欲不振、消化不良和消瘦、乏力等。

三、影像学表现

1. 超声表现

胰腺多呈局限性肿大，内见异常回声肿块，轮廓不规则，边缘模糊，可向周围组织呈蟹足样浸润，肿块回声多数为低回声，内有液化、坏死时出现无回声区。胰头癌可使十二指肠圈扩大，压迫胆总管致梗阻以上肝内、外胆管扩张，胆囊增大、饱满，胰管扩张，并可推压或侵犯邻近血管及器官。胰颈癌可推压门静脉、肠系膜上静脉变形、移位。胰尾癌易推压和侵犯胃、脾、脾静脉和左肾。

2. CT

平扫时胰腺癌多呈低密度，少数呈高密度或等密度。肿瘤较大时表现为胰头、胰颈或胰尾相应部位局限性隆起，如有坏死液化，则出现更低密度区。肝内外胆管、胆囊、胰管不同程度扩张，胰管、胆管扩张形成的"双管征"为胰头癌的常见征象。胰腺癌为少血供肿瘤，增强扫描时动脉期肿块强化不明显，呈均匀或不均匀低密度灶，有时呈环状强化灶，静脉期仍为低密度灶，密度差较动脉期缩小。胰腺癌易侵犯、包埋邻近门静脉、肠系膜上静脉、脾静脉等血管，并出现肝门、腹膜后淋巴结及肝内转移。

3. MRI

表现为胰腺轮廓发生改变，局部不规则肿大，肿瘤 T1WI 上多数呈低信号，与正常胰腺组织分界不清，T2WI 上呈不均匀高信号，Gd-DTPA 增强扫描早期肿瘤强化不明显，与强化的正常胰腺组织形成明显对比。胰头癌压迫侵犯主胰管和胆总管下端造成梗阻，梗阻部位以上胰管、胆管和胆囊扩张。

（三）诊断要点、鉴别诊断及检查方法的比较

1. 诊断要点

(1) 中晚期胰腺癌表现为胰腺实质性肿块，伴胰管扩张。

(2) 进行性加重的黄疸。

2. 鉴别诊断

胰腺癌须与慢性胰腺炎鉴别。炎性病变胰管多呈串珠样扩张，无中断，并可见胰腺萎缩和钙化，肾前筋膜增厚，不侵犯、包埋邻近血管结构。

3. 检查方法比较

超声和 CT 检查为胰腺癌首选检查方法，MRCP 对显示胰胆管改变有独特价值。

第十三节　脾梗死

一、概述

脾是动脉终末循环部位，加之脾动脉常扭曲，在行程中又缺乏支持组织，易形成脾梗死。

二、病因病理

脾梗死最常见原因为心腔壁血栓脱落形成栓子阻塞脾动脉系统。

三、临床表现

多数脾梗死无症状，常在尸检时偶然发现，少数有左上腹疼痛、左膈升高或胸腔积液。

四、影像学表现

1. 超声表现

脾实质内单个或多个低回声区，呈楔形或不规则形，楔形底部朝向脾外缘，尖端指向脾门。梗死灶内部可呈蜂窝状回声或不均匀分布的斑片状强回声，发生液化坏死时，呈无回声区。陈旧性梗死灶纤维化、钙化时，回声明显增强，后方伴声影。

2. CT

平扫表现为脾实质内尖端指向脾门的楔形低密度区，边界清楚，无占位征象。增强扫描，梗死区不强化，与明显强化脾实质形成明显对比。

3. MRI

急性和亚急性脾梗死 T1WI 表现为均匀低信号，T2WI 呈均匀高信号，边界清楚。慢性期脾梗死病灶内有瘢痕组织和钙化形成，T1WI、T2WI 均呈低信号。Gd-DTPA 增强扫描梗死区不强化。

五、诊断要点、鉴别诊断及检查方法的比较

1. 诊断要点

(1) 脾梗死表现为无占位征象的楔形区，尖端指向脾门。

(2) 增强扫描无强化。

2. 鉴别诊断

脾梗死影像学表现典型，不易与其他疾病混淆

3. 检查方法比较

超声检查即可明确诊断，一般无需 CT 和 MRI 检查。

第九章 韧带损伤影像

踝关节是人体中负重最大的关节（站立时全身重量均落在踝关节上，行走时的负荷值为体重的 5 倍），也是最易发生损伤的关节，足踝部结构复杂，韧带较多，在足、踝关节损伤中韧带损伤常见，10%～20% 的踝关节扭伤最终会发生慢性踝关节不稳 (CAI)。

踝关节主要韧带结构包括内侧韧带复合体（三角韧带）、外侧韧带复合体和下胫腓联合韧带复合体，足部主要韧带结构包括连接中、后足的弹簧韧带复合体（跟舟足底韧带），连接跟、距骨的跗骨窦韧带复合体，连接中、前足的跗跖韧带 (Lisfranc 韧带) 复合体及前足距-趾关节韧带。本章针对以上足踝部主要韧带损伤及慢性踝关节不稳的 MRI 表现进行描述。

在 MRI 扫描序列的选择上，为突出显示结构损伤引起的水肿或积液信号，往往会选择脂肪抑制 PDWI(为突出水肿信号强度及减少"魔角"效应发生，也常会选择回波时间更长的 T_2WI) 和不压脂的 T_1WI 相对应进行扫描检查。常规扫描方位包括横轴位、冠状位及矢状位，有时针对较小结构的显示可增加专门沿其走行方向进行定位的扫描。本章图片均来自日常工作中常规踝关节 MRI 检查的序列和扫描方位，并按照常规扫描位置对结构表现进行文字描述，如有特殊扫描 (方位及层厚) 将在文中注明。

第一节 踝外侧副韧带损伤

踝外侧副韧带 (LCL) 是踝关节外侧的主要稳定结构，包括三条主要韧带，从前向后分别是距腓前韧带 (ATFL)、跟腓韧带 (CFL) 和距腓后韧带 (PTFL)。踝在外侧副韧带中，距腓前韧带最弱，是防止踝内翻的主要韧带，因此在踝关节扭伤时最易 (也最先) 受损，跟腓韧带对内旋、内翻暴力承受的张力较小，只有当距腓前韧带断裂后，才导致其损伤，距腓后韧带较粗壮，且解剖位置较深，其损伤较少见。

一、病因及损伤机制

踝关节的扭伤是骨科急诊最常见的损伤，可发生于各个年龄段，其中以 15～45 岁发病最多，多由踝关节跖屈位强制内翻所致（内翻损伤占踝关节扭伤的 85%），通常导致距腓前韧带或 (和) 跟腓韧带损伤，其中单纯距腓前损伤最多见 (约占 80%)，其次为距腓前韧带和跟腓韧带同时损伤 (跟腓韧带常因距腓前韧带断裂后代偿性绷紧而发生断裂，约占20％），而单纯跟腓韧带损伤较少见，只有当踝关节受伤处于中立位时跟腓韧带才最先受累，外侧韧带损伤可伴有距骨骨挫伤。

二、临床表现

踝外侧副韧带损伤急性期表现为外踝肿胀，皮肤表面可出现瘀斑，关节疼痛、活动受限（尤其是在内翻、背屈和跖屈位中出现），韧带断裂的患者可出现不能负重。体检可发现足被动内翻时疼痛加重，受损伤韧带上方压痛。可出现较为特异的前抽屉试验和距骨倾斜试验阳性。踝外侧副韧带损伤慢性期多表现为关节无力，部分患者可出现关节僵硬、不稳定感（踝关节外侧不稳）。

三、分类和分级

踝外侧副韧带是踝关节扭伤的主要损伤结构，根据暴力强度不同，可致单纯距腓前韧带损伤、距腓前韧带及跟腓韧带同时损伤及并发关节其他结构（如骨、软骨、肌腱等）损伤。

踝关节韧带损伤按照 O'Donoghue 分型可分为 3 级：Ⅰ级，韧带拉伤，无肉眼可见的韧带纤维撕裂；Ⅱ级，韧带部分撕裂；Ⅲ级，韧带完全断裂。Ⅱ级和Ⅲ级踝关节扭伤后如治疗不规范，均可导致慢性踝关节外侧不稳定。

四、影像学表现

踝关节外侧副韧带损伤可通过超声、X 线、MRI 检查诊断。超声检查最为便捷，成本低廉，有较高的可行性；X 线检查通过一些间接征象推断韧带损伤的可能性，一般认为在踝穴位 X 线片上踝外侧间隙＞4mm，或在内翻应力位 X 线片上距骨倾斜角达到10°，提示外侧副韧带存在损伤，但并未看到韧带损伤的直接征象，存在假阳性及假阴性；MRI 软组织分辨率高，可直接显示外侧副韧带的形态结构，并观察损伤程度，是显示踝关节韧带最佳的影像学方法。

（一）正常外侧副韧带的 MRI 表现

1. 距腓前韧带

最重要显示方位是横轴位，显示在外踝末端层面，3mm 层厚扫描一般可在 2～3 层连续图像上显示（部分层面可存在部分容积效应），常可在单层图像上显示距腓前韧带的全程，正常距腓前韧带 MRI 横轴位表现为自外踝前缘至距骨颈外侧部线条状平直低信号影，边缘清楚，外侧为皮下疏松的结缔组织，以脂肪信号为主，脂肪内见少许点条状小血管影。冠状位显示在外踝前部层面，3mm 层厚扫描 2～3 层看可见，表现为外踝尖部下方短条状或点状低信号，内上常可见关节腔内液体，一般较少在冠状位评估距腓前韧带损伤。

2. 跟腓韧带

主要依靠冠状位和横轴位显示，由于韧带自外踝尖部向后偏下走行，在常规冠状位、横轴位扫描中常不能在同一层面中显示韧带全程 (除非针对韧带走行方向进行定位的扫描)，须在连续多层图像进行跟踪观察，根据扫描方向与韧带走行角度的不同，3mm 层厚扫描可显示在 2 ～ 4 个连续层面，在冠状位跟腓韧带表现为位于外踝下方、腓骨长短肌腱内侧低信号影，向下走行，与腓骨长、短肌腱交文后，向后止于跟骨外侧；在横轴位，表现为夹在腓骨长、短肌腱与跟骨之间、前后走行条状低信号影，与腓骨长、短肌腱交叉后，向后止于跟骨外侧。

3. 距腓后韧带

在横轴位和冠状位得到较好的显示，由于距腓后韧带较粗大，韧带内夹杂有脂肪组织，正常距腓后韧带 MRI 表现为多条低信号纤维束聚集,其内间隔有多条线状高信号,构成"条纹状" 外观。横轴位显示在大致与距腓前韧带相同层面 (外踝下缘层面)，3mm 层厚扫描约显示在 2 个连续层面，基本可在单层图像上显示韧带的全程，表现为自外踝窝底向内后走行至距骨后突，后方为脂肪组织。冠状位显示在外踝中后部层面，3mm 层厚扫描约连续 3 层可见，表现为自外踝窝底向内、略向上走行至距骨后突，因常规横、冠状位与韧带走行存在一定角度，各层面多存在不同程度的部分容积效应。

(二) 外侧副韧带损伤的 MRI 表现

MRI 对距腓前韧带损伤具有非常高的诊断敏感性 (91％)，对跟腓韧带损伤的敏感性则为 50%～ 75%。

外侧副韧带损伤急性期的 MRI 征象表现在韧带形态改变和韧带信号改变两个方面，MRI 分级表现如下：

Ⅰ级为韧带拉伤，主要表现为韧带周围软组织水肿、积液，韧带形态改变不明显，可正常或轻度增粗，压脂 T2WI 韧带信号轻度增高。

Ⅱ级为韧带部分撕裂，表现为韧带形态明显增粗、松弛、外形不规则，压脂 T_2WI 韧带内较明显高信号影，信号不均匀 (提示韧带内水肿或出血)，伴周围软组织水肿、积液 (图 9-1)。

Ⅲ级为韧带断裂，表现为韧带连续性完全中断、断端游离，压脂 T_2WI 韧带断裂处呈明显高信号影 (液体信号影)，断端韧带内信号增高，伴明显周围软组织水肿、积液。

由于跟腓韧带经常断续显示在连续的几个层面上，导致有时 MRI 不易明确显示韧带的连续性是否中断，因此据跟腓韧带判断损伤的主要征象为跟腓韧带张力下降、韧带肿胀和压脂 T_2WI 上韧带信号增高，T_1WI 主要显示为韧带肿胀、增粗。有时可以见到明确的韧带连续性中断征象。距腓后韧带损伤少见，常伴距骨后突外侧结节骨挫伤或撕脱性骨折。

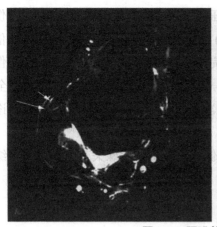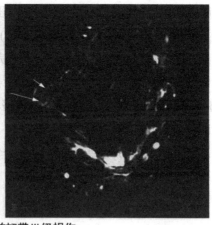

图 9-1 距腓前韧带Ⅲ级损伤

患者，女性，39 岁。A、B. 连续层面横轴位 FS T$_2$WI。显示距腓前韧带腓骨端连续性中断（长箭），
并韧带断端增粗，信号增高（短箭）

某条韧带损伤常不是孤立存在的，常伴有其他韧带及结构（如骨、肌腱）的损伤，并且与损伤机制和损伤程度相关。例如，在踝关节内翻、内旋损伤时，首先损伤的是距腓前韧带，当程度较重时会进一步损伤跟腓韧带，当距腓前韧带和跟腓韧带都断裂时会进一步损伤内踝及下胫腓关节，导致内踝骨折及下胫腓关节分离（下胫腓联合韧带损伤），我们在日常工作中要注意其关联性，根据损伤机制依次观察相关结构是否存在损伤，以全面评估关节损伤程度，避免造成诊断不足。

外侧副韧带损伤慢性期，韧带及其周围的水肿消退，并可出现瘢痕修复，其 MRI 征象主要表现为韧带形态的改变，包括韧带增粗、变细、扭曲及结构消失，韧带信号可表现为轻度增高或表现为低信号影（图 9-2），部分韧带撕裂慢性期韧带走行区可部分或完全被脂肪取代，在压脂 T$_2$WI 可以表现为与韧带一样的低信号，T$_1$WI 呈脂肪样高信号影。

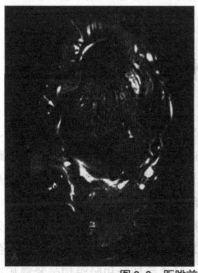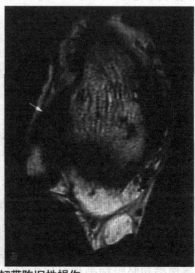

图 9-2 距腓前韧带陈旧性损伤

患者，男性，18 岁。A. 横轴位 FS T$_2$WI；B.T$_1$WI。显示距腓前韧带明显增粗，呈低信号影（箭）

在诊断韧带损伤时需特别强调相同层面压脂 T_2(或 PD)WI 与不压脂 T_1WI 图像进行对比观察的重要性，因为单独看 T_1WI(不压脂)图像时，在韧带走行区所显示的低信号可以是韧带本身，也可以包括韧带和液体，甚至完全是液体；而单独看压脂 T_2WI 图像时，在韧带走行区所显示的低信号可以是韧带本身，也可以包括韧带和脂肪，甚至完全是脂肪(后两种情况见于陈旧性韧带撕裂)，上述情况需加以注意，避免韧带损伤的漏诊及对损伤程度的评估。

外侧副韧带损伤治疗不当可出现慢性外侧踝关节不稳或踝关节前外侧撞击综合征，详见本章第四节及第五章。

五、治疗

(一)保守治疗

Ⅰ、Ⅱ级韧带损伤，如果不影响踝关节的稳定性，首选保守治疗。早期主要遵循 RICE 原则(休息、冰敷、加压、抬高患肢)，可采用石膏绷带固定和使用功能性支具进行治疗。

石膏绷带固定：踝关节保持中立位或轻度背屈位，足部轻度外旋位，应用下肢短腿石膏绷带固定 3～4 周。受伤后 1～2 周可不负重行走，疼痛减轻后可在石膏绷带上增加橡胶制的后跟进行负重步行，之后可进行关节可活动范围的锻炼，肌力增强锻炼。

功能性治疗：使用功能位支具制动，原则上受伤后的炎症期需要局部制动，过后可以开始早期的运动疗法，以期能让患者早期恢复正常生活、重返社会和开展体育运动。

(二)手术治疗

适用于Ⅲ级韧带损伤，特别是距腓前韧带和跟腓韧带复合损伤伴踝关节不稳的病例，主要进行韧带修复(缝合、固定)，必要时需进行韧带重建，术后适时进行关节功能锻炼。

第二节　踝内侧副韧带损伤

踝内侧副韧带，又称三角韧带，是踝关节内侧主要的稳定结构，分为深、浅两层，韧带深层位于关节内，行程相对较短，仅跨过踝关节，包括胫距前韧带和胫距后韧带。韧带浅层行程较长，跨越 2 个关节，即踝关节和距下关节，从前向后包括胫舟韧带、胫弹簧韧带(又称胫韧带)、胫跟韧带及浅表胫距韧带。

尽管经典解剖观点描述了内侧副韧带包括上述多条韧带结构，但其各部分的起止点邻近，彼此间不易分开，具体韧带数目也存在变异，后期解剖研究发现，深层的胫距后韧带、浅层的胫弹簧韧带和胫跟韧带相对恒定存在，胫弹簧韧带和胫跟韧带紧密相连，二者只能从止点不同加以区分(胫弹簧韧带止于弹簧韧带、胫跟韧带止于跟骨载距突)，而其他韧带是否存在有较大变异，缺如常见（可达30%～45%），也有学者把胫舟韧带认为是踝关节囊前部分的增厚纤维，而不是独立的韧带结构。

一、病因及损伤机制

在急性踝关节损伤中内侧副韧带损伤的概率明显小于外侧副韧带。内侧副韧带急性损伤多见于中青年人，以运动损伤为主要原因，多为外翻应力所致，在舞蹈训练、下台阶或在高低不平的路上行走、踝关节处于跖屈位时遭受外翻或外旋暴力，使踝部韧带过度牵拉，导致韧带部分损伤或完全断裂。

内侧副韧带断裂时常合并外踝骨折、外侧副韧带损伤和下胫腓韧带损伤，可导致踝关节半脱位、全脱位，或下胫腓关节分离。

内侧副韧带慢性损伤主要发生于内侧副韧带浅层，是指由于足踝关节慢性劳损所致的韧带变性，严重情况可发生韧带撕裂，常伴发于足弹簧韧带慢性损伤，主要是由于胫骨后肌腱病变可引起足踝部力学环境改变，致距骨头长期施压于弹簧韧带，使其过度负荷并最终导致其不同程度损伤，此类患者常伴有扁平足畸形。

二、临床表现

急性期患者可有踝关节内侧撕裂感，并同时出现关节肿胀和疼痛、活动受限，常表现为内踝前房肿胀、压痛，被动外翻时疼痛加重，当内侧副韧带完全撕裂时，常合并腓骨下端骨折及下胫腓关节分离，此时外踝区出现肿胀、压痛。体检除内侧韧带损伤检查外，还需要确定下胫腓联合、外侧副韧带损伤、腓骨骨折等情况，体检时可出现外翻应力试验阳性。慢性期内侧副韧带表现与外侧副韧带损伤类似，主要是出现关节无力、僵硬、不稳定感（踝关节内侧不稳）。

三、分类和分级

急性内侧副韧带损伤根据损伤程度可表现为韧带浅层损伤、韧带深层损伤及韧带浅、深层同时损伤。与其他韧带损伤相同，急性期韧带损伤可分为3级：Ⅰ级，韧带拉伤；Ⅱ级，韧带部分撕裂；Ⅲ级，韧带完全断裂。

四、影像学表现

踝关节内侧副韧带损伤可通过超声、X线、MRI检查诊断。超声检查最为便捷，成本低廉，有较高的可行性，但准确性受操作者经验及主观影响较大；X线检查通过间接征象推断韧带损伤，一般认为在踝穴位X线片上踝内侧间隙＞4mm，或在外翻应力位X线片上距骨倾斜角超过10°，提示三角韧带存在损伤，但无法看到韧带损伤的直接征象，存在较高的假阳性及假阴性；MRI软组织分辨率高，可直接显示踝关节韧带损伤，并观察损伤程度。

（一）正常内侧副韧带的MRI表现

内侧副韧带结构复杂（包括6条韧带），部分结构较恒定存在，部分结构变异较大，在 MRI 图像上不像外侧副韧带那么容易把每条结构区分出来，在 MRI 冠状面和横断面图像上内侧副韧带可以区分深层及浅层结构，深层以胫距后韧带为主，浅层以胫舟韧带、胫弹簧韧带和胫跟韧带为主（其紧密相连），深浅层韧带之间存在脂肪间隙。

1. 内侧副韧带深层

胫距后韧带形态较粗大，与距腓后韧带相同，其内夹杂有脂肪组织，表现为条纹状外观，在冠状位显示于内踝偏后部层面、内踝下方，3mm 层厚扫描连续 3 ～ 4 层可见，韧带自外上略向内下走行，多数韧带上部以低信号为主，下部为条纹状高低混杂信号，少数条纹状范围较大（图 9-3），韧带下方见低信号胫骨后肌腱及趾长屈肌腱断面；横轴位显示于内踝下缘层面，3mm 层厚扫描连续 2 层可见，自前外略向后内走行，呈宽带状，多以低信号为主，少数韧带大部分呈条纹状高低混杂信号（图 9-3），其后外侧紧贴胫骨后肌腱及趾长屈肌腱；胫距前韧带较细小，MRI 显示率并不高，有时可在冠状位内踝靠前层面显示为短线状低信号影，自内踝向内下连于距骨，45% ～ 66% 的正常人胫距前韧带缺如，故不能因 MRI 未显示而做出撕裂诊断。

2. 内侧副韧带浅层

形态相对较薄，范围较大，呈扇形，在冠状位显示于内踝偏前部层面，3mm 层厚扫描一般连续 5 ～ 6 层可见（与身材有关），显示为与内踝外缘骨皮质相连续的线条状低信号影，向下走行，止于弹簧韧带（弹簧韧带与胫弹簧韧带相连续）及跟骨载距突，止点可向前延续至舟骨内侧面（胫舟韧带），韧带内、外侧均可见脂肪间隙；横轴位显示于内踝下缘及以下层面，3mm 层厚扫描一般连续 3 ～ 4 层可见（与身材有关），呈前后方向条状低信号影，下部层面中前部延续为弹簧韧带，韧带外侧偏后部脂肪间隙内可见胫骨后肌腱及趾长屈肌腱的断面。内侧副韧带浅层呈连续状，无论在冠状位还是横断位均无法明确分界胫舟韧带、胫弹簧韧带及胫跟韧带，可根据远端止点位置进行判断（由前向后依次为上述 3 条韧带）。

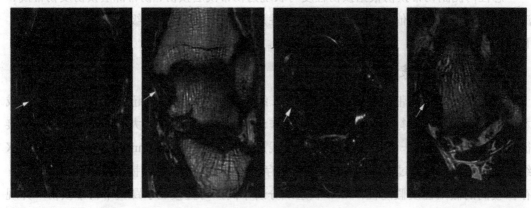

图 9-3 胫距后韧带

患者，男性，33 岁。A. 冠状位 FS T_2WI；B. T_1WI；C. 横轴位 FS T_2WI；D. T_1WI。显示胫距后韧带表现为韧带大部分呈条纹状高低混杂信号影（箭）

（二）内侧副韧带急性损伤的 MRI 表现

1. 内侧副韧带深层损伤

内侧副韧带深层位置深、行程短、形态宽大、较为牢固，发生Ⅰ级损伤的概率不大，尽管理论上韧带轻度损伤可表现为韧带周围水肿及韧带轻度信号增高，但由于正常内侧副韧带深层可表现为条纹状信号，因此 MRI 诊断Ⅰ级损伤时征象并不明确，压脂 T_2WI 显示韧带周围水肿或韧带信号增高征象，但需结合病史及体格检查做出诊断 MRI 诊断内侧副韧带深层损伤主要是发现Ⅱ、Ⅲ级损伤，Ⅱ级损伤：表现为压脂 T_2WI 显示韧带信号增高、韧带条纹状纤维束不规则、部分中断，中断处呈明显高信号；Ⅲ级损伤：表现为压脂 T_2WI 显示韧带弥漫性高信号影，条纹状结构消失，韧带中断，韧带断裂处明显高信号影（液体信号影）。

2. 内侧副韧带浅层损伤

与深层比较，内侧副韧带浅层面积较大，行程较长，厚度较薄，容易损伤。Ⅰ级损伤：MRI 表现为韧带周围水肿，韧带形态轻度增粗，压脂 T_2WI 显示韧带信号轻度增高；Ⅱ级损伤：MRI 表现为韧带形态增厚明显，压脂 T_2WI 显示韧带内高信号影，部分区域呈局灶性明显高信号影；Ⅲ级损伤：MRI 表现为韧带连续性中断，韧带形态松弛，呈波浪状、飘带状等（图 9-4），也可表现为韧带断端挛缩、增粗，韧带Ⅲ级损伤多发生在韧带近端。

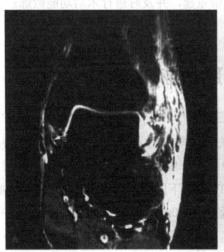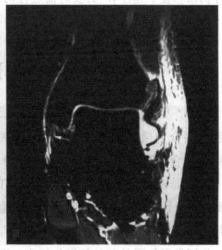

图 9-4　内侧副韧带浅层Ⅲ级损伤

患者，男性，43 岁。A、B. 冠状位 FS T_2WI 显示内侧副韧带浅层上端连续性中断，断端弯曲，呈飘带状（箭）

临床上单纯踝关节内侧副韧带损伤并不多见（约占 15％），外翻暴力除导致内侧副韧带损伤外，常导致其他关联结构共同受损，如内踝骨挫伤或撕脱性骨折等，当强烈外翻暴力导致三角韧带断裂时，常可见因过度外翻导致腓骨下段骨折，或（和）胫腓远端关节分离、踝关节外侧脱位，且多伴有外侧副韧带、胫腓远端联合韧带损伤。

3. 内侧副韧带急性损伤慢性期

随着水肿的吸收，压脂 T_2WI 韧带及周围高信号消失，韧带瘢痕修复可表现为韧带形态增厚，韧带信号多正常或稍高，可遗留松弛、扭曲等其他形态学异常征象；三角韧带深层部分撕裂可遗留裂区高信号灶。

（三）内侧副韧带慢性损伤

内侧副韧带慢性损伤主要是韧带浅层（胫舟韧带及胫弹簧韧带）变性，与足弹簧韧带损伤相延续（共同损伤机制，详见本章第五节），MRI 征象主要包括：韧带周围水肿、韧带形态增粗或变细、韧带内高信号，少数严重病例可见韧带连续性部分中断。

五、治疗

（一）保守治疗

对于 Ⅰ、Ⅱ 级韧带损伤，不影响踝关节的稳定性的患者，同外侧副韧带损伤一样首选保守治疗，早期主要遵循 RICE 原则（休息、冰敷、加压、抬高患肢），包括使用石膏绷带固定和功能性支具固定进行治疗（见本章第一节）。

（二）手术治疗

适用于 Ⅲ 级韧带损伤合并关节不稳的病例和部分 Ⅱ 级韧带损伤合并关节不稳的病例，主要进行韧带修复（缝合），必要时需进行韧带重建，并及时进行术后功能锻炼。

第三节 胫腓联合韧带损伤

下胫腓联合为微动关节，其正常解剖关系依靠下胫腓联合韧带复合体维持。下胫腓联合韧带复合体通常由四条韧带构成，分别为下胫腓前韧带 (AITFL)、下胫腓后韧带 (PITFL)、下胫腓横韧带 (TTFL) 和骨间韧带 (TFIL)。下胫腓前韧带，起自远端胫骨前结节，止于外踝前方，约成 45° 向外下走行，平均宽度约 20mm，韧带通常分 3 束，其中有腓动脉穿支经过，是四条韧带中最易损伤的韧带，偶尔可见异常分支 (Bassett's 韧带) 止于腓骨远端，此韧带可与距骨前外侧发生撞击；下胫腓后韧带起自远端胫骨后结节向下外侧，止于外踝后缘，韧带与水平面约成 20°，平均宽度约 17mm，它很少发生单独损伤，多伴骨折或其他韧带损伤；下胫腓横韧带（又称下胫腓后韧带深层），通常起自踝窝筋膜近端，止于胫骨后部，几乎呈水平走行，韧带前方与距骨后外侧形成唇样结构，这有效的加深了胫距关节接触面；胫腓骨间韧带为骨间膜延续、增厚，形成多条纤维束在胫骨平台上方 5 ~ 20mm 处连接胫腓骨，由胫骨至腓骨向前外下方走行，它是胫腓两骨间坚韧的短纤维连接，在下胫腓间隙骨间韧带下方存在一胫腓间隙隐窝，内附滑膜，与踝关节腔相通。

　　踝关节正常的运动功能包括背屈、跖屈、旋转、平移及腓骨的边缘运动，上述运动与踝穴内梯形的距骨顶结构相适应，当踝关节背屈时，腓骨向近侧移位，向后外侧横移并外旋；当踝关节跖屈时，腓骨朝远侧移位，向前内侧横移并内旋；外旋足部可以导致腓骨向内横移，向后移位并外旋。下胫腓联合韧带复合体通过抵抗轴向、旋转和平移力来维持胫腓骨远端的正常解剖关系，同时对踝关节的稳定性具有重要作用，下胫腓前韧带主要功能是抵抗外旋和后移，可提供胫腓关节约35％的关节稳定性，下胫腓后韧带可提供约33％的稳定性，下胫腓横韧带及骨间韧带分别可提供9％和22％的稳定性。

一、病因及损伤机制

　　约85％的踝部损伤为扭伤，以外侧韧带损伤最常见。下胫腓韧带损伤在踝部扭伤中的发生率为1％～11％，但在特定运动中，这一比例会提高至17％～74％，如滑雪、足球及曲棍球等。研究认为，距骨在踝穴中外旋是造成下胫腓联合韧带损伤的主要原因。首先，下胫腓前韧带是抵抗外旋应力的主要结构，故也是损伤最常见的部分；其次，外展暴力和过度背屈同样也可以造成下胫腓联合韧带损伤。当足向外向后旋转时，应力首先作用到下胫腓前韧带，如果韧带张力和弹力强过外作用力，则韧带不会撕裂，胫骨前结节可能发生撕脱性骨折，如果作用外力大于下胫腓前韧带的张力和弹性，韧带将发生撕裂，应力继续作用则骨间韧带和骨间膜依次损伤，而下胫腓后韧带通常保存完整；外展位损伤时，应力首先作用于足内侧，可造成三角韧带破裂和内踝横行骨折，连续外力作用导致下胫腓前韧带和下胫腓后韧带破裂或其骨附着点撕脱，同时在踝穴或踝穴平面以上发生腓骨骨折。足过度背屈时，距骨的宽大部分挤入踝穴，胫骨内旋、距骨外旋并推挤外踝，使其向外、后旋转，下胫腓前韧带被拉紧，外力继续存在时，则发生下胫腓前韧带撕裂，同时伴有不同程度骨间韧带撕裂以致下胫腓联合不同程度的分离。下胫腓联合韧带损伤常伴骨折，基于腓骨骨折的位置与韧带联合创伤的类型分为 WeberA、WeberB、WeberC三型。WeberA 型：踝关节水平或以下的腓骨横断性撕脱性骨折，下胫腓联合韧带、骨间膜及三角韧带均完整；WeberB 型：始于下胫腓联合韧带水平腓骨远端螺旋骨折，主要伴下胫腓后韧带部分撕裂；WeberC 型：踝关节水平以上腓骨骨折，伴下胫腓韧带撕裂，致距骨外侧不稳定。有极少一部分情况下胫腓分离不合并踝部的骨折。

二、临床表现

　　胫腓联合韧带损伤是外伤致慢性踝关节功能紊乱的第一位病因，临床症状多不典型，除因明显外伤（高能量）就诊外，较多患者因慢性踝关节外伤反复出现疼痛就诊，或者出现关节不稳定、无力感，部分患者会出现较典型的韧带体表投影区的瘀斑。体格检查方面，在排除腓骨骨折、挫伤、小腿骨筋膜隔室综合征等情况下，胫腓关节挤压试验阳性可提示其损伤；足外旋应力试验时下胫腓联合处出现疼痛也可提示下胫腓联合损伤；此外 Cotton 试验、腓骨横移试验和侧向试验也可用于检查下胫腓联合的损伤；还有部分学者用胫腓前韧带处压痛点，踝背屈、跖屈活动减少等体征协助判断。

三、影像学表现

下胫腓联合损伤可以使用超声、X 线、CT、MRI 及核医学等检查手段。超声检查便捷，且随着设备技术的不断发展，也越来越多地被引入骨肌检查中。一项研究发现，踝关节处于外旋且轻微背屈动力位 (10° ～ 15°) 时，超声诊断下胫腓联合前韧带损伤敏感性和特异性可达 100%，但其可操作性受医师本人经验及患者本身对疼痛耐受程度的影响较大。核医学也可用于胫腓联合韧带损伤的诊断。有研究认为，骨扫描可用于急性骨折和不能耐受应力 X 线检查的患者。

（一）下胫腓联合韧带损伤 X 线、CT 表现

X 线及 CT 主要通过下胫腓联合分离的程度来间接判断韧带损伤。下胫腓联合损伤程度分为 3 型，Ⅰ 型为单纯扭伤无下胫腓分离，Ⅱ 型为潜在性分离，即常规 X 线片显示正常但应力下 X 线片显示下胫腓分离，此表现可能多为部分韧带未损伤 (如骨间韧带等尚保持完整)，Ⅲ 型为明显的分离，即常规 X 线片即可诊断下胫腓分离。X 线常规检查踝关节包括正、侧位和踝穴位，必要时加摄应力位片。前后位踝关节面上 10mm 处测量，正常情况下下胫腓间隙＜ 6mm、下胫腓重叠＞ 6mm，测量方法如图 9-5A，当下胫腓间隙＞ 6mm、下胫腓重叠＜ 6mm 时，考虑下胫腓关节分离。其中以下胫腓联合间隙＞ 6mm 最为敏感，是判定下胫腓分离的可靠指标。踝穴位片上下胫腓重叠＜ 1mm，距小腿角＜ 8° 或＞ 15°，提示下胫腓联合分离。下胫腓间隙即胫骨远端后外侧缘与腓骨远端内侧缘之间的距离。下胫腓重叠即胫骨前结节外侧缘与腓骨内侧缘之间的水平距离。距小腿角为胫骨轴线的胫骨关节面夹角和踝关节真正轴线与胫骨关节面垂线夹角的差值，正常值介于 8° ～ 15°。判断困难时，可与健侧比较。在 CT 横轴位上，消除了踝关节位置改变及旋转造成的评估不利因素，所以测量较 X 线准确，CT 轴位测量方法为选取胫骨远端关节面上 10.0mm 处水平面图像，测量腓骨内侧壁和胫骨外侧面切迹前、中、后 3 处距离 (图 9-5B)，测量 3 次，取其平均值，下胫腓间隙均值＞ 6mm 作为下胫腓联合分离的诊断标准。同时 CT 可以观察腓骨相对胫骨移位、旋转的情况，根据腓骨内侧壁和胫骨外侧面切迹前、中、后 3 处距离不同，下胫腓联合分离又可进一步细分为旋前外旋型、旋后外旋型和外展型 3 种。下胫腓联合分离多以腓骨外旋、外展移位分离为主，CT 横轴位显示下胫腓联合距离呈前宽后窄表现 (图 9-5C)，此外 CT 还可以通过骨三维重建，更直观、全面地展示踝关节各组成骨的结构及损伤程度。

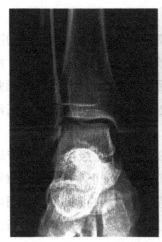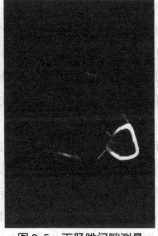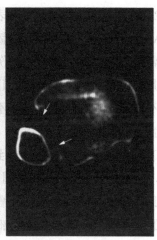

图 9-5　下胫腓间隙测量

患者，男性，28 岁。A. 前后位 X 线片示下胫腓间隙（黑短线）及下胫腓重叠（白短线）。B.CT 横轴位示测量下胫腓间隙（白短线）。C. 患者，男性，42 岁。CT 横断位示下胫腓联合分离，胫腓骨间距离前宽后窄（箭）

（二）下胫腓联合韧带损伤 MR 表现

MRI 因其优越的软组织分辨力，可以直接显示下胫腓联合韧带的损伤情况。同时可以发现骨挫伤、骨折，其他韧带肌腱复合损伤；MR 诊断下胫腓联合韧带损伤总体敏感性及特异性约分别为 93％及 87％。

1. 正常下胫腓联合韧带 MRI 表现

(1) 下胫腓前韧带：主要靠横轴位显示，由于韧带自前上向外下（胫骨前结节至外踝前方）斜行走行并分束，因此在踝关节横轴位上显示的是韧带斜断面的图像，3mm 层厚扫描可在 4～5 层连续图像上显示，其中下部层面（无胫骨显示）仅可显示韧带腓骨侧（即不能显示连接至胫骨），并且由于韧带纤维内夹杂脂肪组织，因此韧带常显示为不连续的高低混杂信号影；冠状位胫腓前韧带显示在外踝前部层面，3mm 层厚扫描仅 1 层或 2 层可见，韧带呈条纹状（内含脂肪）、四边形结构，由内上向外下走行。

(2) 下胫腓后韧带：结构、信号基本与下胫腓前韧带相同，主要在横轴位显示，大致与下胫腓前韧带在相同层面观察，3mm 层厚扫描大约连续 3 层显示；冠状位显示在胫腓联合后部层面，3mm 层厚扫描仅 1 层或 2 层可见，韧带呈宽带条纹状，自内上向外下走行。

(3) 下胫腓横韧带：主要在横轴位显示，出现在下胫腓后韧带下方深面，3mm 层厚扫描约 1 层或 2 层可见，表现为左右水平走行的条带状低信号，冠状位 3mm 层厚扫描显示率不高，有时可显示为斜行条状低信号连接至胫骨远端后缘偏内侧。

(4) 胫腓骨间韧带：主要在冠状、横轴位上显示，冠状位上表现为胫、腓骨脂肪间隙内多条自内上向外下斜行条状低信号影，3mm 层厚可显示在连续 2～3 层，韧带下方为胫腓联合隐窝，隐窝内为胫距关节滑膜皱襞，与踝关节腔相通。横轴位表现为胫、腓骨间多发点、条状低信号，多层面可见。

2.胫腓联合韧带损伤 MRI 表现

MRI 对于急性期下胫腓前韧带损伤的准确性可高达 97%，下胫腓后韧带损伤的准确性可高达 100%。下胫腓韧带损伤可以参照其他韧带损伤的分级方法分为制带拉伤（Ⅰ级），部分撕裂（Ⅱ级）和完全断裂（Ⅲ级），但正常下胫腓前、后韧带及骨间韧带均掺杂脂肪，信号不均匀，有时轻度损伤并不能明确界定，需结合病史及临床体检，轻度损伤在治疗上一般也无须特殊处理。

下胫腓联合韧带损伤由轻到重依次可表现出以下 MRI 征象。Ⅰ级损伤：韧带周围水肿，表现为压脂 T_2WI 韧带周围软组织片状高信号影，韧带本身可正常，或轻度信号增高；Ⅱ级损伤：韧带形态肿胀增厚、压脂 T_2WI 韧带不同程度信号增高（高信号范围可为韧带的部分区域，甚至累及全部韧带），胫腓骨无分离；Ⅲ级损伤：显示韧带完全断裂、胫腓骨分离（图 9-6）；下胫腓骨间韧带很少单独损伤，多伴下胫腓联合分离。

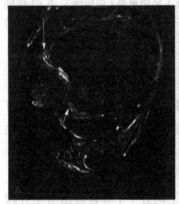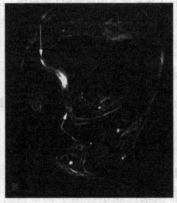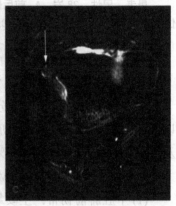

图 9-6 下胫腓前韧带Ⅲ级损伤

患者，男性，25 岁。A～C 横轴位 FS T_2WI 显示下胫腓前韧带连续性中断，断裂处呈高信号影（液体信号，长箭），并见下胫腓后韧带胫骨侧撕裂（短箭），胫腓骨距离增宽，合并后踝骨挫伤

下胫腓联合韧带单独损伤并不多见，常为复合损伤，常伴发胫、腓骨远端骨挫伤，骨折，软骨损伤，内、外侧副韧带损伤等，如较常见的因严重外翻损伤所导致的踝关节内侧副韧带断裂（或内踝骨折）、下胫腓联合韧带复合体撕裂、胫腓骨分离（骨间膜撕裂）、腓骨下段骨折等。

下胫腓联合韧带损伤慢性期随着水肿的吸收及瘢痕组织增生、修复，多表现为韧带形态增厚、外形不规则等，韧带信号可为低信号或混杂信号，另外韧带出现骨化为慢性期韧带损伤的较特征征象，也有瘢痕修复的韧带表现与正常韧带无异，此时需结合病史及原片做出诊断。

四、治疗

(一)保守治疗

下胫腓联合韧带损伤在不影响下胫腓联合及踝关节稳定性的情况下可采取保守治疗，

主要目的是保护关节稳定性，控制疼痛和限制炎症反应。急性损伤时可采取休息、冷敷、加压包扎、抬高患肢、药物治疗（如非甾体抗炎药物）、电刺激等，部分患者需要严格的石膏或者支具制动固定6～8周。亚急性期时，待疼痛减轻、软组织肿胀消退，可行部分功能康复锻炼，防止关节僵硬等并发症。待肿胀完全消退之后，可进一步行运动相关的特定功能锻炼，逐步完全恢复关节的功能。

（二）手术治疗

多针对下胫腓联合韧带损伤，并出现下胫腓联合及踝关节不稳定时，原则上一旦出现下胫腓联合分离需要手术治疗。目前常用的手术方式包括刚性固定（如皮质骨螺钉）和弹性固定（如下胫腓钩、纽扣缝线系统、韧带重建带等）。弹性固定允许下胫腓联合微动，具有操作简便、固定牢靠、符合踝关节生物力学等特点，是近年来研究的热点。

第四节　慢性踝关节不稳

踝关节是人体主要的承重关节，在所有骨关节运动损伤中，踝关节损伤最为常见，部分踝关节扭伤如果没有得到及时有效的处理和治疗，会逐渐发展成慢性踝关节不稳(CAI)，表现为行走不稳、反复踝关节扭伤，最终导致退行性骨关节炎，影响患者的日常生活及活动。

一、病因及发病机制

CAI多由急性踝关节扭伤迁延而来，踝关节损伤后治疗的主要目的是恢复踝关节功能、防止慢性踝关节不稳。在急性踝关节扭伤所致韧带损伤的治疗方法上一直存在争议，目前主要根据韧带损伤的程度进行选择，急性踝关节扭伤所致的韧带损伤分为3级（详见本章第一节），对于Ⅰ、Ⅱ级损伤多采用保守治疗，对于Ⅲ级损伤采取手术治疗，但由于各韧带复合体都由多条韧带组成，在实际临床工作中治疗方法的选择上会更加复杂，在此指导原则下实施的保守治疗虽然可使70%～80%的踝关节扭伤患者获得良好的功能恢复，但仍有20%～30%的患者会因治疗不规范或其他原因引起踝关节韧带松弛、肌力减低、神经肌肉控制异常、滑膜增生、骨性结构移位等，影响踝关节结构的稳定，导致CAI，易反复发生踝关节损伤。

研究证实，机械因素和功能因素均可能是其潜在的致病原因，故有学者将CAI分为机械性不稳(MI)和功能性不稳(FI)，前者指维持踝关节稳定的相关结构薄弱或松弛，即由韧带损伤、关节软骨或关节囊病变及周围组织损伤导致的解剖结构不稳；后者又称感知性不稳(PI)，多由神经肌肉协调控制障碍或功能紊乱导致，亦可由机械性不稳逐渐发展而来，即周围结构性的损害可逐渐引起神经肌肉控制的改变，导致主观上不敢用力。在

CAI 中，MI 和 FI 常合并存在，Hertel 和 Hillier 等认为 CAI 是 MI 和 FI 共同作用的结果。

在解剖上，踝关节由胫骨、腓骨和距骨构成，内、外踝和胫骨关节面共同组成踝穴，包绕距骨上部，其中外踝较内踝约长 0.5cm，内、外踝从两侧限制距骨。踝关节周围主要依靠内、外侧副韧带复合体及下胫腓联合韧带复合体维持关节稳固，其中踝关节内侧副韧带复合体较牢固，主要功能为限制踝关节过度背屈和外翻，外侧副韧带复合体相对于内侧副韧带复合体较薄弱，主要功能是限制踝关节过度内翻。因以上结构特点，踝关节内翻损伤明显多于外翻损伤、外侧副韧带损伤明显多于内侧副韧带损伤，所以慢性踝关节外侧不稳明显多于踝关节内侧不稳。

二、临床表现

慢性踝关节不稳分为外侧不稳和内侧不稳，患者因内、外侧稳定结构受损导致踝关节功能障碍，易反复出现内翻或外翻扭伤，表现为踝关节肿胀、疼痛、活动受限、打软腿、怕行走，尤其怕行走在崎岖不平的道路上，行走后踝关节感到不适。

临床上有多种测试评分标准用于 CAI 的诊断，评估踝关节韧带损伤最常见体格检查方法有抽屉试验 (ADT) 和内、外翻应力试验 [即距骨倾斜试验]。外侧踝关节不稳常表现为前抽屉试验阳性、内翻应力试验阳性；内侧踝关节不稳表现为外翻应力试验阳性，在做应力试验检查时左、右踝关节对比更有意义。

三、分类和分级

踝关节不稳分为踝关节外侧不稳和踝关节内侧不稳，其中以踝关节外侧不稳更常见。

踝关节韧带损伤可分为三级。Ⅰ级损伤：韧带拉伤，无肉眼可见的韧带纤维撕裂；Ⅱ级损伤，韧带部分撕裂；Ⅲ级损伤，韧带完全断裂。慢性踝关节不稳患者多由Ⅱ、Ⅲ级韧带损伤保守治疗效果不佳所致。

临床上还有根据踝关节扭伤后外侧副韧带损伤数目分为 3 度，即距腓前韧带拉伤 (Ⅰ度)、单纯距腓前韧带断裂 (Ⅱ度)、距腓前韧带和跟腓韧带都断裂 (Ⅲ度)，关节稳定性依次递减。

四、影像学表现

慢性踝关节不稳是根据临床表现及体格检查做出的临床诊断，对于机械性踝关节不稳可通过 X 线片、CT、MRI 及超声等影像学检查方法进行评估，可评估踝关节三维关系，发现踝关节骨折，滑膜增生，骨、软骨及韧带损伤等情况。

X 线检查简单、方便，检查体位包括踝关节正位、侧位、踝穴位和应力位，可评估关节骨折、退变、关节的对位情况；应力位用于距骨倾斜角、距骨前移及胫距关节间隙的测量，可间接反映踝关节韧带松弛情况，但正常值范围仍存争议，双侧对比更有意义。

CT 具有较高密度分辨率，能更好地显示踝关节骨骼及关节情况，准确显示微小撕脱性骨折、退变增生等情况，通过多平面重建，可对踝关节对位关系做出评估，部分韧带可得到清晰显示，并进行初步评估与测量研究。当继发骨性关节炎时，X 线片及 CT 可显示骨质增生及骨赘形成。

超声也较广泛用于肌骨病变的检查，并可动态观察韧带的损伤情况。

MRI 是显示关节结构的最佳影像学检查方法，可对踝关节骨、软骨、韧带损伤、踝关节撞击所致的滑膜、纤维组织增生等情况进行观察。

（一）慢性踝关节不稳 MRI 表现

CAI 患者常反复发生踝关节扭伤，MRI 可显示慢性或（和）急性韧带损伤、骨及软骨损伤、继发踝关节撞击（软组织撞击）、骨质增生等征象。

1. 韧带损伤

多以慢性损伤为主，可表现为韧带增粗、变细、消失、形态不规则，韧带可表现为低信号或韧带内不同程度的信号增高，韧带周围可有积液或纤维化，表现为周围脂肪信号降低）。

2. 骨损伤

包括如下：

(1) 骨挫伤：MRI 表现为单骨或多骨片状骨髓水肿。

(2) 撕脱性骨折：多发生在韧带附着点，MRI 表现为小斑片状低信号影（单纯骨皮质撕脱）或高低混杂信号影（包含骨皮质及骨松质），但上述表现有时无法与其他结构（如撕裂的韧带残端，甚至脂肪或出血灶）相区别，尤其是小的撕脱性骨折 MRI 漏诊率较高，需结合 CT 检查。

(3) 骨质增生：MRI 表现为骨边缘或骨突处尖角样突出的低信号影（图 9-7），周围可有软组织水肿。

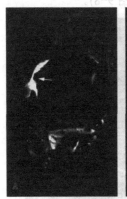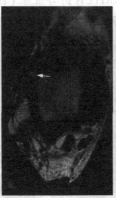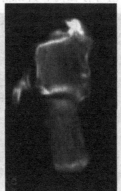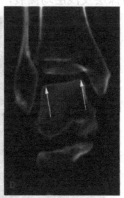

图 9-7　慢性踝关节外侧不稳

患者，男性，35 岁，外伤后 2 年，关节不稳。A. 横轴位 FS T_2WI；B. T_1WI；C. CT 横轴位。骨质增生 MRI 表现为骨边缘尖角样突出的低信号影（短箭）。D. 冠状位 CT 显示胫距关节上间隙外宽内窄（长箭）

3. 软骨损伤

软骨损伤多发生在距骨滑车圆顶内侧缘，可分为 4 级，软骨剥脱可形成关节内游离体。

4. 踝关节撞击

表现为内、外踝前下方软组织增厚、纤维化、骨质增生，还可有关节囊积液、关节周围肌腱腱鞘积液等 (详细表现可见本书第五章)。

(二) 踝关节外侧不稳

踝关节外侧不稳较多见，主要由外侧副韧带复合体损伤 (可伴有下胫腓联合韧带损伤) 迁延导致，X 线表现为：踝穴位踝关节外侧间隙增宽；前抽屉应力位距骨前移大于 10mm，或比健侧大 3mm；内翻应力位距骨倾斜角 > 10°，或比健侧多 5°。但以上标准并不完全可靠。CT 冠状位表现为踝关节内翻、关节外侧间隙增宽、踝关节半脱位等。

踝关节外侧不稳患者 MRI 检查主要表现为外侧副韧带复合体陈旧性撕裂征象 (见前述)，由于反复发生踝关节扭伤，除表现为韧带增粗、外形不规则及不连续等形态学改变外也可出现韧带及周围软组织水肿表现，踝关节外侧不稳患者多为距腓前韧带和跟腓韧带双撕裂，也可累及距腓后韧带损伤。

(三) 踝关节内侧不稳

踝关节内侧不稳相对于踝关节外侧不稳少见，主要因内侧副韧带复合体损伤，常伴有骨折，可伴或不伴下胫腓联合韧带损伤。X 线表现为踝穴位内侧踝关节间隙增宽；外翻应力位距骨倾斜角 > 100，或比健侧多 5°。CT 冠状位表现为踝关节外翻、踝关节内侧间隙增宽、胫距关节半脱位等。

MRI 检查主要表现为三角韧带陈旧性撕裂征象，以韧带增粗、外形不规则，或不连续等形态学改变为主，可出现韧带及周围软组织水肿，踝关节内侧不稳。患者多为三角韧带深层及浅层均撕裂，也可存在内、外踝陈旧性骨折等征象 (图 9-8)。

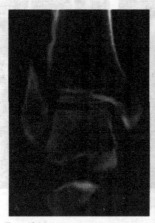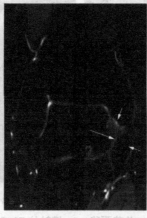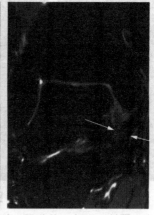

图 9-8 慢性踝关节内侧不稳

患者，男性，23 岁，踝关节外伤 4 个月余，踝关节内侧不稳。A. CT 冠状位显示踝关节内侧间隙增宽。B、C. 冠状位 FS T_2WI 显示三角韧带陈旧性撕裂，三角韧带深层弥漫性高信号影，胫骨附着端明显增厚 (短箭)，三角韧带浅层明显增厚，信号轻度增高 (长箭)

在慢性踝关节不稳中，有学者认为，距骨内旋及腓骨的移位是导致踝关节反复扭伤的重要因素，应用较多的影像学参数有踝间指数 (IMI)、踝距指数 (MTI)、轴向踝指数 (AMI) 等，但对于腓骨是前移还是后移仍存在较大争议。

五、治疗

慢性踝关节不稳的治疗仍以保守治疗为主，包括使用相对坚硬的支具固定、贴扎技术应用、肌力康复训练、神经肌肉控制训练、姿势控制训练及本体感觉训练等。在足够时间的保守治疗无效且踝关节持续疼痛、功能受限，严重影响正常生活的前提下，必须采取手术治疗进行韧带修复重建。

第五节 弹簧韧带损伤

弹簧韧带复合体 (SLC) 是连接跟骨与足舟骨的一组韧带，位于距骨的底面和内侧面，又称跟舟足底韧带、跳跃韧带等。

弹簧韧带复合体主要由内上跟舟韧带 (smCNL，即弹簧韧带上内侧束)、外下跟舟韧带 (iplCNL，即弹簧韧带下外侧束) 及中跟舟韧带 (mpoCNL) 三部分组成，smCNL 最长、最坚韧，起于跟骨载距突内侧前缘，越过距骨头内缘向前走行，包绕舟骨结节，止于足舟骨内上缘，韧带深面光滑，与距骨头形成关节样结构，韧带浅面隔着少许疏松结缔组织与胫骨后肌腱相贴附，形成滑动层以适应肌腱、韧带功能，中部上方与踝内侧副韧带浅层汇合 (与胫弹簧韧带相延续)，smCNL 在弹簧韧带复合体的力学稳定性中起最重要的作用；iplCNL 短而粗，起自跟骨前缘冠突窝、rapoCNL 的前方，斜向内上，向前附着于足舟骨喙突下面；mpoCNL 是弹簧韧带复合体中最薄弱的一条，起自跟骨前缘冠状窝，止点附着于足舟骨结节下方，走行于 smCNL 与 iplCNL 之间的脂肪组织内，有学者认为其由 iplCNL 解剖变异所发出，故又称该束为第三韧带。

弹簧韧带复合体与三角韧带、跖长韧带、跖短韧带及跖腱膜共同形成足部内侧纵弓的静态稳定结构，维持足弓的高度，其包绕距舟跟关节 (距骨头)，为距骨头提供力学支持，防止距骨头向内侧、跖侧脱位，当其他维持足弓的韧带及胫后肌腱功能发生障碍后，其承受的应力增加，进而出现过度拉伸，甚至撕裂，就会导致距骨头下陷、内移，最终导致扁平足畸形。

一、病因及损伤机制

弹簧韧带损伤好发于中年女性，损伤原因包括以下几点：

(一) 急性损伤

当踝关节发生急性外伤 (主要是足部外翻损伤，或由于高能量垂直暴力作用，如高处跳下)，可引起弹簧韧带不同程度的损伤，包括韧带拉伤、部分撕裂、完全撕裂。

(二) 慢性损伤

由于胫骨后肌腱病变可引起足踝部力学环境改变，致距骨头长期施压于弹簧韧带，使其过度负荷并最终导致韧带变性、部分或完全撕裂等不同程度损伤，此类患者常伴有扁平足畸形 (可产生或加重病变，文献报道成人获得性扁平足畸形中 87% 的患者有弹簧韧带病变)。

典型的弹簧韧带损伤多是继发于胫骨后肌腱功能不全的慢性进展性过程。急性损伤为足踝部外伤引起的多结构损伤，常伴有内侧副韧带撕裂、腓骨下段骨折等。

二、临床表现

弹簧韧带损伤临床表现为活动时内踝及后足疼痛，不能用足尖站立。体格检查：内踝肿胀，按压内踝前方、载距突与足舟骨间出现压痛，可有足跟中立位外推试验阳性；单足提踵试验阳性 (可以提踵但后足外翻不能纠正)，可伴有扁平足畸形 (内侧足弓塌陷)、前足外展、跟骨外翻。

三、影像学表现

诊断弹簧韧带损伤的检查方法主要包括如下。足部负重位 X 线片：观察足弓变化，间接判断弹簧韧带损伤；超声及 MRI 检查：观察韧带损伤直接征象，MRI 软组织分辨率高，可直接显示踝关节韧带损伤及其程度。

(一) 正常弹簧韧带的 MRI 表现

1. 内上跟舟韧带

是弹簧韧带复合体中最宽、最坚韧的一束，主要在冠状位和横轴位显示，冠状位自跟骨载距突前缘层面开始显示，向前连续显示至足舟骨内后缘层面，根据足的大小不同，3mm 层厚扫描可连续显示在 5 ~ 6 个层面，MRI 表现为三角韧带浅层 (胫弹簧韧带) 下方 (与胫弹簧韧带相连续) 呈略厚于胫弹簧韧带低信号影，外侧紧贴胫骨后肌腱，且大部分与之伴行，韧带深部与距骨相贴，韧带前部与距骨间可见薄层透明软骨信号影 (压脂 T_2WI 呈较明显高信号影)；横轴位主要显示在胫弹簧韧带下方层面，呈前后走行的条状低信号影，根据扫描角度的不同，一般 3mm 层厚扫描可在 3 ~ 4 个连续层面显示，有时可在单一层面上完整显示韧带全程，韧带多数较平直，有时可因胫骨后肌腱压迫略弯曲 (图 9-9)。

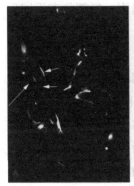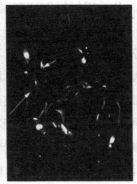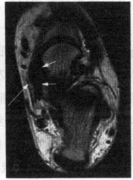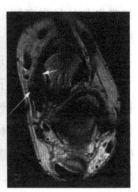

图 9-9 内上跟舟韧带

患者，女性，22 岁。A、B. 横轴位 FS T$_2$WI；C、D 横轴位 T$_1$WI。显示 smCNL 为前后走行低信号影（短箭），
外侧与胫骨后肌腱（长箭）相贴近

2. 外下跟舟韧带

是弹簧韧带复合体中较短、较厚的一束，韧带正常厚度为 2～6mm（平均 4mm）。在
MRI 横轴位及冠状位上显示效果较好，横轴位显示在距骨头下方层面，3mm 层厚扫描可
在 1～2 个连续层面上显示，表现为起自跟骨前缘冠状窝、向前略向内走行低信号影，
形态较粗，边界较清晰，舟骨侧较跟骨侧略宽，前方与足舟骨喙突下缘相连，若切面与
韧带走行方向平行，可在单一层面上完整显示；冠状位显示为韧带的断面，表现为距骨
头下方圆形（结节样）低信号结构，2～3 个连续层面可见；韧带在 T$_1$WI 及压脂 T$_2$WI 序
列上一般呈低信号影，有时近舟骨段夹杂少许细线样等（稍高信号影，脂肪组织）；矢状
位多显示不佳（主要是由于部分容积效应），当矢状位扫描层面刚好与韧带走行一致时，
可显示为距骨头下方连接跟、舟骨条索样低信号影，韧带周围水肿时，压脂 T$_2$WI 韧带在
水肿高信号影衬托下显示更清晰。

3. 中跟舟韧带

是弹簧韧带复合体中最纤细、菲薄的一束，呈薄片状，正常厚度 1～5mm（平均
2.8mm），韧带纤维结构间夹杂脂肪组织，MRI 主要在横轴位观察，大致在外下跟舟韧带
相同层面显示，1～2 层可见，起自跟骨冠状窝（iplCNL 起点的后方），斜向前内走行，
附着于舟骨结节下方，呈多束聚集的条纹状，T$_1$WI 在脂肪衬托下显示较好；冠、矢状位
显示效果欠佳，可显示为短线状低信号影。

（二）弹簧韧带损伤的 MRI 表现

MRI 诊断弹簧韧带损伤的敏感度为 54%～55%，特异度为 100%。

1. 内上跟舟韧带 (smCNL) 损伤

是最常见、最重要的弹簧韧带损伤。smCNL 损伤可分为 3 级。Ⅰ 级：韧带拉伤或变性，
MRI 表现为韧带形态正常或稍增厚，压脂 T$_2$WI 显示韧带信号稍增高，韧带周围水肿呈片
状高信号影；Ⅱ 级：韧带部分撕裂，MRI 表现为韧带形态明显增粗，压脂 T$_2$WI 显示韧带
信号不均匀增高，部分区域呈局灶性明显高信号影；Ⅲ 级：韧带完全撕裂，MRI 表现为

韧带撕裂处呈贯穿韧带全层的明显高信号影。Ⅱ、Ⅲ级损伤韧带周围一般都伴有不同程度水肿、积液。

2. 外下跟舟韧带 (iplCNLA) 及中跟舟韧带 (mpoCNL) 损伤

由于这两条韧带行程较短，位于足底，发生损伤相对少见 (尤其是外下跟舟韧带)，韧带损伤可表现为变性及腱鞘囊肿形成、部分可显示韧带纤维束断裂，MRI 征象包括韧带周围水肿、韧带本身水肿、韧带形态变细、扭曲及韧带纤维部分或全部中断等，腱鞘囊肿呈小囊肿液体信号影。韧带撕裂慢性期，水肿吸收，周围脂肪恢复正常信号，撕裂韧带可表现为松弛、不连续，可呈飘带状游离于脂肪内，此时 T_1WI 观察较好，压脂 T_2WI 由于脂肪呈低信号影，韧带结构常显示不清 (图 9-10)。

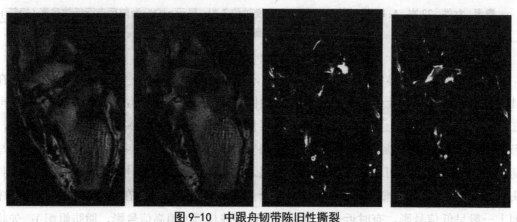

图 9-10　中跟舟韧带陈旧性撕裂
患者，男性，36 岁。A、B. 连续层面横轴位 T_1WI，显示 mpoCNL 韧带松弛、不连续，呈飘带状游离于脂肪内 (箭)；C、D. FS T_2WI 脂肪呈低信号影，韧带轮廓显示不清

四、治疗

弹簧韧带损伤多继发于胫骨后肌腱功能不全，并最终引起扁平足畸形，因此针对胫骨后肌腱功能不全和 (或) 扁平足的治疗有助于减轻、减缓弹簧韧带损伤，治疗方法包括保守治疗与手术治疗。保守治疗包括：

(1) 减少活动 (避免负重行走和过度疲劳)，石膏固定 4 ～ 6 周。

(2) 功能锻炼加强足内侧肌群肌力。

(3) 理疗。

(4) 使用足弓垫改善足部受力，预防、矫正足部畸形。若经过 3 个月及以上保守治疗效果不佳，足部畸形进展，须行手术治疗。手术治疗分为软组织手术和骨性手术，目前推荐两者联合以弥补足部力学环境不稳和动力支持不足的缺点，术式包括趾长屈肌腱转移术、长屈肌腱转移术、腓骨短肌转移术、跟骨内移截骨术、外侧柱延长术等。

对于单独的弹簧韧带损伤，保守治疗以制动、石膏固定、理疗为主，手术治疗包括腓骨长肌肌腱移植重建弹簧韧带、弹簧韧带紧缩缝合等。

第六节 附骨窦韧带损伤

跗骨窦位于跟距后关节与跟距前、中关节之间，由距骨下面中部的距骨沟与跟骨后关节面前方的跟骨沟相合而成，为由后内向前外走行、略呈锥形的骨性间隙，与跟骨轴线夹角约为45°，其外侧开口较大，内侧为漏斗形的跗骨管。跗骨窦内含有脂肪、神经血管及五条韧带（分别为颈韧带，距跟骨间韧带，伸肌下支持带的内、中、外侧束，其中前二者为稳定距下关节最重要的韧带）。

颈韧带（又称前外侧距跟韧带或距跟前韧带）位于跗骨窦外口稍后方，起于距骨颈外侧面前部，止于跟骨沟外缘前1/2处，覆盖并封闭跗骨窦外口，多为单束，也可存在多束（解剖变异）。其走行与水平面夹角为45°，长轴方向与跟骨的矢状面夹角为45°～50°，有限制距骨前移和向内移位、防止足过度内翻的作用。

距跟骨间韧带较颈韧带更为粗大，起于距骨沟顶部，止于跟骨沟底部，其纤维由内上向外下倾斜走行，大部分位于跗骨管内，小部分位于跗骨窦内侧。在足部标本解剖学研究发现，距跟骨间韧带的形状分为3种：上宽下窄的扇形、厚且宽的韧带、多束型。其中多束型分为前、后两束，后束较粗大，紧贴跟骨后距下关节面前方，从内上向外下走行，前束略小，位于跟骨前距下关节面后方，起于距骨颈下方，止于跟骨沟后部。距跟骨间韧带在稳定距下关节方面发挥了最为重要的作用，可防止距骨或跟骨后脱位。

伸肌下支持带是由小腿深筋膜向下延伸形成，其外侧端通过位于跗骨窦内的韧带样根固定在距骨、跟骨外侧面。外侧根在跗骨窦外侧面附着于跟骨，中间根在颈韧带附着点后方附着于跟骨。内侧根有两个附着点，跟骨附着点位于距跟骨间韧带跟骨附着点前方，距骨附着点同距跟骨间韧带距骨附着点。伸肌下支持带辅助颈韧带限制距下关节内翻。

部分人存在跗骨管韧带，位于跗骨管的内侧，是一条短的垂直走行韧带，位于距跟内侧关节面与距跟骨间韧带之间。

跗骨窦韧带的急性损伤由距下关节扭伤引起，因为谢骨窦韧带与外侧韧带复合体共同稳定踝关节和后足的外侧面，所以损伤多与踝关节外侧韧带复合体损伤同时发生。跗骨窦韧带损伤是跗骨窦综合征（STS）的主要原因之一（STS具体描述见第七章第四节）。

一、病因及发病机制

跗骨窦韧带损伤的最常见原因是踝关节内翻损伤时伴随踝关节旋后损伤。

距下关节由距骨和跟骨间的前、中、后三个关节组成的，在一个三平面轴上，产生旋前和旋后运动，内源性韧带维持距骨与跟骨间的力线，并能在一定范围内限制距下关节的过度翻转，距跟骨间韧带位于距骨和跟骨之间的中心，并在小腿延长线上，身体重量会通过距骨、跟骨向下传导，在维持距骨与跟骨力线的同时，其与跟腓韧带一起使踝关节外侧面保持稳定，足旋后时，距跟骨间韧带被拉紧，承受强大应力，易受到损伤；颈韧带较距跟骨间韧带细小，当踝关节内翻扭伤时颈韧带会受到牵拉，引起损伤。

理论上，当足过度内翻时，最先损伤的是距腓前韧带，其次是跟腓韧带，再次是颈韧带，最后为距跟骨间韧带，而且暴力能量越大，损伤的韧带越多。所以跗骨窦韧带的损伤几乎不会单独存在。

踝部发生内翻扭伤后，由于窦内的韧带、血管、软组织等成分的损伤，跗骨窦内出现水肿、出血或韧带撕裂，慢性期常会导致无菌性炎症、变性和纤维化，从而演变为跗骨窦综合征。

二、临床表现

跗骨窦韧带急性损伤多见于青年运动员或体育爱好者，患者通常会描述较严重踝关节外伤史，涉及足部旋后或内翻损伤机制。踝关节急性损伤通常表现为踝关节前外侧疼痛，伴有肿胀、瘀斑，此时患者往往拒绝查体，所以跗骨窦韧带急性损伤难于通过距下关节不稳的改变而发现。

STS 的主要临床表现为外踝前下方跗骨窦开口部酸痛不适、压痛，无力，足部跖曲时向足背前外侧放射痛，行走、跑步和负重后疼痛加剧，休息后疼痛减轻，同时疼痛也会随天气变化而加剧；并常伴有后足不稳定及距下关节不稳，站立位可显示双侧后足与小腿的夹角不一致；足被动旋后跖屈终末引起跗骨窦区域的疼痛（此为 STS 的典型症状）；踝关节周围肌肉，尤其是足底屈肌可能萎缩，力量减弱；距下关节的滑动试验可为阳性。

三、分类和分级

目前，国内外均无跗骨窦韧带急、慢性损伤的分型。笔者认为，把跗骨窦韧带损伤分为单纯颈韧带损伤和颈韧带、距跟骨间韧带联合型损伤二型，对临床治疗有一定的提示作用。

四、影像学表现

MRI 是显示跗骨窦韧带的最佳影像学检查方法。

（一）正常跗骨窦韧带 MRI 表现

1.颈韧带

呈扁条状，起自距骨颈外侧面，向外、向下、略向后走行，止于跟骨沟外缘前 1/2，由于跗骨窦内充满脂肪、颈韧带较细小，因此在脂肪高信号衬托下以 T_1WI 显示为佳，而压脂 T_2 加权图像由于脂肪被抑制后呈低信号影，常导致韧带显示不清，须与 T_1WI 进行对比观察。

冠状位是观察颈韧带的最佳方位：显示在跗骨窦前部层面，3mm 层厚扫描一般可在 2～3 层连续图像上显示，表现为自距骨颈斜向外下走行的线条状低信号影（薄层扫描多显示为内含脂肪的条纹状结构），连接至相同层面跟骨外侧上表面，其外上方可见伸肌下支持带的内侧束、中间束及外侧束的断面，根据扫描层面与其长轴的关系可呈条状或不规则斑点状低信号影。矢状位显示在经距骨颈外缘层面，3mm 层厚扫描通常在连续 2 个层面观察到，表现为起自跟骨前突上方约 1/2 位置向前上走行索条状低信号影，向上连接至距骨颈外侧缘，距骨颈外侧层面（距骨颈不可见）则表现为上缘游离状，由于扫描方位原因常不能在同一层面同时显示韧带上、下止点，颈韧带后方脂肪间隙内可见索条状伸肌下支持带深束由上向下走行，后者较颈韧带相对粗大（图 9-11）；横轴位 3mm 层厚扫描韧带显示不佳，其与伸肌下支持带均表现为跗骨窦脂肪内细索条状或不规则斑点状低信号影，由于韧带较细层面较厚，并且层面与韧带走行方向成斜角，常显示不清楚（图 9-11）。横轴位较少用于观察和评价跗骨窦韧带。

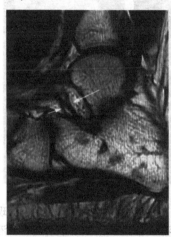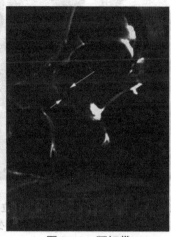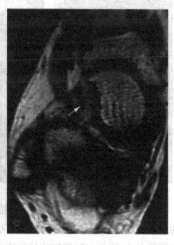

图 9-11 颈韧带

患者，女性，34 岁。A. 经距骨颈外缘矢状位 T_1WI；B. FS T_2WI 显示颈韧带为前上向后下走行线样低信号影（短箭），其后方见较粗大的伸肌下支持带深束（长箭），呈近似平行颈韧带低信号影，压脂 T_2WI 由于跗骨窦脂肪呈低信号影导致韧带显示不清。C. 经跗骨窦横轴位 T_1WI 颈韧带表现为不甚清楚点条状低信号影（短箭）

2. 距跟骨间韧带

在颈韧带的后内方，相对粗大，其位于跗骨窦管部，起于跗骨管底壁，向后上内斜行，止于跗骨窦管顶壁，左右斜行走行，骨间韧带将跗骨管分成呈前后两份，有时显示为前后两束。T_1WI 表现为中等信号影，压脂 T_2WI 主要表现为低信号影，因周围脂肪较多，常规 3mm 层厚扫描也经常显示边界不清，表现为条纹状，以冠、矢状位显示较好，冠状位常可显示韧带的全程或大部分，于跗骨窦管层面连续 2 ~ 3 层显示，呈由内上向外下斜行索条状低信号影，矢状位于跗骨管层面，表现为短条状低信号影；横轴位经跗骨管层面仅能于一个层面显示，一般表现为与跗骨管长轴方向一致的短条状影。

（二）跗骨窦韧带损伤 MRI 表现

跗骨窦韧带急性损伤多由踝扭伤引起，均伴随有外侧副韧带损伤，并具有一定的顺序关系，当踝关节损伤暴力能量足够大、损伤踝关节外侧韧带复合体后，残余暴力会致颈韧带、距跟骨间韧带依次受损，所以当距跟骨间韧带出现损伤后，常已经发生了颈韧带损伤。

跗骨窦韧带损伤的 MRI 征象包括韧带周围脂肪间隙水肿、积液、韧带本身水肿、松弛、扭曲及连续性中断等，另外外侧副韧带复合体损伤、踝关节骨挫伤、骨折等可作为跗骨窦韧带损伤的支持征象。

在发生一次或多次跗骨窦韧带损伤后，韧带发生无菌性炎症、变性和纤维化等病理改变，同时累及周围脂肪间隙，最终引起跗骨窦综合征 (图 9-12)。

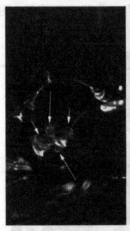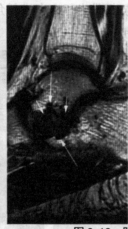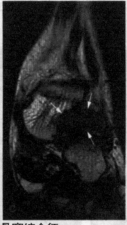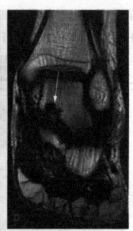

图 9-12　跗骨窦综合征

患者，女性，52 岁。A. 矢状位 FS T$_2$WI；B.T$_1$WI；C、D. 冠状位 T$_1$WI。显示跗骨窦内纤维化，表现为跗骨窦脂肪信号消失，T$_1$WI 呈片状等、低信号影，FS T$_2$WI 呈不均匀稍高信号影 (短箭)，伴少许积液呈明显长 T$_2$ 信号；韧带结构显示不清；骨侵蚀表现为跗骨窦壁骨质不规则缺损 (长箭)

跗骨窦韧带形态较细小，使用常规踝关节 MRI 扫描序列 (3mm 层厚) 进行检查，只能对具有典型征象的病例并结合临床病史做出韧带损伤的诊断，要想细致显示韧带情况，需要进行 2mm 以下层厚的薄层扫描，最好使用 3D 序列进行各向同性等体素扫描，并进行多方位重建观察。

五、治疗

跗骨窦韧带急性期损伤往往伴发踝关节其他结构的损伤，如踝关节骨挫伤、骨折、外侧副韧带损伤等。此时，主要针对上述骨结构及韧带损伤进行干预，而不单纯对损伤的跗骨窦韧带进行治疗，通常随着其他损伤的痊愈，跗骨窦韧带的损伤亦会达到较好的治疗效果。

跗骨窦综合征治疗包括保守治疗和手术治疗。

(一) 保守治疗

包括理疗、非甾体抗炎药、跗骨窦部封闭治疗；制动、限制距下关节的活动；对于有关节不稳感觉的患者进行腓骨肌腱的锻炼和本体感觉的训练。

(二)手术治疗

手术的目的是跗骨窦的减压，可通过切开或关节镜下完成，取出关节游离体，切除关节内的粘连，切除或松解跗骨窦内的脂肪、筋膜和滑膜及切除撕裂或引起挤压的软组织。

第七节　Lisfranc 韧带复合体损伤

Lisfranc 关节 (Lisfranc's joint) 即跖跗关节，包括 5 个跖骨与相应的中足部跗骨，其中第 1～3 跖骨基底部与相应的楔骨相连，第 4、5 跖骨基底部与骰骨相连，形成"S"形关节面。第 1 跖骨与内侧楔骨及第 2 跖骨与中间楔骨形成的关节又被称为狭义的 Lisfranc 关节。第 2 跖骨基底部嵌入内、外侧楔骨之间构成榫卯结构，是 Lisfranc 关节甚至整个足稳定的重要骨性因素。Lisfranc 关节根据解剖及功能特点可分为内、中、外 3 柱。Lisfranc 关节除了骨性结构外，各小关节间有众多韧带连接，包括背侧韧带、跖侧韧带和骨间韧带。其中维持内侧柱和中间柱稳定的一组韧带群被称为 Lisfranc 韧带复合体，包括如下：

(1) 背侧韧带：起自内侧楔骨外侧，止于第 2 跖骨底背内侧。

(2) 骨间韧带，即 Lisfranc 韧带：起自内侧楔骨外侧缘，止于第 2 跖骨基底内侧缘，呈扁平带状，长 8～10mm、厚 5～6mm，韧带强度是背侧韧带的 3 倍，是稳定足内侧柱和中间柱的重要结构，73％的 Lisfranc 韧带由单束构成，仅有 27％的 Lisfranc 韧带为双束。

(3) 跖侧韧带：起自内侧楔骨的外缘跖侧，分成两束，向外侧斜行走行，其中薄而深的一束止于第 2 跖骨基底部，厚而浅的一束则止于第 3 跖骨基底部，外观上呈"V"或"Y"形，腓骨长肌腱覆盖其表面，解剖上难以识别。这两束韧带维持着第 2、3 跖跗关节的稳定，损伤后可引起第 2、3 跖骨基底部骨折。

一、病因及发病机制

Lisfranc 韧带复合体损伤机制根据受力部位及方向分为直接损伤和间接损伤。直接损伤是暴力直接作用于足部，引起第 2 跖骨基底的移位，从而导致 Lisfranc 韧带复合体损伤；间接损伤多发生在前足外展和足跖屈时。

(一)外展损伤

当足部固定，身体相对足部旋转，导致其产生过度外展或外旋，引起第 2 跖骨基底部骨折并第 2～5 跖骨向外侧移位，此种横向应力可导致 Lisfranc 韧带和第 2、3 跖骨间韧带撕裂。

(二) 踯屈损伤

当前足固定于地面时，沿足部纵轴在足跟处施以压力，作用于中足，此种纵向应力可导致 Lisfranc 韧带和内侧、中间楔骨间韧带撕裂。Lisfranc 韧带复合体断裂或合并撕脱性骨折多由间接损伤所致。

对于儿童和青少年，Lisfranc 损伤又称"双层床损伤"，好发于 3～6 岁儿童，损伤常导致第 1、2 跖骨基底部骨折，6 岁以下儿童第 1～2 跖骨间隙超过 3mm 时应考虑存在 Lisfranc 韧带损伤。

另外，某些基础疾病，尤其是糖尿病人群，因局部微小的创伤或者糖尿病后期出现的并发症也可引起 Lisfranc 损伤。

二、临床表现

Lisfranc 关节损伤在临床并不多见，年发生率约为 1/55000，约占所有骨折的 0.2%，近年来发病率呈上升趋势。男性发病率是女性的 2～3 倍，主要集中在 30～40 岁。由于儿童的韧带强度大于干骺端骨松质强度，因而儿童 Lisfranc 韧带损伤较成人少见。Lisfranc 关节损伤多与其他中足损伤同时出现，大多数 (87.5%) 为闭合性损伤，有时候较为隐匿，容易漏诊，初诊时漏诊和误诊率可高达 20%～30%。

Lisfranc 损伤临床常见足中部疼痛、肿胀，不能负重，沿 Lisfianc 关节有触痛，前足畸形，第 1、2 趾间隙增宽，足背瘀斑，跖骨活动范围增大，被动活动前中足部引起疼痛等，并常伴有严重软组织挫伤、血管损伤，合并骨筋膜隔室综合征时，患足持续疼痛并进行性加重，至晚期则无痛，末端苍白或发绀，肿胀，压力增高，足趾屈曲，被动牵伸时剧痛。终末可引起缺血性足坏死。

完整的病史和体格检查是临床诊断的基础，应明确损伤机制的不同细节，包括足的位置、暴力的方向和所涉及的能量高低等。体格检查包括：

(1) 观察中足背是否有肿胀畸形及压痛。

(2) 观察足底是否有以 Lisfranc 韧带为中心的瘀斑。

(3) 检查者一手固定足跟，另一只手跖屈和背伸跖骨头，观察 Lisfranc 关节是否出现疼痛。

(4) 观察患者仅以患足足跟触地单足站立时是否会引起疼痛，患足不能负重，则是潜在的不稳定征象。

(5) 旋转试验，即相对第 1 跖骨头挤压第 2 跖骨头，对第 2 跖跗关节施加应力，以此诱发 Lisfranc 关节疼痛。

(6) 用手跖屈或背屈前足趾，诱发 Lisfranc 关节疼痛，称琴键征试验阳性，提示 Lisfranc 损伤。此外，应对血管神经情况进行评估，因为足背动脉的走行通过第 1、2 跖骨间隙，在严重脱位时容易损伤。

三、分类和分级

由于解剖结构和损伤机制复杂，Lisfranc 损伤包括的范围从部分韧带损伤或非移位的骨折到严重移位、不稳定的韧带损伤或骨折。

Lisfranc 关节损伤有很多分类法：1972 年 Wilson 根据前足受伤机制将跗跖关节损伤分成 3 类，即前足旋前、前足旋后和单纯跖屈型；后来，Myerson 等按 Lisfranc 关节脱位分成 3 类：A 型：同向型脱位，即 5 块跖骨向一个方向脱位。B 型：单纯型脱位，分 2 种，B_1 为第 1 跖骨单独向内侧脱位，B_2 为外侧 4 个跖骨部分或全部向外侧脱位；C 型：分离型移位，分 2 种，C_1 为第 1 跖骨向内侧脱位，外侧 4 个跖骨部分向外侧脱位。C_2 为第 1 跖骨向内侧脱位，外侧 4 个跖骨全部向外侧脱位。A 型跗跖关节脱位必然导致 Lisfranc 韧带损伤，B、C 型跗跖关节脱位中累及第 2 跗跖关节时将伴有 Lisfranc 韧带损伤。

不合并 Lisfranc 关节骨折脱位的单纯韧带损伤，或存在细微骨折的隐匿性损伤为轻度损伤或扭伤，Nunley 等根据临床发现、负重 X 线检查、骨扫描，提出针对轻微低能量的损伤分型：

Ⅰ型：Lisfranc 韧带拉伤，临床表现活动受限、Lisfranc 韧带复合体区域疼痛。负重正位片显示第 1、2 跖骨间隙正常，但骨扫描有局部 Tc-MDP 摄取增加。

Ⅱ型：负重正位片显示第 1、2 跖骨间移位 2～5mm，侧位片显示足弓正常。

Ⅲ型：负重正位片显示第 1、2 跖骨间移位大于 5mm，侧位片示足弓塌陷，第 5 跖骨与内侧楔骨距离减小。

另有学者根据韧带的完整程度，将 Lisfranc 损伤分为韧带完全断裂和不全断裂两型，韧带不全断裂的亚型同 Nunley 分型，而完全断裂型又分为无明显关节内骨折和明显粉碎的关节内骨折两型。

四、影像学表现

(一)影像学检查

1. X 线检查

Lisfranc 韧带损伤可做足部前后位、侧位 X 线检查，分常规和负重位两种。

前后位片：检查时光束中心位于第 2 跖骨，向头侧倾斜 28.9° 以使 Lisfranc 关节显示最佳，标准前后位片第 2 跖跗关节线清晰可见。正常表现为第 1、2 跖骨的内侧缘与对应楔骨的内侧缘连续呈一条直线，且第 2 跖骨与内侧楔骨的关节间隙小于 2mm。Lisfranc 关节损伤时表现为第 2 跖骨内侧缘与中间楔骨内侧缘对位对线不良，第 1、2 跖骨基底部分离大于 2mm 或较对侧正常足增大 1mm 以上。如内侧楔骨及第 2 跖骨基底部间出现小骨碎片影，称为斑点征，提示 Lisfranc 韧带撕脱骨折。

侧位片：用于观察跖骨基底的背侧位移，并可比较第 1 跖骨 (M_1) 和第 5 跖骨 (M_5) 基底部低点之间的距离，正常 M_5 基底部下缘低于 M_1 基底部下缘，当足弓塌陷时该距离明显变小甚至重叠，高度提示 Lisfranc 损伤。

常规 X 线检查对于轻微的 Lisfranc 损伤漏诊率高达 50％，负重 X 线检查对第 1、2 跖骨间隙增宽显示优于常此外，还可行双侧足部 X 线片对照用以识别细微的差别（图 9-13）。

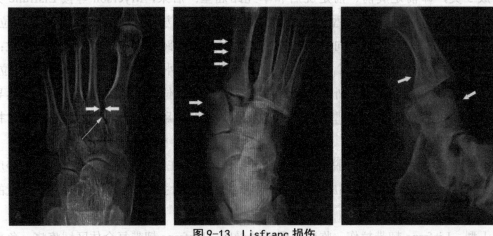

图 9-13 Lisfranc 损伤

A. 患者，女性，29 岁，足部正位 X 线片显示第 1、2 跖骨间距离增宽（粗箭），内侧楔骨外侧缘旁撕脱小骨片（细箭）。B. 男性，64 岁，正位 X 线片显示 Lisfranc 关节 MyersonA 型损伤：mills line 不连续，并多发撕脱性骨折（箭）。C. 与 B 同一患者，显示全部跖骨以远向背侧移位（粗箭），足弓塌陷

2. CT 检查

CT 通过容积扫描和三维成像技术，可清晰地显示 Lisfranc 关节 1～2mm 的微小错位和细小的撕脱性骨折。正常 Lisfranc 关节表现为跖骨远端和跗骨基底无重叠影；跗骨周缘平滑、连续；双足对称；MSCT 可显示正常 Lisfranc 韧带的形态及轮廓。

Lisfranc 韧带损伤后，韧带肿胀，边界不清，周围脂肪间隙模糊，不易分辨。如出现以下表现则提示 Lisfranc 韧带损伤：

(1) 第 1、2 跖骨基底间隙超过 2mm。

(2) 第 1、2 跖骨基底分离伴有第 2 跖骨基底内侧撕脱性骨折。

(3) 内侧楔骨外侧中部（即 Lisfranc 韧带内侧楔骨附着点）撕脱性骨折。

3. MRI 检查

是显示 Lisfranc 韧带复合体损伤的最佳影像学检查方法，与其他影像学检查相比，能够直接显示韧带损伤。

4. 超声检查

有学者通过超声检查辅助诊断 Lisfranc 韧带撕裂或第 2 跖骨基底部到内侧楔骨的距离增加。当足部负荷增加时，超声还可观察到背侧韧带长度明显延长，因此超声检查可作为一种替代检查方式使用。

5.骨扫描

骨扫描技术在检测 Lisfranc 关节轻微非移位性损伤和陈旧性损伤中极其敏感，表现为局部 Tc-MDP 摄取增加。

在诊断 Lisfranc 韧带复合体损伤时，普通 X 线不能满足诊断，但对一些重要的直接或间接征象应引起足够的重视；CT 扫描及多方位重组技术能够清晰地显示 Lisfranc 关节脱位及 Lisfranc 韧带附着点处撕脱性骨折；MRI 能够直接、准确地评价 Lisfranc 韧带复合体的损伤情况，但其对治疗计划的制订并不起决定性作用。CT 应作为 Lisfranc 损伤的常规检查。

（二）正常 Lisfranc 韧带复合体的 MRI 表现

MRI 横断面能够清晰地显示 Lisfranc 韧带的全长及其在内侧楔骨和第 2 跖骨基底部的附着点，是判断 Lisfranc 韧带完整性的最重要平面。横轴位上 Lisfranc 韧带显示在内侧楔骨与第 2 跖骨基底层面，3mm 层厚扫描一般可在 2～3 层连续图像上显示（部分层面可存在部分容积效应），常可在单层图像上完整地显示 Lisfranc 韧带的全长，表现为自内侧楔骨外侧缘至第 2 跖骨基底部内侧缘斜行条状平直低信号，边缘清楚，周围为疏松的结缔组织，以脂肪信号为主。冠状位显示 Lisfranc 韧带的断面，在第 2 跖骨基底部层面，3mm 层厚扫描 2～3 层可见，表现为短条状或点状低信号影。矢状位上对 Lisfranc 韧带显示不佳。对于薄而且短小的背侧韧带、跖侧韧带，在矢状位和冠状位相对显示效果稍好，根据扫描平面的不同，表现为点状、条状低信号影。另外，矢状位还可显示 Lisfranc 关节背侧缘连续性。

（三）Lisfranc 韧带复合体损伤的 MRI 表现

MRI 在诊断 Lisfranc 韧带复合体断裂有高达 94％的灵敏度及 80％的精确度。根据 MRI 表现将 Lisfranc 韧带复合体损伤分为以下几种：

(1) 单纯 Lisfranc 韧带损伤：I 级表现为韧带形态正常，但其内可见高信号影，周围软组织水肿；II 级表现为韧带部分断裂，内部见高信号影，周围软组织水肿；III 级表现为韧带结构碎裂、紊乱。

(2) Lisfranc 起止点撕脱性骨折：表现为韧带形态完整，信号均匀，伴有第 2 跖骨基底部或内侧楔骨外侧缘撕脱性骨折（图 9-14）。

(3) 背侧韧带及跖侧韧带损伤：足背侧结构较为薄弱，容易发生背侧损伤或脱位，MRI 表现为足背侧软组织肿胀，T_1WI 呈稍低信号影，压脂 T_2WI 呈高信号影，伴有脱位时可见 Lisfranc 关节跖骨端向背侧移位、成角；跖侧韧带由于有腓骨长肌腱覆盖其表面，解剖上难以识别，损伤时表现为跖侧软组织水肿，可伴腓骨长肌腱水肿。

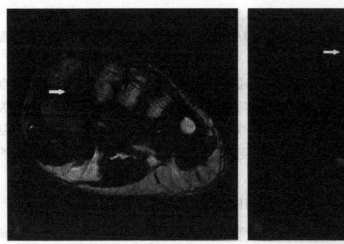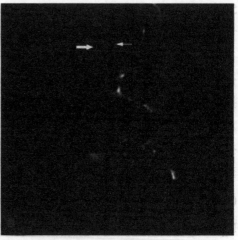

图 9-14　Lisfranc 起止点撕脱性骨折

患者，男性，56 岁。A. 冠状位 T_1WI；B. 横轴位 FS T_2WI。内侧楔骨外侧缘撕脱性骨折（粗箭），
Lisfranc 韧带信号正常（细箭）

五、治疗

由于解剖结构和损伤机制复杂，Lisfranc 损伤包括的范围从单纯韧带损伤或非移位的骨折到严重移位、不稳定的韧带损伤或骨折。只有进行准确的诊断和个体化的治疗才能尽可能恢复患足的功能。目前的治疗方法包括非手术治疗和手术治疗，对于无移位的轻微韧带损伤可选择非手术治疗。手术治疗主要有切开复位内固定术和一期关节融合固定术。常用的内固定方法包括螺钉固定、微型钢板固定、克氏针固定等，对于大部分不稳的损伤需要行切开复位内固定术。对于韧带完全损伤或严重粉碎性骨折的患者，可考虑一期行关节融合术。无论采用怎样的手术方式治疗 Lisfranc 损伤，复位内侧楔骨与第 2 跖骨基底部的脱位，并维持其稳定性是治疗的关键。因此，对于 Lisfranc 损伤的治疗，必须对患者进行全面评估，根据每位患者的病情采取最优化的个体化的治疗方法，特别注意患者术后功能的恢复，以降低远期并发症的发生率。

第八节　足关节囊韧带损伤

足关节囊韧带是指关节囊纤维层局部增厚或与关节囊融合的韧带，位于关节囊滑膜层外。

正常人为跖行足，即行走时跖骨头着地，因此运动及慢性负重损伤好发于跖趾关节(MTP)，引起跖趾关节囊韧带复合体损伤，跖趾关节囊韧带复合体由跖板、籽骨、关节囊、关节囊韧带、跖籽韧带、籽趾韧带、籽骨间韧带、肌腱等组成，是维持跖趾关节稳定的关键因素。一般情况下，足关节囊韧带复合体损伤根据患者的临床表现即可做出诊断。

保守治疗不理想时，可选择影像学检查。

一、第1跖趾关节囊韧带损伤

第1跖趾关节可做轻微的屈、伸和收、展运动，人体正常行走时，第1跖趾关节承受的重量为体重的40%～60%，体育运动时承受重量可增加至数倍，是前足运动损伤的好发部位。第1跖趾关节过度背伸，可导致跖侧关节囊韧带复合体的损伤，该类损伤常见于人工草皮运动项目，故称草皮趾(turf toe)。与之相对应的是第1跖趾关节过度跖屈，导致背侧关节囊、韧带及伸肌腱损伤，该类损伤常见于沙地运动，故称为沙地趾(sand toe)。沙地趾损伤通常是自限性的，不像草皮趾损伤可严重影响第1跖趾关节功能。

(一)病因

草皮趾常发生于橄榄球、足球、排球等运动员，当重负荷使足与坚硬的地面紧紧相贴时，第1跖趾关节过度背伸，从而导致关节囊韧带复合体损伤，包括关节囊韧带撕裂、籽骨骨折、分离等，其损伤程度取决于趾的位置及其所受暴力的大小。

(二)临床表现

草皮趾最具特征性的症状是负重时疼痛和行走时趾推进困难。体格检查局部常有瘀斑和肿胀，并有压痛，可有(或无)趾畸形(跖趾关节脱位)，可出现第1跖趾关节的机械性交锁和不稳，或足趾的抽屉试验(Lachman试验)阳性。后期可出现蹬腿力量减弱、第1跖趾关节持续性疼痛、创伤性外翻、交趾畸形、籽骨骨折不愈合或缺血坏死等并发症。

(三)分类和分级

根据临床症状及体征，急性第1跖趾关节损伤分级如表9-1。

表9-1　急性第1跖趾关节损伤分级

损伤类型	分级	特点
过伸伤(草皮趾)	1级：跖侧复合体牵拉伤	压痛局限，肿胀轻，无瘀斑
	2级：部分撕裂	压痛点弥散，中度肿胀，瘀斑，因疼痛活动受限
	3级*：全部撕裂	压痛明显，明显肿胀，瘀斑；因疼痛活动受限；Lachman试验阳性
	伴随损伤	内侧或外侧损伤；籽骨骨折、二分籽骨分离；关节软骨和软骨下骨损伤
过屈伤(沙地趾)	Ⅰ型：脱位	趾、籽骨脱位；籽骨间韧带没有撕裂，通常不能复位
	ⅡA型	伴随籽骨间韧带撕裂；通常可复位
	ⅡB型	伴随一块籽骨横行骨折；通常可复位
	ⅡC型	籽骨间韧带完全断裂，一块籽骨骨折；通常可复位

*3级损伤可表现为脱位自行复位

(四) 影像学表现

1. 正常第 1 跖趾关节囊韧带复合体 MRI 表现

第 1 跖趾关节内、外侧副韧带起自跖骨头两侧的结节，斜向前下方呈扇形伸展，止于近节趾骨底的两侧，并与关节囊及双侧跖籽韧带融合。以横轴位显示最佳，表现为关节两侧条状低信号影，边界清晰。

跖骨头骨嵴下方分别有内、外侧籽骨，内侧籽骨有短屈肌腱内侧头及展肌肌腱附着，外侧籽骨有短屈肌腱外侧头、收肌横头及斜头肌腱附着。内、外籽骨间有籽骨间韧带连接，籽骨间韧带跖侧面形成长屈肌腱基底部。籽骨间韧带以冠状位显示最佳，表现为两侧籽骨靠背侧间短线状均匀低信号，厚 1～2mm。

从跖骨头到近节趾骨基底部的跖骨 - 趾骨韧带被籽骨分成两部分，即内、外侧跖籽韧带和籽趾韧带。跖籽韧带自跖骨头两边的背侧结节向跖侧走行，分别止于两侧籽骨，形似悬吊结构，又叫籽骨悬韧带，形态较短，与内、外侧副韧带部分融合。在横轴位及冠状位显示较好，表现为致密短条状低信号。籽趾韧带连接籽骨与趾骨底部，其中内侧籽趾韧带较外侧籽趾韧带短且致密，二者在矢状位表现为条状低信号，横轴位呈八字形条状低信号影。跖板位于双侧籽趾韧带之间，背面与关节囊融合，近端连于足底腱膜，并通过薄层滑膜囊松散地附着于跖骨头，远端紧密嵌入近节趾骨底部，近端比远端宽厚，呈梯形，其内、外侧缘与跖横深韧带相连，跖板在矢状位显示为佳，呈弧形低信号影，其下方为长屈肌腱。

2. 第 1 跖趾关节囊韧带复合体损伤 MRI 表现

草皮趾诊断主要依靠体格检查及影像学检查，MRI 检查可用于损伤程度评估，常规足部 T_1WI 序列，高信号脂肪衬托周围结构，使解剖层次显示清晰；压脂 PDWI 或 T_2WI 序列显示急性损伤较 T_1WI 序列敏感。

急性跖趾关节囊韧带损伤 MRI 征象包括：

(1) 韧带信号增高、韧带周围水肿，以压脂 T_2WI 序列观察，呈不同程度的高信号影。

(2) 韧带形态增粗、模糊，连续性中断，断端处压脂 T_2WI 序列呈明显高信号影。伴随征象包括：籽骨分离、脱位或骨折，关节面软骨损伤或软骨下骨髓水肿，关节腔内积液，以及关节周围软组织 (包括肌肉) 水肿等 (图 9-15)。

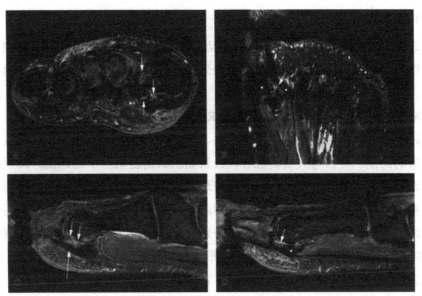

图 9-15 第 1 跖趾关节损伤

患者，男性，34 岁。A. 冠状位 FS T_2WI；B. 横轴位 FS T_2WI。显示好骨间韧带撕裂，呈明显高信号影（短箭）；并可见籽骨及跖骨头内侧骨髓水肿（长箭）。C、D. 连续层面矢状位 FS T_2WI 显示跖板及籽趾韧带撕裂（短箭），长箭示长屈肌腱，星号示籽骨

（五）治疗

草皮趾患者早期采用保守治疗。早期（伤后 3 天）治疗以 RICE 原则（休息、冰敷、局部加压包扎、抬高患肢）。保守治疗以限制第 1 跖趾关节背伸活动为主，采用外固定和矫形鞋垫法。手术治疗草皮趾的适应证包括关节囊大部分撕裂合并跖趾关节不稳、籽骨分离、移位明显的籽骨骨折、籽骨回缩、创伤性外翻、跖趾关节垂直不稳（Lachman 试验阳性）、跖趾关节软骨损伤及非手术治疗失败等。手术治疗草皮趾的目的是恢复正常、稳定的第 1 跖趾关节。

二、第 2～5 跖趾关节囊韧带损伤

第 2～5 跖趾关节由跖骨头、趾骨基底部构成，没有内、外侧籽骨分散足部承受力；关节囊稳定性由关节内、外侧副韧带和跖板等维持。

（一）病因

累积性劳损或直接、间接外力均可导致关节囊韧带损伤，以累积性劳损多见，首先发生跖趾关节部位滑膜炎，出现肿胀，逐渐发展成跖趾关节半脱位，损伤关节跖板和侧副韧带。

（二）临床表现

跖板损伤引起的足底疼痛、肿胀往往被笼统地称为"跖痛症"。首要症状是位于跖趾关节处肿胀、疼痛，严重时导致关节功能丧失、关节背伸畸形，牵拉跖骨间韧带，从而压迫趾间神经，引起足趾麻木，出现牵拉性神经痛。

(三) 影像表现

在第 2 ~ 5 跖趾关节中，体重压力及运动负荷在第 2 跖骨头处最大，损伤也最常见，因此本节以第 2 跖趾关节囊韧带损伤影像表现为例描述，第 3 ~ 5 跖趾关节囊韧带损伤与之类似。

1. 正常第 2 ~ 5 趾关节囊韧带复合体 MRI 表现

第 2 跖趾关节囊韧带复合体主要包括内、外侧副韧带及跖横深韧带、跖板。跖板位于跖趾关节的跖侧，背面与关节囊融合，趾长屈肌肌腱腱鞘附于的跖侧。跖板的内侧和外侧缘与跖横深韧带相连。内、外侧副韧带均含趾侧副韧带及附属侧副韧带两条韧带，以趾侧副韧带为主。侧副韧带与两侧关节囊融合，后方松散地附着于跖骨头两侧结节，前方紧密地附着于近节趾骨底。侧副韧带与跖板紧密结合。关节背侧矢状兜帽样筋膜从关节背侧向内、外跖侧方向包绕韧带，融合形成厚的关节囊组织。

2. 第 2 跖趾关节囊韧带复合体损伤 MRI 表现

因跖骨头关节面直对跖板，因此跖板损伤较常见。无论是急性撕裂还是慢性损伤，跖板损伤多见于黏附相对牢固的远端部位，呈横向损伤或撕裂状。应用高分辨率表面线圈获得小 FOV(8 ~ 10cm)、层厚 (1.5 ~ 2.0mm)，MRI 图像可提高跖板损伤诊断的敏感性。矢状位压脂序列显示跖板最佳，跖板损伤依程度不同可表现为跖板内局灶稍高信号影，未达跖板边缘，提示跖板变性改变；当跖板出现裂隙样长 T_2 信号，达跖板边缘，或跖板形态失常，跖板不连续或分离，考虑跖板撕裂 (图 9-16)。

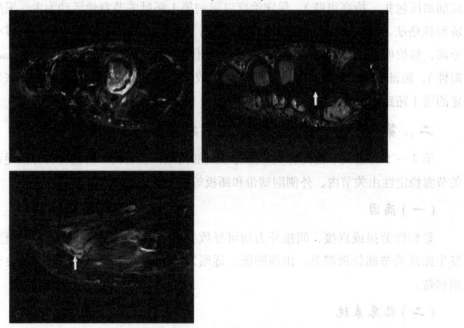

图 9-16 跖板撕裂

患者，男性，35 岁 A. 冠状位 FS T_2WI；B. T_1WI 显示跖板撕裂，呈纤曲低信号影（箭），关节腔积液，周围软组织水肿。C. 正矢状位 FS T_2WI 显示跖板纤曲，向后方短缩（箭），跖骨头关节面下骨髓水肿

（四）治疗

跖板损伤多予以保守治疗。对于急性损伤的早期保守治疗，早期以冰敷、抬高患趾减少肿胀、休息等，后期治疗方式与慢性损伤类似。方法为：使用填充鞋垫、波状支撑垫或硅胶鞋垫等缓解跖底处压力；使用护靴、特制夹板、矫形器予以制动以防止跖趾关节过度伸屈；使用非甾体抗炎药缓解疼痛。跖板组织结构自我修复能力较差，一般保守治疗在 6 ～ 8 周后，如症状无明显减轻，则需要通过手术来进行修复治疗。

参考文献

[1] 王翔.临床影像学诊断指南 [M].郑州：河南科学技术出版社，2020.

[2] 沈尚模.骨科疾病临床诊疗思维 [M].昆明市：云南科学技术出版社，2020.

[3] 张举.实用临床影像诊断学下第 2 版 [M].长春：吉林科学技术出版社，2019.

[4] 张兆琪.临床心血管病影像诊断学 [M].北京：人民卫生出版社，2013.

[5] 吕德勇.实用医学影像学 [M].汕头：汕头大学出版社，2019.

[6] 刘赓年，朱绍同，洪楠.影像诊断征象分析 [M].北京：科学出版社，2019.

[7] 余建明，李真林.医学影像技术学 [M].4 版.北京：北京科学技术出版社，2019.

[8] 廖伟雄，孟祥，夏正超.医学影像诊断学 [M].北京：北京科学技术出版社，2019.

[9] 杨宁.实用影像学与核医学 [M].天津：天津科学技术出版社，2019.

[10] 周康荣.腹部 CT 诊断学 [M].上海：复旦大学出版社，2011.

[11] 褚华鲁.现代常见疾病影像诊断技术 [M].西安：陕西科学技术出版社，2020.

[12] 郭丽.现代医学影像学基础与诊断实践 [M].昆明：云南科技出版社，2019.